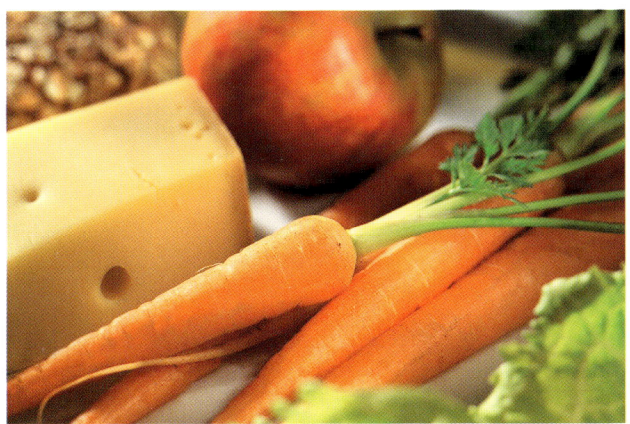

FRIEDRICH BOHLMANN

Essen als Medizin

Genußvoll vorbeugen – natürlich heilen

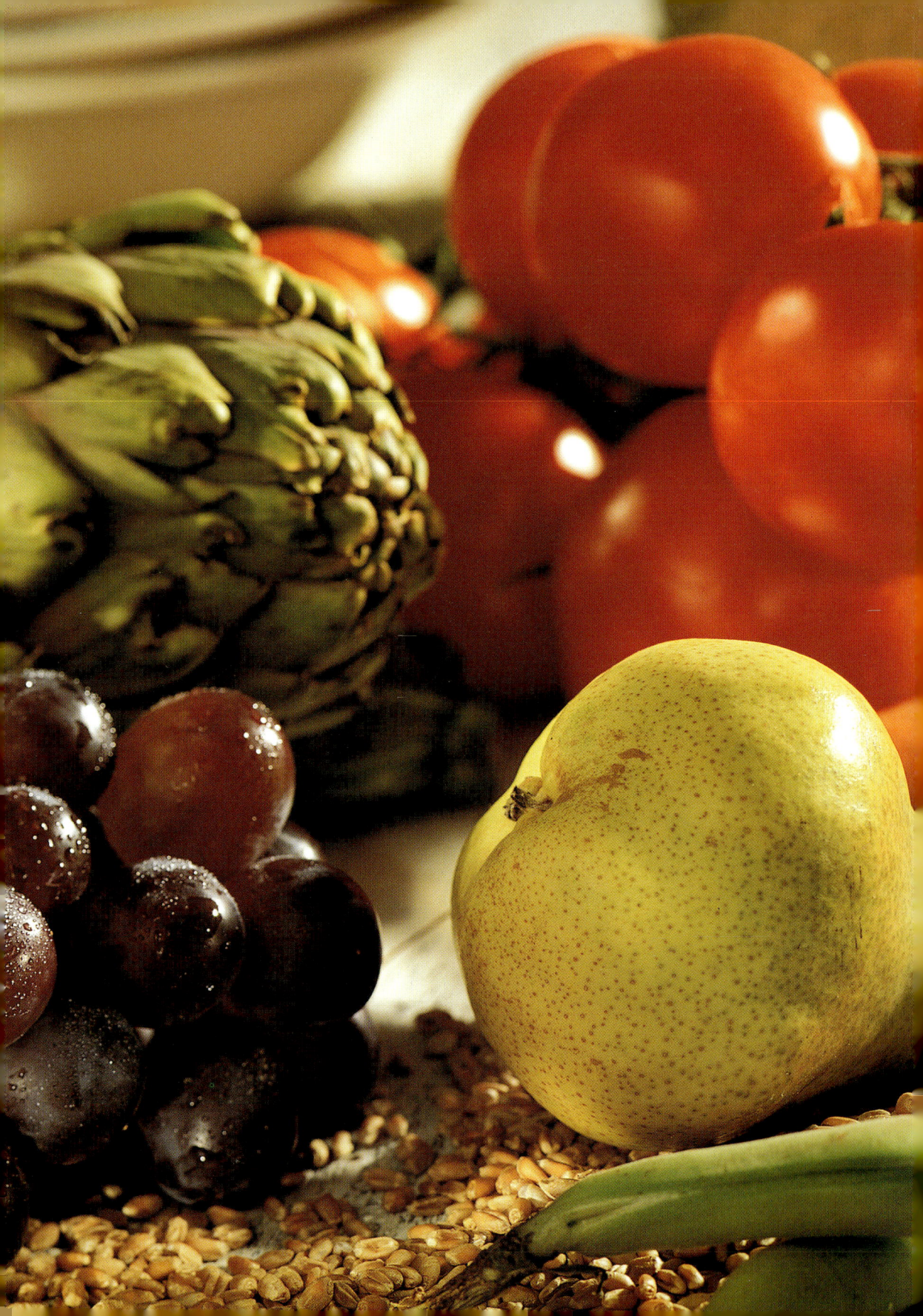

Liebe Leserin, lieber Leser,

Sie können viel zu Ihrem Wohlbefinden und dem Ihrer Familie beitragen, indem Sie die richtigen Lebensmittel für Ihren täglichen Speiseplan auswählen. So können Sie sich gesund erhalten und Krankheiten vorbeugen. Denn die Heilstoffe unserer Lebensmittel schützen Sie vor der nächsten Grippe, vor den Folgen von Streß und vor Zivilisationskrankheiten. Wußten Sie, daß mit der richtigen Ernährung zum Beispiel das Risiko von Krebs und Herz-Kreislauf-Erkrankungen um 25 bis 50 Prozent gesenkt werden kann?

Einfach gesund mit den richtigen Lebensmitteln

In diesem Ratgeber lernen Sie gesunde, leckere Lebensmittel kennen, die voller Vitalstoffe stecken – Vitamine, Mineralien, Spurenelemente und bioaktive Pflanzenstoffe. Eine Fülle von Rezepten und viele praktische Tips helfen Ihnen, Ihre Mahlzeiten für sich und Ihre Familie zu einem gesunden Vergnügen zu machen.

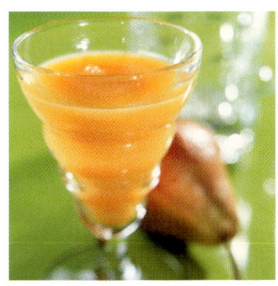

Zahllose wissenschaftliche Ernährungsstudien machen deutlich, daß wir über unsere Ernährung viel mehr Einfluß auf unser Befinden nehmen können, als bisher angenommen wurde. In diesem Ratgeber sind viele wissenschaftlich fundierte Informationen zusammengestellt, die Ihnen helfen, mit einer gezielten Auswahl von Lebensmitteln Beschwerden positiv zu beeinflussen und Erkrankungen vorzubeugen. Die Übersicht »Häufige Beschwerden – wirksame Lebensmittel« von Seite 167 an macht es leicht, bei Erkrankungen oder zur Vorbeugung die richtige Lebensmittelwahl zu treffen.

Gute Gesundheit und guten Appetit

Ihr **Friedrich Bohlmann**

Inhalt

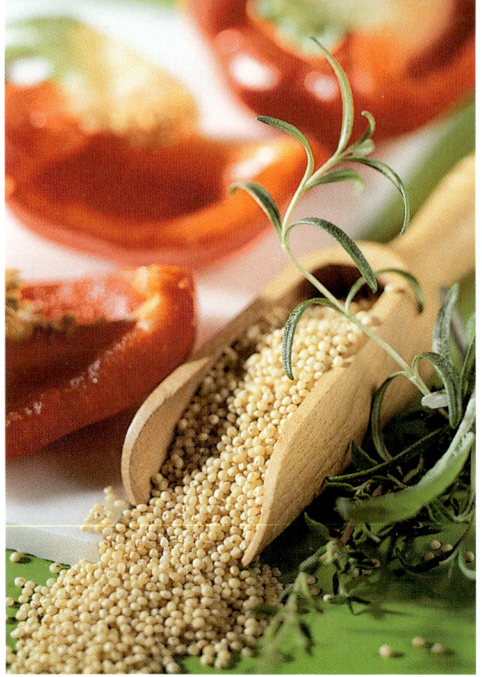

Vorwort — 3

Die Wohlfühlernährung — 9

Gesundes essen – mit Genuß — 10
Nur was schmeckt, ist auch gesund — 10
Test: Ist das wirklich gesund? — 13

**Die Nährstoffe
in den Lebensmitteln** — 16
Ein Mangel muß nicht sein — 16
Die drei Hauptnährstoffe –
Eiweiß, Fette und Kohlenhydrate — 17
Ballaststoffe – beileibe kein Ballast — 18
Stoffwechselvitamine –
Zündfunken der Lebensenergie — 19
Schutzvitamine – nie waren sie
so wertvoll wie heute — 20
Reglerstoffe für Stoffwechsel
und Hormone — 21
Bau- und Botenstoffe kräftigen
Knochen, Muskeln und Nerven — 21
Spurenelemente für die Abwehr — 22
Die wichtigsten Vitamine
im Überblick — 24
Die wichtigsten Mineralstoffe
und Spurenelemente im Überblick — 26
Sekundäre Pflanzenstoffe – kein
Nährwert, viel Gesundheitswert — 26

Die sekundären Pflanzenstoffe — 28
Pflanzenstoffe als Schutzstoffe — 28

So natürlich wie möglich — 34
Die Lebensmittelpyramide — 34
Leitsätze statt Ernährungsdogmen — 36
Richtige Ernährung
in besonderen Situationen — 39

Test: Welcher Eßtyp sind Sie? — 44
Auswertung des Tests — 48

Appetit auf Gesundheit — 53

**Die 50 wichtigsten
Lebensmittel** — 54
Schmackhaftes für die Gesundheit — 54
Trinken Sie zwei Liter pro Tag — 55
So bekommen Sie Ihr Fett ab! — 55

**Gemüse –
die leckere Fitneßquelle** — 56

**Artischocken für Leber
und Darm** — 58

**Brokkoli – die grüne
Krebsvorsorge** — 60

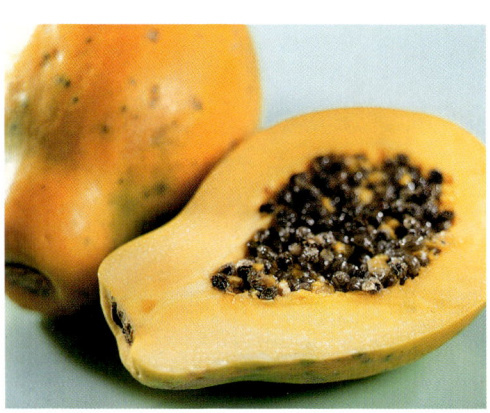

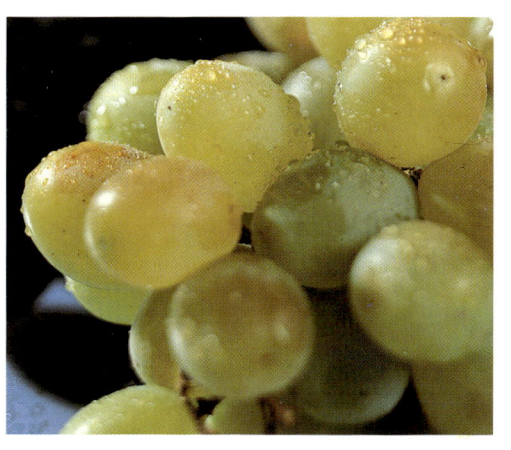

Champignons für die Knochen	62
Mit Feldsalat gesund durch den Winter	64
Grünkohl – die Nr. 1 im Gemüsekorb	66
Hülsenfrüchte haben's in sich	68
Karotten pflegen die Haut von innen	70
Kartoffeln – Knollen voller Kraft	72
Knoblauch heilt universell	74
Paprika renkt den Magen wieder ein	76
Sauerkraut, das Powerkraut	78
Sellerie leitet Schadstoffe aus	80
Shiitake-Pilze – Heilmittel aus Asien	82
Soja – kleine Bohne mit großer Wirkung	84
Spargel – Vitalstoffe von der Stange	86
Spinat – wichtig für werdende Mütter	88
Tomaten – rote Karte für die freien Radikale	90
Zwiebeln befreien und desinfizieren	92
Obst – Vitalstoffe und Genuß pur	94
Äpfel – der gesunde Sündenfall	96
Aprikosen für Haut, Augen und Abwehr	98
Avocados für Herz und Gefäße	100
Bananen nähren Körper und Seele	102

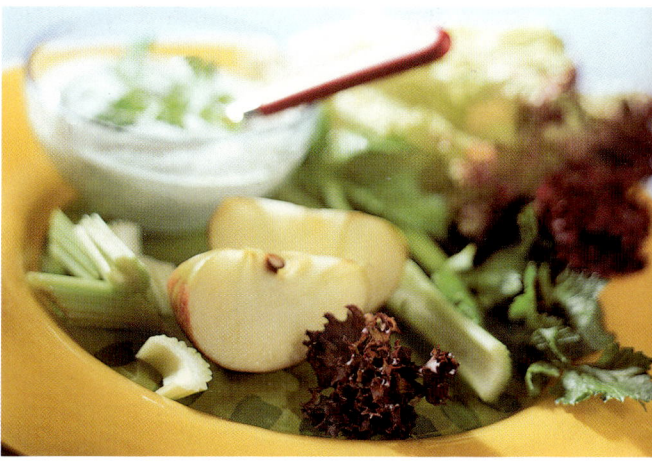

Inhalt

Erdbeeren – die kleinen Kraftpakete	104
Himbeeren reinigen den Körper	106
Holunder heilt den Husten und mehr	108
Johannisbeeren – sauer, aber gesund	110
Kiwis – die süßen Vitamin-C-Bomben	112
Mangos entspannen Haut und Darm	114
Melonen – je süßer, desto gesünder	116
Papayas machen aktiv und beleben	118
Weintrauben – der Herz-Kreislauf-Schutz	120
Zitrusfrüchte – der gesunde Frischekick	122
Wichtige Vitalstoffe in Fleisch und Fisch	124
Geflügelfleisch – die leichte Alternative	126
Hering für das Herz	128
Lachs – Apotheke aus dem Meer	130
Leber – wenig Fett, viele Nährstoffe	132
Makrele für Körper und Geist	134
Rindfleisch stärkt die Abwehrkraft	136
Schweinefleisch – oft besser als sein Ruf	138
Milchprodukte machen fit!	140
Joghurt hält den Körper jung	142
Käse und Quark – Quellen der Kraft	144
Kefir – Jungbrunnen aus dem Kaukasus	146
Milch – ein Leben lang wichtig	148

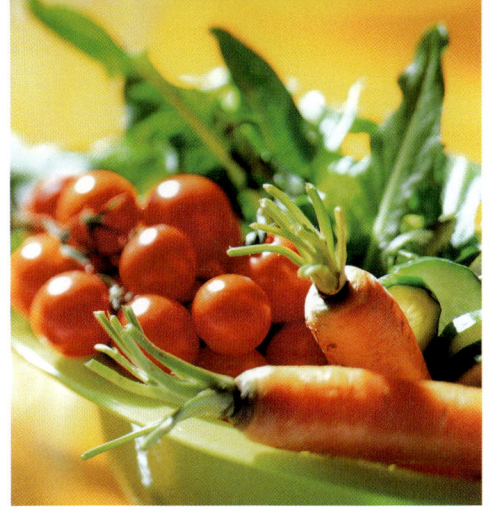

Molke – mehr als nur ein saurer Drink	150
Getreideprodukte geben Energie	152
Haferflocken – Topstarter in den Tag	154
Hirse glänzt durch ihre Mineralstoffe	156
Mais – von Popcorn bis Cornflakes	158
Reis für den sensiblen Darm	160
Vollkornbrot – Fitneß für den Darm	162
Weizen – der tägliche Fitmacher	164
Lebensmittel gezielt auswählen	166
Übersicht: Häufige Beschwerden – wirksame Lebensmittel	167

Serviceteil 172

- Wichtige Fragen kurz beantwortet 172
- Die 7-Tage-Kur für eine vitalstoffreiche Ernährung 178
- Adressen, die weiterhelfen 186
- Bücher, die weiterhelfen 187

Register 189
Impressum 192

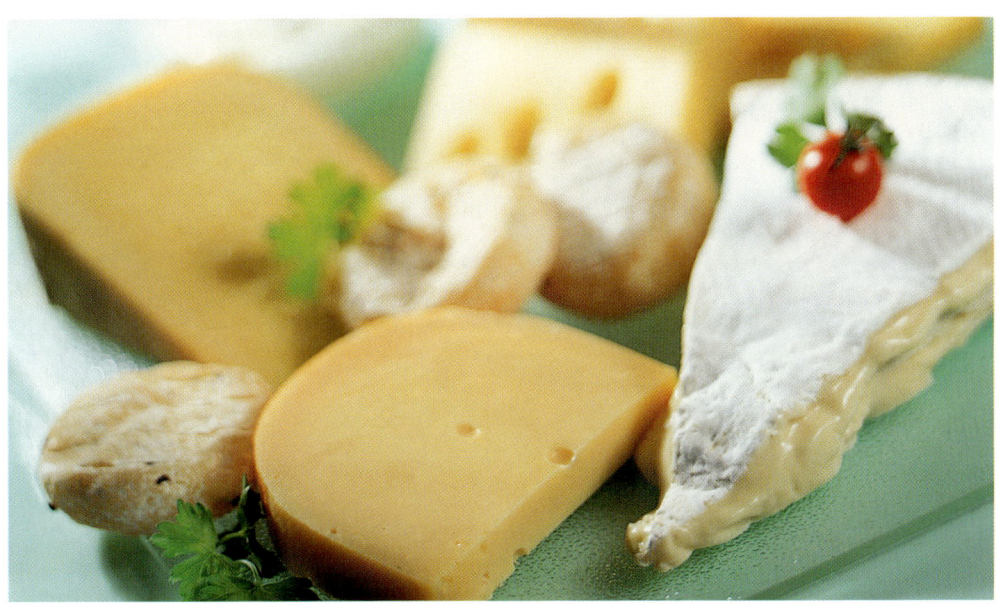

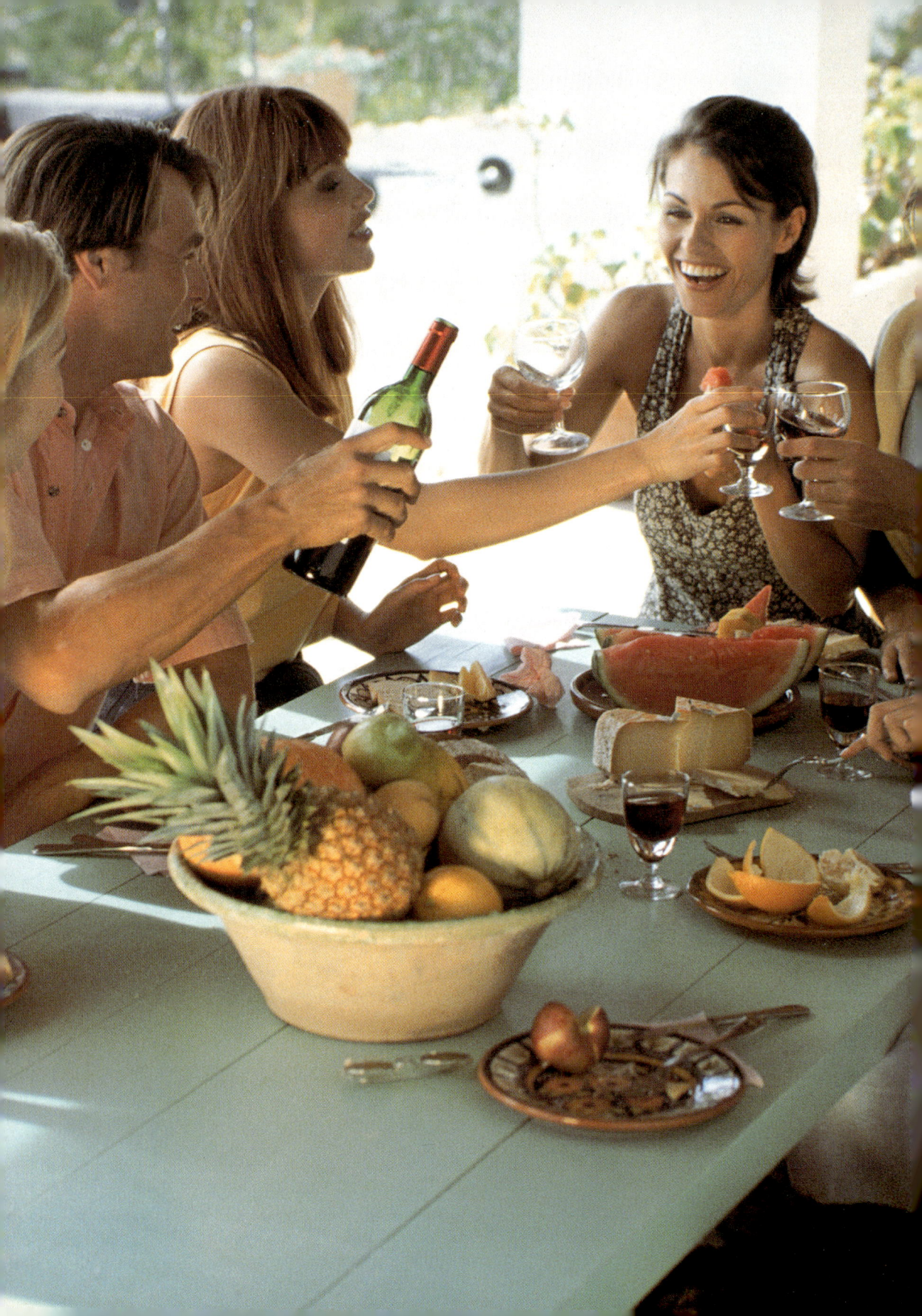

Die Wohlfühl-ernährung

Freude am Essen, Lust am Genuß und eine ausgewogene Nähr- und Vitalstoffbilanz – so muß eine rundum gute Ernährung aussehen. Weder der Geschmack noch der Gesundheitsaspekt dürfen zu kurz kommen. Denn was nützt ein gesundes Mahl, wenn es nicht schmeckt? Und wem machen fette Speckkartoffeln Spaß, wenn er dabei an hohe Cholesterinwerte denkt? Gesundheit und Genuß müssen stimmen, ohne daß strikte Diätvorschriften einengen. »Nimm's leicht«, so heißt die neue Ernährungsphilosophie.

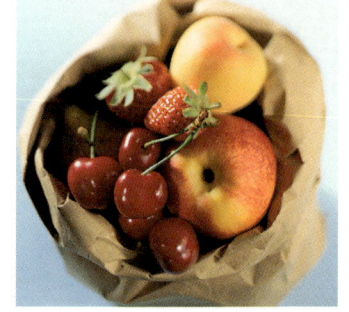

Einfache Grundregeln und Vorschläge zur Ernährung ermöglichen es, daß wir gut und gesund essen und trinken – und zwar so, wie es unseren Lebensumständen und Vorlieben entspricht. Dazu sind keine komplizierten Vorschriften notwendig, die den Spaß am Essen nur unnötig beschränken. Vielmehr brauchen wir endlich ein klares, alltagstaugliches Ernährungsprogramm, das uns anhand einiger Leitlinien dabei hilft, durch bewußtes Essen unseren Körper gesund zu erhalten.

Die Wohlfühlernährung

Gesundes essen – mit Genuß

Daß Nahrungsmittel heilsam wirken, wußte schon der alte Grieche Hippokrates, als er schrieb: »Heilmittel sind Lebensmittel, und Lebensmittel sind Heilmittel.« Nachdem wir jahrzehntelang Heil- und Lebensmittel ebenso strikt getrennt haben wie Apotheke und Discountsupermärkte, drängen nun neue Produkte – fernab aller Biokost – in die Lebensmittelregale: Von probiotischen Joghurts mit darmaktivierenden Milchsäurebakterien bis hin zu Sportler-Fitneß-Drinks, gemixt aus Eiweißen und Mineralien, preisen Lebensmittelhersteller neue Kunstprodukte als gesunde Lebensmittel an. Vielleicht helfen diese »Functional-food-Produkte« ja, uns stärker klarzumachen, daß wir uns vitalstoffreich ernähren sollten. Nur brauchen wir dazu keine neue, künstliche Nahrung. Die altbekannten, leckeren und bewährten Lebensmittel enthalten eine Fülle von Schutzstoffen, Fitmachern und Powersubstanzen, von denen die moderne Ernährungswissenschaft erst in den vergangenen Jahren Notiz genommen hat.

Nur was schmeckt, ist auch gesund

Diese neu entdeckten Gesundheitsstoffe werden »sekundäre Pflanzenstoffe« genannt. Sie haben eine Ära der Ernährungswissenschaft eingeleitet, in der nicht mehr nur Vitamine und Mineralstoffe die Güte eines Lebensmittels ausmachen. In den Milligramm-Mengen, in denen sie in unseren Lebensmitteln vorkommen, können wir Vitamine und Mineralien weder schmecken noch sehen. Ob ein Lebensmittel diese Nährstoffe enthält, kann also niemand beim Einkaufen direkt feststellen. Man muß schon die Zahlen aus Nährwerttabellen kennen, um in bezug auf Vitamine und Mineralstoffe »gesund« und gehaltvoll einzukaufen.

Wer Lebensmittel nicht nur mit dem Verstand, sondern auch mit den Sinnen auswählt und einkauft, tut damit sich und seiner Gesundheit Gutes.

Gourmets – und nicht nur sie – haben die Zutaten für genußvolle Speisen und schöne Menüs schon immer am liebsten mit der Nase und den Augen ausgesucht. Jetzt kommen sich Ernährungswissenschaftler und Feinschmecker näher. Denn die erwähnten gesunden sekundären Pflanzenstoffe, von denen später noch ausführlicher die Rede sein wird, erkennen wir oftmals daran, daß sie dem Gemüse und dem Obst leuchtende Farben geben, Aroma verleihen, Geschmacksnuancen bilden. Damit bekommen endlich jene auch wissenschaftlich

Gesundes essen – mit Genuß

recht, die schon immer sagten, daß nur Dinge, die Freude machen, auch heilen können. Natürlich ist nicht alles, was lecker schmeckt, schon ein Heilmittel. Aber vielen fast ungenießbar faden Diäten ohne Würze und frisches Gemüse wird damit nicht nur der Genuß-, sondern auch der Gesundheitswert abgesprochen, weil Geschmack und Aromastoffe – also die wichtigsten Voraussetzungen für ein bekömmliches Essen – fehlen.

Viele Diäten scheitern schlichtweg daran, daß sie nicht gut schmecken.

Genußtips statt Eßverbote

Kaum einer wird strenge Eßvorschriften einhalten, um sich gesund zu ernähren, es sei denn, er ist schwer krank. Eingespannt in einen streßreichen Acht- bis Zehn-Stunden-Tag sind strikte Gebote gar nicht praktikabel, außer Sie würden Ihrer Ernährung den höchsten Stellenwert einräumen und alle Ihre Freizeitaktivitäten einschränken, nur um ständig irgendwelchen Diätvorschriften zu folgen. Das schafft fast niemand, und das muß auch fast niemand. Für eine gesunde, ausgewogene Ernährung reichen meist kleine Veränderungen aus, die individuell sehr verschieden sein können. Eine moderne Ernährungsberatung wird Ihnen keine Vorschriften machen; sie wird vielmehr versuchen, mit Ihnen zusammen herauszufinden, wo Sie konkret und ohne viel Aufwand, aber mit großem Genuß Ihre Ernährung verbessern können. Diätverbote befolgt langfristig ohnehin kaum jemand gerne. Selbstgefaßte kleine Entschlüsse, die mehr Abwechslung ins Essen bringen, werden hingegen konsequenter und nachhaltiger in die Tat umgesetzt.

Allzu hoch gesteckte Ziele bringen nichts

Viele Menschen lähmt die Überzeugung, daß ihre gesamte Ernährung falsch, unausgewogen und ungesund sei. Sie sprechen von einer Ernährungsumstellung, verbunden mit dem Wunsch nach einem besseren Leben. Auf diese Weise stecken sie sich aber selbst so hohe Ziele, daß sie entweder gar nicht erst beginnen, sie anzustreben, oder bald frustriert wieder damit aufhören. Deshalb Schluß mit allen Selbstvorwürfen! Sprechen Sie ab heute nicht mehr von einer »Ernährungsumstellung«. Denn Ihren Alltag, Ihren Beruf, Ihre Familie und vieles andere mehr können Sie auch nicht einfach umstellen. Wie wollen Sie es schaffen, Ihre Ernährung von Grund auf zu verändern, ohne zu wissen, ob Ihre Familie mitmacht, ob Ihr Chef Ihnen eine längere Mittagspause gönnt oder ob sich in der Nähe Ihres Arbeitsplatzes neben der Würstchenbude und dem Fast-food-Restaurant vielleicht auch eine Salatbar, ein kleines Restaurant mit einem bezahlbaren leckeren Mittagsangebot oder gar eine gute Kantine findet?

Kleine Schritte führen zum Ziel. Das gilt auch, wenn Sie sich künftig gesünder ernähren wollen.

Die Wohlfühlernährung

Kleine Schritte statt großer Pläne

Überlegen Sie, mit welchen einfachen Mitteln Sie Ihre Ernährung bereichern können.

Fangen Sie mit kleinen Schritten an: Sollte beispielsweise das Mittagessen ein Problem sein, weil Sie nur 45 Minuten Zeit haben und es morgens nicht schaffen, etwas Leckeres für die Arbeit einzustecken, dann haben Sie sich bislang vermutlich entweder etwas Süßes aus der nahen Bäckerei geholt, oder Sie sind schnell zum Kiosk gelaufen, der leider immer die gleichen belegten Brötchen anbietet. Listen Sie einmal auf, was es für Alternativen gibt – ohne diese zu bewerten: Da gibt es vielleicht noch die Kneipe mit Spaghetti und Currywurst, den Thai-Imbiß und die Fast-food-Kette. Sicher entdecken Sie auch einen Gemüseladen oder eine Fleischerei, die mittags etwas Warmes verkauft. Die Auswahl ist also größer, als Sie denken, zumindest wenn Sie nicht plötzlich höchste Ansprüche an Ihr Mittagessen stellen.

Die geschmackliche wie gesundheitliche Güte Ihres Mittagsmahles würde schon enorm wachsen, wenn Sie auch einmal die Eckkneipe oder den Thai-Imbiß aufsuchen. Etwas Abwechslung zu Brötchen und Kuchen schadet bestimmt nicht. Und wenn Sie sich außerdem noch ein-, zweimal pro Woche einfach nur ein paar Äpfel, Radieschen, Cocktailtomaten oder zwei kleine Chicorées vom Gemüsestand holen oder sich einen Salat oder einen Milchshake aus dem Hamburger-Lokal schmecken lassen, ist schon einiges gewonnen.

Natürlich ist das nur ein Beispiel. Doch was Sie daraus lernen, ist schnell zusammengefaßt: Suchen Sie nach kleinen, alltagstauglichen, schrittweisen Lösungen. Die kleinen Schritte sind es, die Sie voranbringen, nicht die Vorstellung, Sie könnten sich sofort optimal ernähren. Übertriebene Ansprüche blockieren nur Ihre Phantasie, wie Sie mit einfachen Mitteln schon vieles verbessern können.

Gesunde Fertigprodukte als gute Alternative

Produkte aus der Tiefkühltruhe sind oft besser als ihr Ruf – vor allem, wenn die Lebensmittel naturbelassen und nicht weiterverarbeitet sind.

Gleich noch ein Tip: Heute bieten uns Lebensmittelindustrie und Handel viele fertige Produkte an und machen es uns so leicht wie nie, uns immer und überall gesund zu ernähren. Denn nicht alles, was vorverarbeitet wurde, muß deshalb Vitalstoffe verloren haben. Suchen Sie im großen Angebot der Supermärkte nach möglichst naturbelassenen Fertigprodukten. Warum nicht vorportionierte Fischfilets aus der Tiefkühltruhe kaufen und sich das Schneiden und Entgräten des frischen Fischs sparen? Warum nicht lieber gleich den Joghurt mit Honig kaufen, als den Naturjoghurt verderben zu lassen, weil er einem dann doch nicht so gut schmeckt? Und warum nicht Tiefkühlspinat zubereiten und dazu ein Spiegelei braten, bevor wieder der teure Pizzaservice kommen muß? Nutzen Sie die praktischen Fertigprodukte, um ohne großen Zeitaufwand gesund zu genießen.

Gesundes essen – mit Genuß

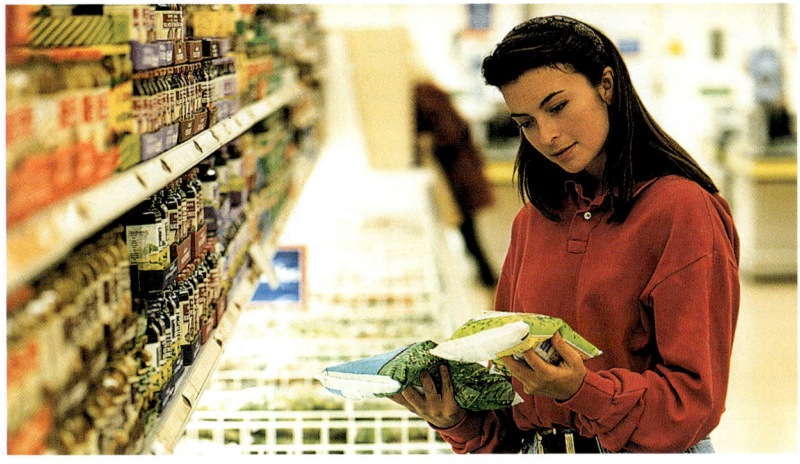

Beim großen Angebot der Supermärkte kommt es darauf an, die richtigen Produkte auszuwählen

Test: Ist das wirklich gesund?

In diesem kleinen Test geht es um oft gehörte Regeln und auch beliebte Vorurteile, die es uns manchmal unnötig schwermachen, ohne schlechtes Gewissen und falsche Vorstellungen genußvoll zu essen und zu trinken. Beantworten Sie die Fragen jeweils mit Ja oder Nein. Auf den nächsten beiden Seiten finden Sie die Auflösung!

		Ja	Nein
1.	Unsere Ernährung versorgt uns mit zu wenig Vitamin C, deshalb müssen wir mit Vitamin-C-Präparaten nachhelfen.	❏	❏
2.	Vegetarier betrifft Eisenmangel stärker als Fleischesser.	❏	❏
3.	Kalte Mahlzeiten enthalten mehr Vitalstoffe und weniger Kalorien als warme.	❏	❏
4.	Eine warme Mahlzeit pro Tag muß sein.	❏	❏
5.	Frisches Gemüse ist manchmal vitaminärmer als Tiefkühlkost.	❏	❏
6.	Reichlich Vitamine stecken nur in Salaten und Rohkost.	❏	❏
7.	Ältere Menschen brauchen weniger Vitamine und Mineralstoffe als junge Menschen.	❏	❏
8.	Sportler müssen mehr Eiweiß essen als Nichtsportler.	❏	❏
9.	Wer körperlich arbeitet, braucht mehr Vitalstoffe.	❏	❏
10.	Der völlige Verzicht auf Fleisch ist ungesünder als gelegentliche kleine Fleischportionen.	❏	❏
11.	Ein kleines Glas Alkohol ist wie Medizin.	❏	❏
12.	Rohmilch ist besser als H-Milch.	❏	❏
13.	Bei geschwächtem Darm soll man keine Vollkornprodukte essen.	❏	❏
14.	Hefebier enthält viele B-Vitamine.	❏	❏
15.	Häufige kleine Snacks sind besser als wenige große Mahlzeiten.	❏	❏

Die Wohlfühlernährung

Auflösung des Tests »Ist das wirklich gesund?«

▶ **1.** Nein. Im Durchschnitt sind wir gut mit Vitamin C versorgt, auch wenn einige Menschen zuwenig Vitamin C aufnehmen. Insbesondere bei Infektionen, geschwächter Abwehr, Streß und unter dem Einfluß von Umweltschadstoffen kann Vitamin C die Abwehr stärken. Doch auch einen Mehrbedarf können wir leicht durch Kiwis, Erdbeeren, Johannisbeeren und viele andere Früchte, durch Kohlgemüse, Paprika, Spinat und Fenchel decken.

▶ **2.** Ja. Der Anteil der Menschen, bei denen zu geringe Eisenwerte festgestellt werden, ist bei Vegetariern etwa dreimal höher als bei Nichtvegetariern. Doch gibt es keine Hinweise darauf, daß Vegetarier aufgrund von Eisenmangel häufiger erkranken als Fleischesser.

▶ **3. und 4.** Zweimal nein. Es macht keinen generellen Unterschied, ob Sie etwas kalt oder warm essen. Natürlich bleiben in Salaten und rohen Produkten Vitalstoffe besser erhalten als in gekochten, weil Hitze viele Vitamine zerstört. Wer allerdings meint, ein Brötchen mit einem Salatblatt, drei Gurkenscheiben, einer viertel Tomate sowie zwei Scheiben Käse darauf enthalte mehr Vitalstoffe als ein heißer Gemüseeintopf, der irrt. Es kommt weniger darauf an, ob Sie etwas warm oder kalt essen, als vielmehr darauf, was Sie essen. Deshalb macht es auch nichts aus, wenn bei Ihnen die Küche längere Zeit kalt bleibt. Mit knackigen Salaten, vollkornigen Broten, erfrischenden Fitneß-Drinks und mit Quark, Käse, hin und wieder Räucherlachs und vielleicht etwas Schinken können Sie sich und Ihre Gesundheit auch ohne Herd »voll cool« und voll fit halten.

»Frisch« heißt nicht immer »vitalstoffreich«. Oft liefern Tiefkühlprodukte mehr Vitamine als frisches Obst und Gemüse aus dem Supermarkt.

▶ **5.** Ja, denn es liegt oft tagelang im Geschäft, hat schon lange Reisen hinter sich und dabei unter anderem viel Vitamin C verloren. Studien zeigten, daß Tiefkühlgemüse im Vergleich zu frischem Gemüse nur dann weniger Vitamin C enthält, wenn das frische Gemüse wirklich zwei bis drei Tage nach der Ernte gegessen wird.

▶ **6.** Nein. Beim Kochen gehen zwar einige Vitamine, insbesondere Folsäure und Vitamin C, zu einem bestimmten Teil verloren. Doch der Vitaminanteil, der übrigbleibt, ist zusammen mit Mineralstoffen, Eiweiß, Kohlenhydraten, Fettsäuren und Ballaststoffen auch bei gekochten Speisen nicht zu verachten. Einige sehr gesunde Lebensmittel wie Kartoffeln und Hülsenfrüchte vertragen wir roh überhaupt nicht. Und würden wir nur Rohes essen, müßte ja auch das Brot wegfallen und damit einer unserer wichtigsten Lieferanten für B-Vitamine und Ballaststoffe.

▶ **7.** Nein. Ältere Menschen brauchen eventuell sogar mehr Vitamine: Gehen sie nicht mehr nach draußen, steigt ihr Vitamin-D-Bedarf. Auch viele Medikamente erhöhen den Vitaminbedarf. Deshalb müssen Menschen im Alter besonders auf Vitalstoffe achten.

Gesundes essen – mit Genuß

▶ **8.** Nein, es sei denn, es handelt sich um Leistungssportler, die beim Training sehr viele Muskeln aufbauen. Sonst reicht das Überangebot an Eiweiß, das die gewöhnliche Ernährung bietet, völlig aus, um den Eiweißbedarf auch von Sportlern zu decken. Achten Sie als Sportler statt aufs Eiweiß lieber auf genügend Flüssigkeit und Mineralstoffe, von denen beim Schwitzen viele verlorengehen, die Ihre Muskeln aber dringend brauchen, um volle Leistung zu bringen.

Eiweiß ist für den Muskelaufbau unentbehrlich.

▶ **9.** Ja, weil er auch mehr Kalorien verbrennt. Damit die Nährstoffe in Energie und Aufbaustoffe umgewandelt werden können, sind zusätzlich B-Vitamine notwendig. Das ist kein Problem, wenn das Plus an Kalorien aus Gemüse, Obst, Schweinefleisch und Getreideprodukten besteht, darin sind die B-Vitamine schon enthalten. Wer sein Kalorienkonto durch Süßigkeiten, Wurst, viel Fett oder gar Bier in die Höhe treibt, dem fehlen die stoffwechselaktiven B-Vitamine.

▶ **10.** Ja. Zwar leben Vegetarier, so große internationale Studien, viel gesünder als Nichtvegetarier und haben nur halb so viele Herz-Kreislauf-Probleme und ein um mindestens 25 Prozent geringeres Krebsrisiko. Sie erreichen allerdings nicht die erwünschten Eisenwerte. Der gelegentliche Verzehr von Fleisch kann ihnen helfen, einen Eisenmangel zu beheben oder zu vermeiden. Eine Studie am Krebsforschungszentrum Heidelberg zeigte, daß gemäßigte Vegetarier, die auch einmal Fleisch und Fisch essen, die geringsten Gesundheitsrisiken haben.

Das in Fleisch enthaltene Eisen kann der Körper wesentlich besser verwerten als das pflanzliche Eisen.

▶ **11.** Ja, nicht nur, weil Alkohol die Verdauung erleichtert. Geringe Alkoholmengen, also etwa ein kleines Bier (300 Milliliter) oder ein kleines Glas Wein (150 Milliliter), lassen das Blut leichter fließen und senken das Herzinfarktrisiko. Aber selbst bei diesen kleinen Mengen gilt: Alkoholkranke müssen und Autofahrer sollten verzichten!

▶ **12.** Nein. Rohmilch sollte aufgrund der möglichen Bakteriengefahr immer erhitzt werden. Dabei gehen weit mehr Vitamine verloren als bei der kurzen Ultrahocherhitzung der H-Milch. Lesen Sie dazu mehr auf Seite 140 und 141.

▶ **13.** Nein. Vollkornprodukte sind nicht unbedingt schwerverdaulich. Zwar kann ein kranker Darm grobe Getreidekörner nicht gut verdauen, doch es gibt auch Vollkornbrote aus sehr feingemahlenem Vollkornmehl. Die verträgt der Darm mindestens genausogut wie ein Weißbrot, und sie versorgen den Darm mit wichtigen Mineral- und Ballaststoffen, die ihn aufbauen und fit halten.

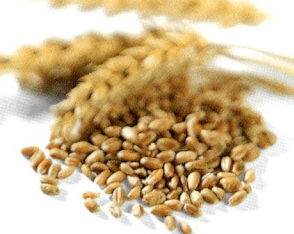

▶ **14.** Nein, wer sich Hoffnung macht, daß die Hefe im Bier ihm notwendige B-Vitamine liefert, wird von jeder Nährwerttabelle bitter enttäuscht.

▶ **15.** Nein. Viele Menschen haben sich angewöhnt, ständig etwas Kleines zu essen. Zwischenmahlzeiten sind gut, weil sie Zwischentiefs am Vormittag oder nach dem Mittagessen überbrücken. Doch ständige Snacks rauben Ihnen den Überblick, was Sie den Tag über essen.

Die Nährstoffe in den Lebensmitteln

»Der Mensch ist, was er ißt.« So ganz stimmt diese oft zitierte Aussage des Philosophen Ludwig Feuerbach aus dem 19. Jahrhundert nicht. Denn Mediziner konnten zeigen, daß es vor allem an den Genen liegt, ob es uns schlecht geht oder wir uns gesund und fit fühlen. Doch unsere Gene bestimmen nicht allein unser Leben: Bewegung, Ernährung und psychisches Wohlbefinden legen fest, was wir aus ererbten Gengütern machen.

Ein Mangel muß nicht sein

Trotz eines riesigen Angebots an Lebensmitteln leiden in unserer Gesellschaft viele Menschen unter einem Mangel an Vitalstoffen.

Der Lebensstandard in Mitteleuropa ist erst seit etwa vier Generationen so hoch, daß fast die gesamte Bevölkerung weitestgehend alle lebensnotwendigen Nährstoffe in ausreichender Menge erhalten kann. Niemand muß hungern, und mit wenigen Ausnahmen kann sich jeder mit den notwendigen Vitalstoffen versorgen. Nur leider tun wir es nicht. Unsere Ernährung birgt immer noch Löcher und Fallgruben, in denen viele Menschen landen, die sich beispielsweise zu einseitig ernähren oder Ernährungslehren anhängen, die einem Defizit an Vitaminen und Mineralstoffen Vorschub leisten.

Ernährung in besonderen Situationen

Gleich, ob Vegetarier oder eingefleischte Feinde von Gemüse und Salaten, ob Fast-food-Fans oder magersuchtverdächtige Dauerdiäter: Mitten im Überfluß droht noch immer der Mangel. Betroffen sind vor allem Schwangere und Stillende, ältere Menschen und Personen, die vor lauter Hektik und Streß das gesunde Essen vergessen, obgleich gerade sie besonderen Wert legen sollten auf einen Nachschub an Energie für Nerven und Körper. Diese »Risikogruppen« werden in diesem Buch immer wieder eigens angesprochen.

Was Nährstoffe, Vitamine, Mineralien, Ballaststoffe und all die Substanzen in unseren Lebensmitteln dem Körper bringen, wieviel wir davon normalerweise brauchen und woran wir einen Mangel feststellen, darüber erfahren Sie auf den nächsten Seiten mehr. Vitamine und Mineralstoffe sind jeweils zu Gruppen zusammengefaßt – je nach der wesentlichen Funktion, die diese Fitmacher im Körper haben.

Die Nährstoffe in den Lebensmitteln

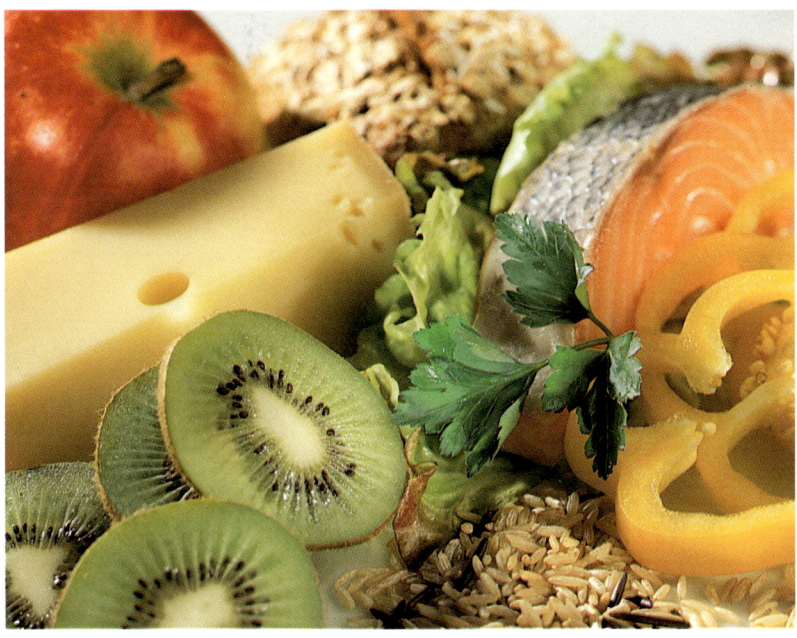

Eine vielfältige Ernährung ist Basis jeder gesunden Ernährung

Die drei Hauptnährstoffe – Eiweiß, Fette und Kohlenhydrate

Fette und Kohlenhydrate sind unsere Kalorienlieferanten, die Brennstoffe für den Stoffwechselofen. Beide Grundnährstoffe zeigen sich in Fettröllchen, wenn der Körper zuviel von ihnen erhält. Allerdings kann er mit einem Überschuß an Kohlenhydraten besser umgehen, indem er den Stoffwechselofen anheizt. Doch bei den Kohlenhydraten gibt es keinen Überschuß. Deshalb werden mehr Kartoffeln, Hülsenfrüchte und Getreide empfohlen.

Fett im Überfluß für jeden – das gibt es erst seit knapp 100 Jahren. In den Jahrtausenden davor waren fette Jahre eher die Ausnahme. So weiß der Körper mit einem Fettüberschuß nur schlecht umzugehen. Er speichert das Fett für magere Zeiten, auch wenn diese nie eintreten. Mit durchschnittlich 90 bis 100 Gramm Fett pro Tag nehmen wir etwa 30 bis 40 Prozent mehr als empfohlen auf.

Auch Eiweiße kann der Körper verbrennen. Er nutzt sie aber lieber, um daraus eigenes Eiweiß für Muskeln, Haare, Haut, Blut, Immunsystem, Hormone, Enzyme und andere wichtige Substanzen aufzubauen. Auch beim Eiweiß liegen wir mit 70 bis 80 Gramm täglich mit 60 bis 70 Prozent über dem Bedarf. Das stellt für viele Nierenkranke eine große Gefahr dar. Ob zu viel Eiweiß generell die Gesundheit gefährdet, darüber spekulieren die Wissenschaftler noch.

Mehr als ein Viertel unserer Kohlenhydrate nehmen wir als reinen Haushaltszucker auf – zu viel, denn er fördert Karies und Übergewicht.

Die Wohlfühlernährung

Die für den Menschen wichtigen Fette bestehen aus Omega-3- und Omega-6-Fettsäuren.

Neben diesen Hauptaufgaben fallen den drei Grundnährstoffen viele andere Funktionen zu. Die lebensnotwendigen Omega-3- und Omega-6-Fettsäuren der Fette können den Cholesterinspiegel senken und dienen als Vorstufen für Gewebshormone. Diese Fettsäuren sind vor allem in Pflanzenölen, Nüssen und Samen enthalten. Besonders reich sind einige Fische mit diesen wichtigen Fetten gesegnet (siehe Seite 128, 130, 134).

Kohlenhydrate bilden die Grundlage für den Blutzuckerspiegel, der nicht abfallen darf: Das Gehirn braucht den Blutzucker als wesentliche Nährstoffquelle, und auch die Muskeln holen sich ihre Energie kurzfristig aus dem Blutzucker. Außerdem halten Kohlenhydrate uns bei guter Laune, weil sie über einen stabilen Blutzuckerspiegel dafür sorgen, daß genügend Vorstufen des Glückshormons Serotonin ins Gehirn gelangen, so daß fehlendes Serotonin nicht die Stimmung trübt.

Ballaststoffe – beileibe kein Ballast

Ihren Namen haben die Ballaststoffe erhalten, als noch niemand von ihrer Bedeutung für Verdauung, Immunsystem, Cholesterinspiegel, Entgiftung und Darmgesundheit wußte. Damals hieß es, daß die Ballaststoffe die Aufnahme der Nährstoffe im Darm stören würden. Damit hatte man zwar nicht unrecht, heute aber wissen wir, daß diese negative Seite der Ballaststoffe von den positiven Aspekten weit übertroffen wird.

Ballaststoffe fördern nicht nur die Verdauung, sondern dienen auch der Entgiftung des Darms. Zudem senken sie den Cholesterinspiegel.

Ballaststoffe regen den Darm an, den Nahrungsbrei schneller zu transportieren. Die Volkskrankheit Verstopfung wird damit auf natürliche Art behoben. Die Ballaststoffe quellen im Darm auf und halten in ihrem Inneren viele Schadstoffe fest, die andernfalls die Darmwand reizen und durch die Darmwand über das Blut in die Gefäße gelangen würden. Dank der Ballaststoffe werden viele Gifte und Gallensäuren einfach ausgeschieden. Das entgiftet den Körper und zwingt die Leber, neue Gallenflüssigkeit aus Cholesterin herzustellen, so daß der Cholesterinspiegel im Blut sinkt. Außerdem dienen Ballaststoffe vielen Darmbakterien als Grundnahrungsmittel. Einige dieser gut genährten Bakterien erzeugen Abwehrstoffe gegen Krebsverursacher, sie bilden Vitamine und stärken das darmeigene Abwehrsystem gegen Eindringlinge.

30 Gramm Ballaststoffe täglich sind das empfohlene Minimum. Wir erreichen es nicht einmal zu 80 Prozent. Folge dieses Mangels an Ballaststoffen: Verstopfung, Abwehrschwäche, Allergien, zu hohe Cholesterinwerte und Darmkrebs nehmen immer mehr zu. Vor diesen Erkrankungen könnten uns unter anderem Ballaststoffe aus Vollkorngetreide, Gemüse, Hülsenfrüchten und Obst wirksam schützen.

Stoffwechselvitamine – Zündfunken der Lebensenergie

Alle Vitamine sind für Stoffwechselreaktionen im Körper verantwortlich. Vor allem den B-Vitaminen B_1, B_2, B_6, Niacin, Pantothensäure und Biotin haben wir es aber zu verdanken, daß der Körper aus den drei großen Nährstoffen Eiweiß, Fett und Kohlenhydraten Energie schöpfen und sie zu unterschiedlichen Bau- und Wirkstoffen umwandeln kann. Gleichzeitig wirken sie positiv auf Stimmung, Konzentration und Kontaktfreude. Die Vitamine B_1, B_6 und Niacin (vor allem in Vollkornprodukten und Fleisch enthalten) stärken die Nerven. Ein Mangel zeigt sich daran, daß man schnell ermüdet, oft unkonzentriert und schlecht gelaunt ist; diese Symptome sind leider oft nicht eindeutig, weil sie, je nach Lebenssituation, auch auf zuwenig Schlaf oder zuviel Arbeit zurückzuführen sind. Ein Vitamin-B_2-Mangel läßt sich schon eher erkennen, nämlich an spröden Lippen und Rissen in den Mundwinkeln.

Ernst zu nehmende Mangelsymptome finden sich zum Glück bei uns selten. Trotzdem stimmt es bedenklich, daß insbesondere jüngere Frauen im Durchschnitt nicht ausreichend mit den B-Vitaminen versorgt sind. Denn wenn der Durchschnitt bereits unter dem Soll liegt, dann leidet ein recht hoher Anteil der Frauen unter einem erheblichen Mangel. Wenn junge Frauen unter Stimmungsschwankungen und Schmerzen in den Tagen vor ihrer Regelblutung klagen, sollten sie einmal ausprobieren, ob reichlich B-Vitamine die Beschwerden über kurz oder lang verschwinden lassen.

Vor allem junge Frauen leiden häufig an einem Mangel an B-Vitaminen.

Vitamine gegen Arteriosklerose

Neue Studien zeigen, daß für enge, verstopfte Blutgefäße mit dem Risiko von Herzinfarkt und Schlaganfall nicht nur zuviel Fett und Cholesterin verantwortlich sind. Es kann auch an einem Eiweißbaustein, dem Homocystein liegen, wenn es vom Körper nur unzureichend abgebaut wird. Mit vielen B-Vitaminen (vor allem B_6, B_{12} und Folsäure) können erhöhte Homocysteinwerte wieder gesenkt und Herz und Kreislauf entlastet werden. Vitamin B_{12} findet sich in allen tierischen Lebensmitteln; Veganer, die keinerlei tierische Produkte essen, können unter einem Mangel leiden. Daneben treten Vitamin-B_{12}-Defizite mit Blutarmut, Schwäche und Müdigkeit auch bei Menschen auf, die schwer magenkrank sind: Der Magen stellt einen speziellen »Schlüssel« her, ohne den Vitamin B_{12} kaum durch die Darmwand ins Blut gelangt. Ein kranker oder operierter Magen kann mitunter diese Schlüsselsubstanz nicht ausreichend herstellen. Diese schweren Erkrankungen müssen ärztlich behandelt werden.

Schutzvitamine – nie waren sie so wertvoll wie heute

Umweltschadstoffe, Sonnenbäder, Streß, viele Medikamente sowie Nikotin und Alkohol setzen im Körper »freie Radikale« frei. So nennen Wissenschaftler eine Reihe von Verbindungen, die sehr schnell, aggressiv und fast wahllos Zellen, Zellkerne und Zellwände angreifen. Sie gelten als die Antreiber von Krebsentstehung und Gefäßschäden, die zu Herzinfarkt und Schlaganfall führen und vermutlich auch Parkinson, Alzheimer, Rheuma und den Grauen Star mitverursachen. Wer sich vor diesen freien Radikalen schützen will, der sollte sich möglichst gut mit Vitamin C und E sowie mit der Vorstufe des Vitamin A, dem Beta-Carotin, versorgen. Diese drei Vitamine sind in der Lage, freie Radikale aufzuhalten und einzufangen.

Vitamin C bremst nicht nur freie Radikale ab, es verhindert auch, daß sich im Körper aus Nitrat und Nitrit krebserregende Nitrosamine bilden.

Darüber hinaus kann Beta-Carotin die Haut nach einem ausgiebigen Sonnenbad vor längeren Hautrötungen bewahren, verhilft trockenen Schleimhäuten und schuppiger und fahler Haut zu einer besseren Durchblutung und damit zu mehr Widerstandskraft gegen eindringende Krankheitskeime.

Vitamin C unterstützt ebenfalls die Schleimhäute und regt das Bindegewebe dazu an, mehr Wasser aufzunehmen. So baut Vitamin C nicht nur einen Immunschutz auf, sondern beugt auch der frühen Hautalterung vor – genau wie das Vitamin E, das beispielsweise vor Altersflecken schützt und die Haut geschmeidig hält.

Ein Mehr an Schutzvitaminen schadet nicht

Damit die drei Vitamine ihre Schutzfunktionen optimal erfüllen können, sollten wir nach Meinung vieler Fachleute mehr von ihnen aufnehmen, als die Empfehlungen (Seite 24 bis 27) vorschlagen. Denn die Empfehlungen berücksichtigen nur, was wir mindestens brauchen, um nicht krank zu werden. Sie kümmern sich nicht darum, wieviel wir brauchen, um einer Erkrankung vorzubeugen. Beim Vitamin C und beim Beta-Carotin können wir mit mehr Obst und Gemüse leicht auf höhere Werte kommen.

Am fettlöslichen Vitamin E mangelt es vor allem vielen jungen Frauen, die sich fettarm ernähren und dabei auch das Öl weglassen. Denn Vitamin E nehmen wir hauptsächlich über Pflanzenöl auf. Wenn der Bedarf steigt, weil Anzahl und Aktivität der freien Radikale zunimmt, können zwar auch mehr Spargel, Knollensellerie, Paprika und Weizenkeime den Vitamin-E-Spiegel erhöhen, doch größere Mengen dieses Schutzvitamins erhalten wir leichter aus Maiskeim-, Sonnenblumen- und Distelöl, insbesondere, wenn diese Öle kaltgepreßt und unraffiniert sind.

Die Nährstoffe in den Lebensmitteln

Reglerstoffe für Stoffwechsel und Hormone

Zu den Reglerstoffen gehören Vitamin D, essentielle Fettsäuren und Jod. Mit ihnen steuert unser Organismus den Stoffwechsel und den Hormonhaushalt.

Vitamin D kann der Körper mit Hilfe des Sonnenlichtes selbst herstellen. Doch gehen zum Beispiel viele alte Menschen kaum mehr aus dem Haus. So fehlt ihnen oft das Vitamin D, obgleich gerade sie es dringend bräuchten: Vitamin D ist ein Hormon, das die Aufnahme von Kalzium aus der Nahrung und dessen Einbau in die Knochen regelt. Daher ist es für ältere Menschen wichtig, deren Knochen sich ohnehin mehr ab- als aufbauen. Sie sollten regelmäßig Fisch und Pilze essen, um einen Mangel zu vermeiden.

Die essentiellen Fettsäuren sind Hormonbildner: Sie produzieren bestimmte Gewebshormone. Mehr dazu erfahren Sie in diesem Buch in den einzelnen Abschnitten über Fische, denn Hering (Seite 128), Lachs (Seite 130) und Makrele (Seite 134) sind neben den Pflanzenölen die wichtigste Quelle für diese Fettsäuren, die im Körper zu Reglerstoffen umgebaut werden.

Auch Jod beeinflußt den Hormonhaushalt entscheidend: Die Schilddrüse braucht es, um ihre Steuerungshormone zu bilden. Sie regulieren unter anderem die Körperwärme und das Körperwachstum. Allerdings sind diese Aufgaben für den Körper viel zu wichtig, als daß ein geringer Jodmangel diese zentralen Steuerfunktionen außer Kraft setzen könnte. Bei Jodmangel vergrößert sich die Schilddrüse, um die Produktion von Hormonen weiterhin zu gewährleisten. So bildet sich ein Kropf, der mit der Zeit den Stoffwechsel entgleisen lassen kann. Dann steigt der Blutdruck, die Nerven sind angespannt, und an erholsamen Schlaf ist nicht zu denken. Schützen Sie sich vor einem Kropf mit jodhaltigem Seefisch, und würzen Sie immer mit Jodsalz!

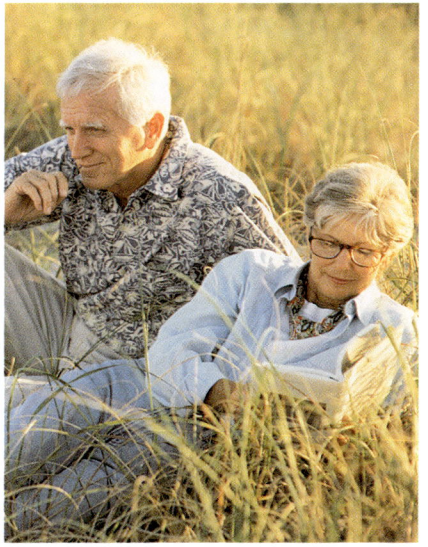

Ältere Menschen müssen auf ihre Vitamin-D-Werte achten

Bau- und Botenstoffe kräftigen Knochen, Muskeln und Nerven

Knochen, Knorpel und Gelenke bilden das Grundgerüst unseres Körpers. Dieses besteht aus zwei wesentlichen Komponenten: Kalzium und Magnesium. Leider kann das Kalzium uns Probleme bereiten, weil es von unterschiedlichen Hormonen abhängt, die dafür sorgen,

Einem Kalziummangel kann man gegensteuern, indem man regelmäßig Milch und Milchprodukte zu sich nimmt.

Die Entmineralisierung der Knochen, auch Osteoporose genannt, betrifft Frauen deutlich häufiger als Männer.

daß die Knochen Kalzium aufnehmen oder freisetzen. Frauen nach den Wechseljahren leiden unter dem plötzlichen Verlust ihrer Geschlechtshormone, die unter anderem die Knochensubstanz vor der Entmineralisierung schützen. Ohne diese weiblichen Geschlechtshormone verlieren die Knochen rasch Kalzium. Knochen, die insbesondere in jungen Jahren nicht genug davon eingelagert haben, werden dann mit der Zeit brüchig. Zu bemerken ist dies beispielsweise an den häufigen Oberschenkelhalsbrüchen, die im Alter oft schon durch leichte Stürze verursacht werden. Kalzium wird außerdem für die Blutgerinnung benötigt.

Neben den Knochen brauchen die Nerven Kalzium, und zwar im Duo mit Magnesium: Die Nerven können ihre Botschaften ohne diese beiden wichtigen Mineralstoffe nicht an die Muskeln übertragen. Immer wenn Muskeln etwas ausführen sollen, und sei es nur, Ihre Augen von dieser Zeile in die nächste springen zu lassen, sind dafür Kalzium und Magnesium notwendig. Fehlt einer dieser beiden Fitmacher, können bei größeren Anstrengungen Krämpfe die Folge sein. Vor allem bei schwangeren und stillenden Frauen, aber auch bei aktiven Sportlern kann schnell ein Mangel eintreten. Milchprodukte (Kalzium), Getreide, Hülsenfrüchte, Obst und grünes Gemüse (Magnesium) helfen, einem Defizit vorzubeugen.

Spurenelemente für die Abwehr

Die drei Spurenelemente Eisen, Zink und Selen unterstützen in unterschiedlicher Weise das Immunsystem. Eisen bringt den Sauerstoff zu den Zellen und damit die Lebenskraft; außerdem aktiviert es die Bildung von Antikörpern und spezielle Freßzellen, die gegen fremde, feindliche Zellen angehen. Eisen baut einen vielseitigen Immunschutzschirm auf. Sehr viel spezifischer wirkt Selen. Es bildet Enzyme, die den Körper entgiften, und baut Stoffe auf, die – ähnlich wie die Schutzvitamine Beta-Carotin, C und E – freie Radikale entschärfen. Den dritten im Schutzbunde, das Zink, kannten schon unsere Großmütter: Zinksalbe strichen sie auf jede Wunde. Zink kann aber auch von innen den Kampf gegen Bakterien, Pilze und Viren entscheidend beeinflussen, weil es sämtliche Immunreaktionen stärkt.

Vorsicht – Mangel ist möglich!

Schon das Wort Spurenelemente deutet darauf hin, daß wir diese Stoffe nur in sehr geringen Mengen von einigen Tausendstel bis Millionstel Gramm pro Tag (Milligramm = mg bis Mikrogramm = μg) brauchen. Trotzdem nehmen wir mit der Nahrung oft nicht genug da-

Die Nährstoffe in den Lebensmitteln

von auf. Viele Frauen leiden unter Eisenmangel, so daß ihre Haut schlecht durchblutet wird, sie schneller ermüden und unter häufigen und hartnäckigen Infektionen leiden. Wer es nicht so weit kommen lassen will, sollte regelmäßig Fleisch und hin und wieder Leber essen. Darin steckt viel Eisen, das der Körper besonders gut aufnehmen kann. Etwas anders verhält es sich mit dem Eisen aus Gemüse und Getreide: Hier kann zwar zusätzliches Vitamin C das Eisen teilweise so umformen, daß wir es besser verwerten können, doch Vegetarier haben es immer etwas schwerer, auf hohe Eisenwerte zu kommen. Auch Schwangere und Stillende sollten auf ihre Eisenwerte achten, denn ihr Bedarf steigt steil an. Leiden sie ohnehin unter einem Mangel, sollten sie mit dem Arzt über Eisenpräparate sprechen.

Als Ergänzung zu eisenhaltigem Gemüse und Getreide wie Schwarzwurzeln, Fenchel oder Hirse sind Paprika, Kiwi oder Kohlgemüse zu empfehlen. Ihr Vitamin C sorgt dafür, daß das Eisen besser verwertet wird.

Eisen und das Märchen vom Kraftspender Spinat

Spinat galt lange als ideale Eisenquelle. Grund dafür soll ein Kommafehler gewesen sein, der den Eisengehalt im Spinat verzehnfachte. Doch selbst nach der Korrektur kommen 100 g Spinat noch immer auf stolze 4 Milligramm Eisen. Aber leider enthält Spinat auch Oxalsäure, die Eisen bindet. Deshalb täuscht der Wert, und deshalb taucht Spinat auch nicht in der Übersichtstabelle der guten Mineralstoffquellen (Seite 27) auf.

Zink macht Schwangeren Sorgen

Die Bedarfswerte für Zink wurden gesenkt und so zeigt sich bei diesem Spurenelement ein gutes Bild: In aller Regel erhalten wir die nötigen Zinkmengen. Doch wer oft über schlecht heilende Wunden klagt, wen ständig Erkältung, Entzündungen oder Fußpilz plagen, kann mit zinkreichen Lebensmitteln wie Käse, Haferflocken, Fleisch und Hülsenfrüchten sein schwaches Immunsystem kräftigen. Auch Schwangere und Stillende brauchen eine Extraportion Zink. Ihr Bedarf wächst um 50 Prozent an. Da ist ein Mangel oft vorprogrammiert.

Selen mit vielen Fragezeichen

Der saure Regen wäscht die Böden aus, und Ackerflächen und Weiden werden immer selenärmer, so daß uns heute eine Scheibe Brot und ein Schnitzel nicht mehr so gut mit Selen versorgen wie noch vor einigen Jahrzehnten. Die Nährwerttabellen geben noch die alten Werte an, weil es keine neuen Zahlen gibt. Niemand weiß genau, ob die empfohlenen Richtwerte erreicht werden – zumal sie nicht einmal exakt angegeben werden können. Die Deutsche Gesellschaft für Ernährung (DGE) schätzt den Bedarf für Erwachsene mit 20 bis 100 Mikrogramm pro Tag nur sehr vage ein. Da wir dringend wirkungsvolle Entgifter für unseren Körper brauchen, sollten wir an selenreichen Lebensmitteln wie Fischen oder Nüssen nicht sparen.

Der Körper benötigt das Spurenelement Selen zur Bildung von Entgiftungsenzymen.

Die Wohlfühlernährung

Vitamin A kommt auch als Provitamin A oder Beta-Carotin vor; beim Vitamin E kennt man sogar acht verschiedene Formen. Die Wirkkraft dieser Vitaminformen ist nicht immer gleich: Für einen einheitlichen Standard werden Äquivalente angegeben, die die unterschiedliche Wirkkraft der einzelnen Vitaminformen berücksichtigen.

Die wichtigsten Vitamine im Überblick

Nährstoff	Wichtig für ...	Tagesbedarf für Frau/Mann (25 bis 50 Jahre)
Vitamin A und Beta-Carotin	gutes Sehvermögen – vor allem nachts, Abwehr freier Radikale	0,8/1,0 mg (Retinol-Äquivalente)
Vitamin D	Einbau von Kalzium in die Knochen, beugt damit Osteoporose vor	5 µg
Vitamin E	Abwehr freier Radikale	12/14 mg (D-alpha-Tocopherol-Äquivalente)
Vitamin K	Blutgerinnung, Knochenaufbau	60/70 µg
Vitamin B_1	Energiegewinnung aus Kohlenhydraten, Aktivierung der Nerven	1,0/1,2 mg
Vitamin B_2	Verstoffwechselung von Fett, Eiweiß und Kohlenhydraten, Aufbau von Blutkörperchen und gesunden Schleimhäuten	1,2/1,4 mg
Vitamin B_6	Verstoffwechselung von Eiweiß, Aufbau von Nervensträngen	1,2/1,5 mg
Vitamin B_{12}	Bildung von roten Blutkörperchen und Genen, damit Zellwachstum und -vermehrung, Unterstützung der Folsäure	3 µg
Pantothensäure	Ab- und Aufbau von Kohlenhydraten, Fett und Eiweiß, Aufbau von Blutfarbstoffen, Bindegewebe, Botenstoffe der Nerven	6 mg
Folsäure	Abbau und Aufbau von Eiweiß, Aufbau von roten Blutkörperchen und Genen, damit Zellwachstum und -vermehrung	400 µg (Folsäureäquivalente)
Biotin	Abbau von Eiweiß, Aufbau von Fettsäuren und Kohlenhydraten, Bildung wichtiger Stoffwechsel-Enzyme	30 bis 60 µg
Niacin	zahlreiche Abbau- und Aufbauvorgänge im Körper, Energieübertragung	13/16 µg
Vitamin C	Abwehr freier Radikale, Bildung von Kollagen für Bindegewebe, Knochen und Zähne, Entgiftung in der Leber und im Magen	100 mg

Die Nährstoffe in den Lebensmitteln

Kann helfen bei ...	Gute Quellen sind ...
Aufbau und Regeneration der Haut, Beruhigung der Haut nach dem Sonnenbad	Leber, Karotten, Fenchel, Spinat sowie andere grüne, gelbe und rote Gemüse- und Obstsorten
schwachen Knochen im Alter oder bei längerer Bettlägerigkeit	Fische, Pilze
Entzündungen, Rheuma, trockener Haut, Gefahr der Arteriosklerose	Keimöle, Nüsse, Paprika, Schwarzwurzeln
Neigung zu Blutungen	grünes Gemüse, Sauerkraut, Hülsenfrüchte
Müdigkeit, Kopfschmerzen, Konzentrationsmangel	Schweinefleisch, Vollkornprodukte, Hülsenfrüchte
Rissen in den Mundwinkeln, Müdigkeit, Konzentrationsmangel, entzündeten Augen	Milchprodukte, Käse, Fleisch, Vollkornprodukte, Pilze, Hülsenfrüchte, Brokkoli, Spinat
Gefahr von Arteriosklerose, Menstruationsschmerzen, Mangel durch die Antibabypille	Leber, Vollkornreis, Hülsenfrüchte, Avocados, Bananen, Brokkoli, Grünkohl
Blutarmut	Fleisch, Fisch, Milch und Milchprodukte
Müdigkeit, Übelkeit, Wundheilung (jedoch unwahrscheinlich, da ein Mangel sehr selten ist)	Leber, Pilze, Brokkoli, Spargel, Heringe
Schwangerschaftsrisiken (vorbeugend), Gefahr von Arteriosklerose, Mangel durch die Antibabypille	zahlreiche Lebensmittel, am besten Rohprodukte für Salate, da Folsäure extrem hitzeempfindlich ist: Fenchel, Chicorée, Chinakohl, Endiviensalat, Tomaten
schuppiger Haut (jedoch unwahrscheinlich, da ein Mangel sehr selten ist)	fast alle Lebensmittel, insbesondere Leber
Pellagra (Haut- und Darmerkrankung, vor allem in Entwicklungsländern)	Hähnchenbrust, Kalbfleisch, Austernpilze
Zahnfleisch- oder Nasenbluten, Infektanfälligkeit, schwachem Bindegewebe, Eisenaufnahme	viele Gemüse- und Obstsorten, insbesondere Paprika, Fenchel, Kohlgemüse, Erdbeeren, Kiwis, Orangen und Johannisbeeren

Bei der Folsäure gibt es zwei Formen, die der Körper unterschiedlich ausnutzt. Die «Folsäureäquivalente» entsprechen der natürlich vorkommenden Folsäure. Bei künstlich hergestellter Folsäure aus Vitaminpräparaten wird die Folsäure doppelt so gut aufgenommen, so daß hier 1 µg 2 Folsäureäquivalenten entspricht.

Die Wohlfühlernährung

Ballaststoffe, enthalten in Vollkornprodukten, Gemüse, Obst und Hülsenfrüchten, zählen zwar nicht zu den Nährstoffen, unser Darm braucht sie aber. 30 Gramm Ballaststoffe sollten wir pro Tag essen.

Die wichtigsten Mineralstoffe und Spurenelemente im Überblick

Nährstoff	Wichtig für ...	Tagesbedarf für Frau/Mann (25 bis 50 Jahre)
Kalium	Aufrechterhaltung des Flüssigkeitshaushalts	2 000 mg
Magnesium	Aufrechterhaltung der Muskelaktivität, Aufbau vieler Enzyme, Übertragung der Nervensignale an die Muskeln	300/350 mg
Kalzium	Aufbau der Knochen und Zähne, Stabilität der Zellwände, Kontraktion der Muskeln	1000 mg
Eisen	Blutbildung, Bildung vieler Enzyme	15*/10 mg
Zink	Abwehrkraft, Wachstum, Fortpflanzung, Aufbau von Eiweiß und Genen	7/10 mg
Jod	Bildung von Schilddrüsenhormonen	200 µg
Selen	Bildung von Entgiftungsenzymen	30 bis 70 µg

*Angabe für gebärfähige Frauen

Sekundäre Pflanzenstoffe – kein Nährwert, viel Gesundheitswert

Die sekundären Pflanzenstoffe zählen nicht zu den Nährstoffen, weil sie nicht lebenswichtig für uns sind und unser Körper sie nicht als Baustoffe benutzt. Trotzdem kann er sie sehr gut gebrauchen. Deswegen finden Sie bei der Vorstellung der einzelnen Lebensmittel in diesem Buch von Seite 58 an im »Vitalcheck«, das heißt unter den Nährwertangaben, auch Hinweise auf die in den Lebensmitteln enthaltenen sekundären Pflanzenstoffe. Lesen Sie also dort Namen, die Sie nicht in den Vitamin- und Mineralstofftabellen finden und die auch nicht zu den Ballaststoffen und Fettsäuren zählen, dann gehören diese Stoffe in der Regel zu den sekundären Pflanzenstoffen.

Bis heute gibt es keine allgemein anerkannten, offiziellen Werte dazu, welche und wie viele dieser sekundären Pflanzenstoffe zu empfehlen

Die Nährstoffe in den Lebensmitteln

Kann helfen bei …	Gute Quellen sind …
Herzrhythmusstörungen, Darmträgheit, Bluthochdruck (Mangel ist selten)	Gemüse, Kartoffeln, Obst, Hülsenfrüchte
Muskelkrämpfen, Kribbeln, starken Streßsymptomen, Schmerzen in den Tagen vor der Regelblutung	Hülsenfrüchte, Nüsse, Vollkornprodukte, Fisch, Kürbiskerne, Bananen
Neigung zu blauen Flecken, Müdigkeit	Milch und Milchprodukte, Brokkoli, Sojabohnen
Lern- und Konzentrationsproblemen, blasser Haut, Müdigkeit	Fleisch, Fisch, Hirse, Hülsenfrüchte, Hafer
verringerter Wundheilung, Infektanfälligkeit	Käse, Leber, Fleisch, Vollkornprodukte, Linsen
Kropfbildung, vor allem vorbeugend	Seefisch, Jodsalz
Belastung mit Umweltgiften	Nüsse, Samen, Fisch

Bestimmte Fettsäuren brauchen wir zum Leben: Mit etwa 25 Gramm mehrfach ungesättigten Fettsäuren pro Tag wirken wir einem hohen Cholesterinspiegel entgegen, und unser Körper kann daraus wichtige Reglerstoffe aufbauen.

sind. Es gibt einfach zu viele dieser Stoffe, und die Forschung darüber steckt noch in den Anfängen. Daher suchen Sie vergebens nach einer Tagesbedarfsempfehlung. Einzig für das Beta-Carotin hat die Deutsche Gesellschaft für Ernährung einen Bedarf von 2 bis 4 Milligramm pro Tag geschätzt. Allerdings gehört das Beta-Carotin als Provitamin A auch zu den Vitaminen, so daß die Wissenschaft sich schon seit Jahrzehnten mit dieser Substanz beschäftigt hat.

Je nach ihren Ernährungsgewohnheiten essen die einzelnen Völker verschiedene Mengen an sekundären Pflanzenstoffen. Dabei zählen die Japaner zu den Spitzenreitern. Viele Wissenschaftler gehen davon aus, daß sich aufgrund der unterschiedlichen Mengen an sekundären Pflanzenstoffen erklären läßt, warum in unterschiedlichen Nationen einmal mehr und einmal weniger Fälle bestimmter Erkrankungen auftreten. Mehr über die einzelnen sekundären Pflanzenstoffe und ihre Heilkraft erfahren Sie auf den folgenden Seiten.

Die sekundären Pflanzenstoffe

Bevor die sekundären Pflanzenstoffe in den Mittelpunkt des Interesses rückten, glaubten die meisten Experten, daß uns die Nahrung vor allem Eiweiß, Fett und Kohlenhydrate, Ballaststoffe, Vitamine und Mineralien bietet, um der Gesundheit auf die Beine zu helfen und Krankheiten vorzubeugen. Seit einigen Jahren wird umgedacht und das traditionelle Bild der Ernährung erheblich erweitert. Wir wissen heute, daß unsere Lebensmittel eine Vielzahl von Fitneß- und Schutzstoffen für uns bereithalten. Augenblicklich entdecken Wissenschaftler überall auf der Welt Pflanzenstoffe, die sie »sekundär« nennen, weil sie nicht »primär« für das Leben notwendig sind, es aber vor vielen Schäden bewahren können. Diese Pflanzenstoffe tragen dazu bei, daß wir leichter gesund und länger jung und fit bleiben. Deshalb sind die sekundären Pflanzenstoffe besonders wichtig.

Pflanzenstoffe als Schutzstoffe

Hinter den sekundären Pflanzenstoffen verbergen sich viele Namen und zahllose Substanzen. Deren wissenschaftliche Aufarbeitung hat gerade erst begonnen.

Die in diesem Buch beschriebenen sekundären Pflanzenstoffe hören auf viele Namen: Bioaktive Substanzen, Phytochemicals oder Plantchemicals sind nur einige. Die Begriffe unterscheiden sich im einzelnen und umfassen auch im Detail verschiedene Substanzgruppen. Doch darüber dürfen sich Experten streiten.

Wer sich von den Begriffen nicht abschrecken läßt, wird spätestens bei den zahlreichen Gruppen der unterschiedlichen sekundären Pflanzenstoffe seine Schwierigkeiten haben, den Überblick zu behalten: Am bekanntesten sind noch die Carotinoide, beispielsweise das Beta-Carotin oder das grüne Chlorophyll aus den Blättern von Pflanzen. Auch Phenol- oder Gerbsäuren, die Sie vielleicht von Tee oder Wein her kennen, gehören zu den sekundären Pflanzenstoffen, ebenso Terpene, Flavonoide, Sulfide (die Wirkstoffe im Knoblauch), Phytoöstrogene und andere Substanzklassen, deren Namen noch recht unbekannt sind.

Lassen Sie sich also von den vielen Namen nicht verwirren. Wenn Sie auf Begriffe wie Quercetin oder Lycopin, auf Ellagsäure oder Kämpferol stoßen, so zeigen Ihnen diese Bezeichnungen vor allem, daß es sich hier nicht um die bekannten Vitamine und Mineralien handelt, sondern um sekundäre Pflanzenstoffe.

Die sekundären Pflanzenstoffe

10 000 Substanzen wollen entdeckt werden

Die Expedition in die Welt der bioaktiven Substanzen hat erst begonnen. Nicht wenige schätzen, daß 10 000 Einzelsubstanzen darauf warten, gefunden und untersucht zu werden. Dabei handelt es sich nicht um Substanzen aus exotischen Pflanzen, sondern aus unseren alltäglichen Nahrungsmitteln. Möhren, Kohlrabi und Kartoffeln bergen Geheimnisse, die unserer Gesundheit so manche Hilfestellung geben können. Allerdings warnen viele Experten davor, sich zu große Hoffnungen zu machen. Denn wer meint, daß Tabletten mit einigen sekundären Pflanzenstoffen uns gesund erhalten, muß wissen, daß erst die Mischung und die Vielfalt der Bioaktivstoffe den eigentlichen Schutz liefern. Einzelne Substanzen können nie die Heilwirkung erbringen, die von den abertausenden sekundären Pflanzenstoffen ausgeht. Doch nun zu den neun Gruppen dieser neuen Gesundheitsstoffe im einzelnen. Die Übersicht zeigt, wo sie wirken:

Bioaktive Substanzen

Wirkung	Sekundäre Pflanzenstoffe Carotinoide	Glucosinolate	Phytosterine	Saponine	Polyphenole	Protease-Inhibitoren	Terpene	Phytoöstrogene	Sulfide
krebsvorbeugend	•	•	•	•	•	•	•	•	•
gegen Krankheitskeime		•		•	•		•		•
gegen Thrombosen					•				•
abwehrstärkend	•				•	•			•
entzündungshemmend					•				•
reguliert den Blutdruck					•				
senkt den Cholesterinspiegel	•	•	•	•					•

Carotinoide bringen Farbe

Viele Farbstoffe der Pflanzen zählen zur Klasse der Carotinoide. Am bekanntesten ist das gelborange Beta-Carotin der Möhren, weil der Körper daraus das Vitamin A herstellen kann. Daß Beta-Carotin darüber hinaus aber viele wichtige Aufgaben im Körper wahrnimmt, das erkannte man erst recht spät.

Zusammen mit anderen, teilweise grün färbenden Carotinoiden blockieren sie die hautschädigenden Energien von UV-Strahlen. Wer braun werden will, sollte unbedingt genügend Carotine in seine »Sonnenkost« einbauen. Denn sie geben schon ohne Sonne eine leicht braune Farbe, regen den Hautstoffwechsel an und vertreiben die Hautrötung, die sich nach dem Sonnenbad zeigt, bevor sie von einem ersten Braun abgelöst wird. Doch auch wenn die Sonne oder die Zeit zum Bräunen fehlt, ist ein Mehr an Carotinoiden für die Gesundheit nur empfehlenswert, denn sie schützen den Körper vor den Angriffen der freien Radikale. Damit verhindern sie, daß sich Zellen in Krebszellen umwandeln und daß das Cholesterin zu einer Zeitbombe für die Gefäße wird.

Noch zweifelhaft ist der Schutz der Carotinoide für Raucher. Experten hatten erwartet, daß Carotinoide die Lunge von Schadstoffen befreien, und gaben starken Rauchern hohe Beta-Carotin-Mengen zur Einnahme. Aber es zeigte sich, daß hohe Konzentrationen von Beta-Carotin, wie sie niemand mit der gewöhnlichen Ernährung aufnehmen kann, Raucherlungen eher schaden als nützen.

Spitzenreiter unter den Carotinoidlieferanten sind Grünkohl, Brokkoli, Möhren, Feldsalat, Spinat, Wirsing und Paprika. Je kräftiger ihre Farbe ist, desto höher ist der Carotinoidgehalt. Kaufen Sie die Früchte also ein, wie Sie sie genießen: mit allen Sinnen!

Glucosinolate – der pure Geschmack

Wissenschaftler vermuten, daß die Abbauprodukte der Glucosinolate unter anderem der Krebsentstehung entgegenwirken.

Glucosinolate spüren Sie auf der Zunge, allerdings nicht immer angenehm! Denn Glucosinolate machen sich durch ihre Abbauprodukte, die scharfen Senföle, bemerkbar. Brokkoli, Blumenkohl, Chinakohl, Kresse, Kohlrabi, Rettich, Rosenkohl, Rotkohl und natürlich Senf enthalten größere Mengen an Glucosinolaten. Sie gelangen mit der Nahrung in den gesamten Körper und werden ausgeatmet oder mit dem Urin ausgeschieden. Diese Reise durch den Körper nutzen die Substanzen, um gegen Bakterien vorzugehen und Entgiftungsenzyme zu aktivieren. Bereits Mengen von 10 bis 40 Gramm Gartenkresse pro Tag wirken beispielsweise Harnwegsinfekten entgegen.

Phytosterine senken den Cholesterinspiegel

Samen und Öle enthalten Phytosterine. Zukünftige Forschungen werden noch genauer zeigen, wie gut die Phytosterine uns gesund erhalten. Zumindest einzelne Phytosterine werden schon längere Zeit erfolgreich als wirksame Arzneimittel eingesetzt, um einen erhöhten Cholesterinspiegel zu senken. Auch geht man davon aus, daß die Phytosterine sich im Darm an krebserregende Stoffe binden können

Die sekundären Pflanzenstoffe

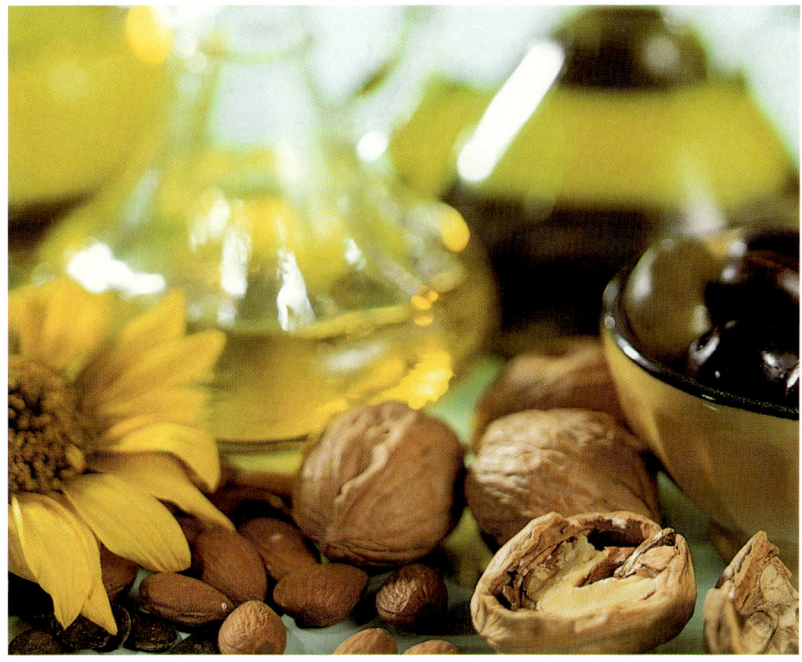

Nüsse und Früchte sind Rohstoffe für wertvolle Pflanzenöle

und daß sie so die Krebserreger handlungsunfähig und damit zu harmlosen Stoffen machen.

Unraffinierte Öle haben übrigens sehr viel mehr Phytosterine zu bieten als Öle nach der Raffination. Die Anhänger der Vollwerternährung wußten schon immer, warum sie die unbehandelten Öle vorziehen: Unraffiniert ist einfach raffinierter!

Bei der Raffination von Ölen werden unerwünschte Stoffe entfernt. Dabei entstehen klare, haltbare Öle mit weniger Eigengeschmack und weniger Vitaminen und sekundären Pflanzenstoffen.

Saponine haben zwei Seiten

Die Saponine kennen wir von den Hülsenfrüchten: Sie sind einer der Gründe, warum Bohnen, Erbsen, Linsen und Kichererbsen nur gegart gegessen werden sollten; denn die Hitze zerstört einen Teil der schädlichen Wirkung der Saponine. Zu viele Saponine sind der Gesundheit nicht zuträglich: Größere Mengen dieser sekundären Pflanzenstoffe, die aber in üblichen Lebensmitteln nicht vorkommen, können den Darm schädigen und im Blut die Blutkörperchen angreifen; kleine Mengen sind ungiftig und können vermutlich den Cholesterinspiegel senken, das Immunsystem aktivieren, Entzündungen beruhigen und Bakterien bekämpfen. Außerdem sorgen die Saponine dafür, daß sich die Zellen der Darmschleimhaut langsamer vermehren. Damit haben die Krebsbekämpfer im Körper mehr Zeit, Darmzellen als Krebszellen aufzuspüren, bevor sie sich stark vermehrt haben. Hülsenfrüchte und Knoblauch enthalten viele Saponine.

Die Wohlfühlernährung

Polyphenole – die größte Gruppe

»Poly« ist altgriechisch und bedeutet »viel«. Und das ist genau das richtige Beiwort für diese Gruppe der sekundären Pflanzenstoffe, in der viele verschiedene Substanzen zusammengefaßt werden. Die Substanzklasse der Flavonoide kennen Sie – zumindest vom Sehen: Es sind wichtige Pflanzenfarbstoffe. So verdanken Kirschen, Auberginen, Rotkohl und Pflaumen ihre rotviolette Farbe einer Flavonoiduntergruppe, den Anthocyanen. Besonders viele Flavonoide verbergen sich in Brombeeren, schwarzen Johannisbeeren, Orangen, Brokkoli, Grünkohl, Porree und Zwiebeln. Experten vermuten, daß die Flavonoide freie Radikale abfangen. Außerdem machen viele Flavonoide die Blutgefäße durchgängiger. Wer unter Durchblutungsstörungen oder Thrombosen leidet, wird diese Eigenschaft zu schätzen wissen. Daneben können die Pflanzenfarbstoffe Mikroben vernichten, Schwellungen und Hautrötungen abklingen lassen und das Vitamin C in seinen Aufgaben unterstützen.

Vollkornprodukte, verschiedene Kohlsorten wie Grünkohl und Blumenkohl, Bohnen, Paprika sowie Nüsse und Beeren liefern uns Phenolsäuren und helfen damit dem Immunsystem. Denn Phenolsäuren wirken gegen Bakterien, Viren und freie Radikale. Sie können im Darm Entgiftungsenzyme antreiben und selbst dazu beitragen, daß krebserregende Stoffe vom Darm nicht ans Blut weitergegeben werden.

Die Gerbsäuren oder Tannine gehören ebenfalls zu den Polyphenolen. Sie finden sich vor allem in schwarzem und grünem Tee, Kakao und Rotwein.

Protease-Inhibitoren – Blockaden für den Krebs

Soja, Linsen, Mungobohnen, Erdnüsse und Getreide enthalten Stoffe, die die Eiweißspaltung bei der Verdauung leicht blockieren. Würden wir größere Mengen dieser Verdauungsblocker aufnehmen, bekämen wir Beschwerden. Hülsenfrüchte werden unter anderem deswegen gekocht, weil dabei diese Blocker weitgehend zerstört werden. Die üblichen kleinen Mengen in gekochten Erbsen, Bohnen und Linsen verträgt der Darm jedoch problemlos. Sie nutzen ihm sogar. So ist von den Verdauungsblockern in der Sojabohne bekannt, daß sie Dickdarm- und Leberkrebs vorbeugen: Sie hindern die Zellen daran, zu Krebszellen zu entarten, und puffern außerdem aggressive, zellschädigende Sauerstoffverbindungen ab.

Terpene – Aromastoffe mit Schutzwirkung

Terpene machen sich durch einen angenehmen Geruch bemerkbar.

Einige Aromastoffe in Gewürzen, Früchten und Kräutern gehören zu den Terpenen. Das Limonen der Zitrone und das Menthol der Pfefferminze verhindern, daß Zellen sich unter dem Einfluß krebserregender Stoffe zu Krebszellen entwickeln – das ergaben Tierversuche.

Phytoöstrogene beugen dem Krebs vor

Etliche Pflanzen enthalten Substanzen, die den weiblichen Geschlechtshormonen, den Östrogenen, ähnlich sind und daher den Namen »Phytoöstrogene« tragen (altgriechisch »phyton« bedeutet »Pflanze«). Soja gehört dazu, auch Leinsamen, Weizenkleie, Roggen, Buchweizen und Hafer. In Japan zählt Soja zu den Hauptnahrungsmitteln, daher interessieren sich japanische Ernährungsforscher besonders für diese Hülsenfrucht. Sie fanden unter anderem heraus, daß die nachweislich längere Menstruationszeit der Japanerinnen vermutlich auf die Phytoöstrogene in Soja zurückzuführen ist. Außerdem leiden Menschen seltener an Brust- und Dickdarmkrebs, wenn ihre Nahrung viele Phytoöstrogene enthält.

Wenn Sie keine Sojaprodukte mögen, dann streuen Sie sich Leinsamen ins Müsli und über den Salat, oder essen Sie Leinsamenbrot. Leinsamen hat einen extrem hohen Phytoöstrogengehalt und hilft daher nicht nur bei Verdauungsproblemen.

Sulfide – die Alleskönner

Knoblauch gilt seit Jahrtausenden als Heilmittel. Der Grund dafür sind seine Sulfide, Schwefelverbindungen, die als natürliche Antibiotika gelten. Knoblauch besitzt besonders viele und äußerst wirkungsvolle Sulfide. Daneben weisen auch Zwiebeln und Lauch, Schnitt- und Bärlauch etliche dieser Schwefelverbindungen auf. Ihr Vorteil gegenüber vielen Antibiotika aus der Apotheke: Die Sulfide greifen nur die Eindringlinge an, darunter Viren, Pilze und Würmer, und lassen die darmeigene Bakterienflora unbehelligt. Außerdem entwickeln sich bei den Sulfiden keine Resistenzen, die zum Beispiel Behandlungen mit Antibiotika wirkungslos machen können. Sulfide vertreiben Blähungen, sorgen für niedrige Blutfettwerte, senken den Blutdruck und können erste Ansätze einer Arterienverengung beseitigen.

Bei all diesen Vorteilen verwundert es nicht, daß diese Schwefelverbindungen auch zwei große Nachteile haben: Augen oder Nase reagieren äußerst sensibel. Jeder kennt es von den Tränen beim Zwiebelschneiden und dem penetranten Geruch des Knoblauchs. Außerdem lassen sich die Sulfide Zeit, bis sich ihre Heilwirkung zeigt. Wer dringend Hilfe braucht, dem nützen sie nichts. Er muß sich von seinem Arzt schnell wirkende Medikamente verschreiben lassen.

Übrigens entstehen die meisten Sulfide erst nach dem Schneiden von Zwiebelknolle und Knoblauchzehen. Dazu brauchen sie Luft; Hitze ist auf jeden Fall zu vermeiden. Wer durchgepreßten Knoblauch sofort kocht, dem entgehen die meisten Heilkräfte. Deshalb sollten Sie Knoblauch und Zwiebeln möglichst häufig roh essen.

Knoblauch wirkt zwar gründlich, aber nicht schnell: Erst nach einigen Wochen regelmäßiger Einnahme entfalten die Zehen ihre heilsamen Kräfte.

Die Wohlfühlernährung

So natürlich wie möglich

Die Devise ist nicht neu: »Die Nahrung sollte so natürlich wie möglich sein.« Das forderte der Ernährungsforscher und Mediziner Werner Kollath schon in der Mitte des 20. Jahrhunderts. Je frischer, naturbelassener oder auch naturnäher ein Lebensmittel, desto gesünder, weil hier die Wahrscheinlichkeit am größten sei, daß das Lebensmittel alle wichtigen Bestandteile enthalte, die dem Körper nützen. Dabei wußte Kollath noch nichts von den unzähligen Naturstoffen und ihrer Bedeutung. Als später alle 13 Vitamine entdeckt waren, galten sie über Jahrzehnte zusammen mit den Mineralstoffen als Garanten der Gesundheit. Manche verstiegen sich sogar zu der Meinung, daß eine künstliche Ernährung, die alle diese lebensnotwendigen Stoffe als chemisch reine Substanzen beinhalte, als eine Art Astronautenkost optimal für uns sei.

Doch Menschen mit Freude am Essen war es schon immer ein Greuel, die Ernährung bloß auf ihre Inhaltsstoffe zu reduzieren. Auch einige wenige Wissenschaftler warnten davor und wiesen darauf hin, daß es Stoffe gebe, die noch niemand kenne und die eventuell wichtig für den Menschen seien. Solche Stimmen wurden jedoch als unwissenschaftlich verworfen. Zweifel kamen erst auf, als klar erkennbar wurde, wie wichtig die als Ballaststoffe abgestempelten unverdaulichen Faser- und Quellstoffe der Pflanzen für uns sind. Heute sind wir schlauer und die Aussagen Kollaths aktueller denn je.

Die Lebensmittelpyramide

Eine einfache Faustregel hilft Ihnen bei der Auswahl der richtigen Lebensmittel: je frischer, naturnäher oder naturbelassener, desto gesünder.

Die Pyramide in dem Schaubild rechts oben verdeutlicht, wie unsere Ernährung mengenmäßig idealerweise zusammengesetzt sein sollte, um uns mit allen Grundnährstoffen wie Kohlenhydraten, Eiweiß und Fett sowie Vitalstoffen und bioaktiven Substanzen zu versorgen. Die Basis der Pyramide bilden Getreide und einfache Getreideprodukte (wie Brot) plus Kartoffeln. Von ihnen sollten wir das meiste essen. Darauf setzen Obst und Gemüse auf. Bis zu dieser Stufe finden Sie in der Pyramide nur Lebensmittel, die dem Anspruch auf Natürlichkeit weitgehend entsprechen. Eine Stufe darüber, bei Fleisch und Fisch, Milchprodukten und Käse, sind schon mehrere Verarbeitungsprozesse notwendig, um ein hygienisch einwandfreies Lebensmittel zu er-

So natürlich wie möglich

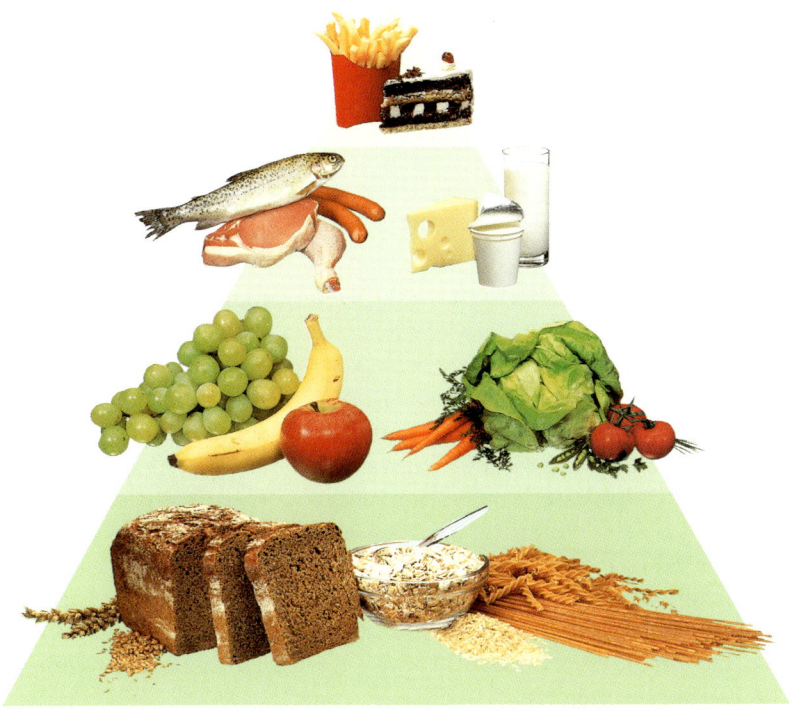

Die Pyramide zeigt, von welchen Lebensmitteln wir mehr oder weniger brauchen

halten. Fisch und Fleisch beispielsweise essen wir in der Regel gegart, weil sie roh immer ganz frisch sein müßten. Bei diesen Produkten widerspricht dem Kriterium der Natürlichkeit auch, daß wir uns erst durch Massentierhaltung die großen Mengen an Fleisch, Milch und Milchprodukten leisten können. Mit der Massentierhaltung aber erzeugen wir Probleme wie Antibiotika- und Hormoneinsatz, quälerische Tiertransporte und Futtermittel aus Dritte-Welt-Ländern, in denen Hunger herrscht.

Aufwendige Herstellung von Fetten und Ölen

Noch deutlicher und für unsere Gesundheit schwerwiegender ist der Überschuß an Fett. Normalerweise wäre Butter ein Luxusprodukt, weil für ein Pfund Butter das Fett von über 10 Litern Milch notwendig ist. Margarine zählt ohnehin aufgrund der komplizierten Herstellung nicht zu den natürlichen Produkten, und hochwertige Öle sind zum Teil noch heute teuer, weil ihre Gewinnung sehr aufwendig ist. All das zeigt, daß auch Öle und Fette nach dem Leitsatz der Natürlichkeit in unserer Ernährung eine untergeordnete Rolle spielen sollten, ganz zu schweigen von den Extras an der Pyramidenspitze, zu denen alle Produkte gehören, von denen höchstens noch der Name verrät, woraus sie eigentlich gemacht worden sind. Dazu zählen Schokoriegel genauso wie Kartoffelchips oder Fruchtgummis.

Auf Süßigkeiten und salzige Knabbereien müssen Sie nicht völlig verzichten. Mengenmäßig sollten Sie den Konsum allerdings beschränken.

Die Wohlfühlernährung

Leitsätze statt Ernährungsdogmen

»Lebensmittel sollen so natürlich wie möglich gegessen werden« – viele wenden gegen diese Forderung ein, daß es einfach nicht zeitgemäß sei, wieder zu rohen Karotten und Hirsebratlingen zurückzukehren; außerdem sei es zu aufwendig, zu einseitig, zu ungewohnt und zu genußarm. Nun sind gedünstete Karotten ohnehin besser als rohe und Hirsebratlinge Geschmackssache. Doch was hinter all diesen Argumenten steckt, ist der Wunsch, sich keinem Ernährungsdogma unterzuordnen. Denn die eigene Ernährung ist Teil der individuellen Persönlichkeit. Und wer will sich da schon hineinreden lassen, nachdem er den elterlichen Erziehungsversuchen zu einer gesunden Ernährung längst entronnen ist ...

Aus diesem Grund sollte eine sinnvolle Ernährungslehre keine Dogmen aufstellen, die unbedingt zu befolgen sind. Die Regel »So natürlich wie möglich« überläßt es jedem selbst zu bestimmen, wie weit er sich natürlich ernährt. Andererseits brauchen wir gerade heute möglichst einfache und klare Ernährungsleitsätze, damit wir nicht ohne Fachkenntnisse dem riesigen Lebensmittelangebot hilf- und ratlos gegenüberstehen. Doch auch in dieser Hinsicht vermittelt Ihnen der Satz »So natürlich wie möglich« eine gute Sicherheit, so daß Sie die vielen, sich oft widersprechenden Hinweise, Verbote, Tips und Philosophien zur richtigen Ernährung nicht allzusehr verwirren.

Mit wenigen sinnvollen Empfehlungen zur Ernährung, die noch Raum für persönliche Vorlieben lassen, ist der Gesundheit besser gedient als mit zahllosen Ge- und Verboten.

Eine Hilfe für jeden und jede Gelegenheit

Der Leitsatz »So natürlich wie möglich« ist einfach und trotzdem korrekt, so daß sich jeder nach ihm richten kann. Er stellt es jedem frei, wie weit er seine Lebensmittel natürlich beläßt. Manche Nahrungsmittel, zum Beispiel Bohnen, Kartoffeln, Fleisch und Fisch, sollten ja in der Regel gar nicht roh gegessen werden, weil sie Gifte oder Bakterien enthalten. Rohes Fleisch und roher Fisch unterliegen daher auch strengen Kontrollen. Andere wichtige Lebensmittel wie Brot, Öle, Säfte und Butter müssen erst hergestellt werden, indem Getreide gebacken, Keime oder Früchte gepreßt werden und Sahne gebuttert wird. Trotzdem sind diese Lebensmittel wertvoll und durchaus empfehlenswert. Dennoch sollten sie nach dem Leitsatz »So natürlich wie möglich« nicht so oft auf den Tisch kommen wie etwa frisch zubereitetes Gemüse.

Auch wenn der Ernährungsreformer Werner Kollath vermutlich Fastfood-Restaurants strikt ablehnen würde, so sollte Sie selbst dort sein Leitsatz begleiten. Je mehr natürliche Produkte wie Salatblätter, Tomatenstücke oder Gurkenscheiben auf Ihrem Hamburger zu finden sind und je weniger Gegrilltes und Gebratenes, desto besser.

So natürlich wie möglich

Zehn Leitsätze für eine rundum gesunde Ernährung

Diese einfachen Leitsätze helfen Ihnen, sich gesund zu ernähren. Sie gelten für jeden, der keine gesundheitlichen Beschwerden hat und deshalb eine spezielle Diät durchführen muß oder der aufgrund einer besonderen Lebenssituation, etwa in der Schwangerschaft, noch stärker auf seinen Nährstoffbedarf achten muß. Hier helfen die Hinweise von Seite 39 an weiter. Gehen Sie die folgenden zehn Punkte der Reihe nach durch. Eventuell gehören Sie zu denen, die schon längst alle Leitsätze erfüllen – dann herzlichen Glückwunsch!

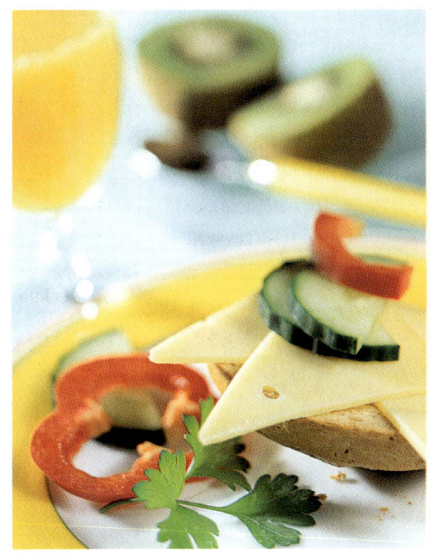

▶ **Essen Sie fünfmal am Tag Gemüse und Obst.** Dabei dürfen Sie auch den Orangensaft am Morgen, die Kiwi als Zwischenmahlzeit und die Gurken- oder Tomatenscheiben auf dem Butterbrot mitzählen. Vitamine und Mineralstoffe stecken vor allem in Gemüse wie Brokkoli, Rosenkohl, Fenchel oder Paprika. Aber auch Hülsenfrüchte, Pilze und Kartoffeln haben einiges zu bieten. Variieren Sie Ihren Speiseplan, und wählen Sie immer wieder andere Gemüse- und Obstsorten aus. Die Wissenschaftler nennen Obst und Gemüse unsere beste Waffe gegen die großen Gesundheitsgefahren Herzinfarkt, Schlaganfall und Krebs.

▶ **Essen Sie dreimal täglich Getreide.** Dazu müssen Sie nicht zum »Körnerkauer« werden, wie viele befürchten. Morgens Brötchen, zwischendurch Reis, Nudeln oder eine Pizza und abends ein »Abend-Brot« oder eine »Brotzeit«, dann haben Sie bereits dreimal Getreideprodukte gegessen. Diese helfen mit ihren Kohlenhydraten, den ganzen Tag körperlich und geistig fit zu bleiben. Optimal ist Getreide aus Vollkornqualität anstelle von Weißmehl. So erhalten Sie bis zu zehnmal so viele Vitamine und reichlich Ballaststoffe, die ohne Nebenwirkungen Ihre Verdauung und damit den ganzen Körper jung erhalten.

Gesunde Ernährung beginnt beim Frühstück

▶ **Nehmen Sie nicht mehr als 60 bis 70 Gramm Fett pro Tag zu sich.** Das heißt konkret: weniger Wurst, fettarme Fleischsorten, weniger fetten Käse sowie eine dünnere Schicht Butter oder Margarine aufs Brot. Wenn Sie viel Milch trinken, nehmen Sie lieber fettarme Milch, und ersetzen Sie beim Kochen Crème fraîche durch Sauerrahm – so können Sie auch ohne Diätprodukte mit dem Fett haushalten. Ihre Waage und Ihr Cholesterinspiegel werden es Ihnen danken. Übrigens sollten Sie nicht bei den wertvollen pflanzlichen Ölen sparen: Der Körper braucht ihre Fettsäuren, um daraus lebenswichtige Hormone herzustellen.

Sparen Sie bei den Streichfetten und den versteckten Fetten in Wurst und Käse, nicht bei den wertvollen Pflanzenölen.

Die Wohlfühlernährung

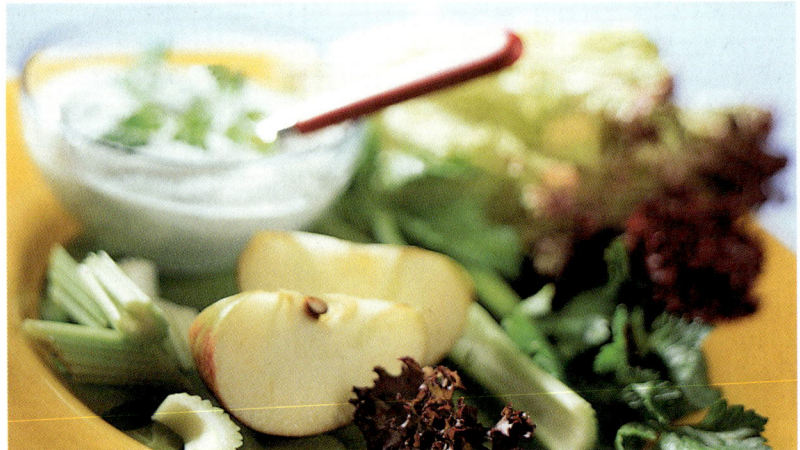

Leckere Dips und Saucen geben rohem Obst und Gemüse einen besonderen Pfiff

▶ **Gönnen Sie sich mindestens zweimal täglich Rohkost.** Pro Tag ein Apfel und ein Salat oder ein paar Selleriestengel mit einem leckeren Dip: Das bringt Ihrem Körper die Fitmacher, die beim Kochen schnell zerstört werden. Außerdem bewahren Sie bei Salat nicht nur die hitzeempfindlichen Vitamine, sondern Sie gewinnen auch noch wertvolle Zeit, die Sie sonst am Herd verbracht hätten.

▶ **Essen Sie weniger Fleisch und mehr Fisch.** Zwei Fleischmahlzeiten pro Woche sind genug. Kaufen Sie dafür häufiger einmal Seefisch ein. Damit erhalten Sie nämlich wertvolle Fettsäuren und die notwendigen Jodsalze für Ihre Schilddrüse. Leider müssen Sie für Fisch etwas tiefer in die Tasche greifen als für Fleisch. Aber auch hier gibt es immer wieder preisgünstige Angebote. Und außerdem sparen Sie beim Verzicht auf Fleisch ohnehin einiges an Geld.

Der Jodmangel verursacht allein in Deutschland 100 000 Kropf- operationen pro Jahr. Mit Jodsalz und mehr See- fisch könnten die meisten ver- mieden werden.

▶ **Stellen Sie Ihre Ernährung auf Jodsalz um.** Wir sind fast alle schlecht mit Jod versorgt. Das ändert sich nur, wenn mit Jodsalz gewürzt wird. Deshalb sollten Sie am besten auch bei Wurst- und Backwaren sowie bei Fertigprodukten solche mit Jodsalz auswählen. Fragen Sie Ihren Bäcker und Fleischer, ob ihre Produkte Jodsalz enthalten. Und lesen Sie aufmerksam die Zutatenlisten beim Einkaufen. Immer mehr Lebensmittelanbieter stellen auf jodiertes Speisesalz um.

▶ **Mindestens einmal pro Tag sollten Sie Milch oder Milchprodukte zu sich nehmen.** Dieser Leitsatz ist besonders wichtig für Frauen, damit ihre Knochen genug Kalzium aufnehmen. Wer keine Milch und keinen Käse verträgt, sollte es einmal mit geringen Mengen Joghurt, Kefir oder Molke probieren. Die verträgt der Darm besser, weil sie viele Milchsäurebakterien enthalten.

So natürlich wie möglich

▶ **Trinken Sie täglich mindestens eineinhalb bis zwei Liter.** Trinken Sie reichlich – und zwar Säfte, Mineralwasser oder Kräutertees. Kaffee und Schwarztee zählen nicht mit, da sie den Körper dazu anregen, noch mehr Flüssigkeit auszuscheiden. Erst recht sollten Sie keinen Alkohol trinken, denn er verbraucht Wasser, wenn er im Körper abgebaut wird. Daher rührt auch der Durst am Morgen nach einer feuchtfröhlichen Nacht.

▶ **Lassen Sie Extras zu.** Der Verführung durch Kuchen und Cracker kann und braucht niemand ständig zu widerstehen. Diese Extras liefern zwar keine nennenswerten Nährstoffe, dafür aber puren Geschmack. Deshalb sollten sie klein, aber fein ausfallen. Sparen Sie bei den Extras nicht beim Preis, sondern lieber bei der Menge. Ein Tip für Liebhaber fettreicher Genußsünden: Überlegen Sie sich genau, was Ihren Geschmack treffen könnte. Dann sind diese »Sünden« ihre Kalorien wert.

▶ **Tiefkühlkost ist schnell zubereitet.** Bei Hektik und Eile, schnellen Entschlüssen oder ungeplantem Besuch sind Tiefkühlprodukte ideal. Wählen Sie Produkte aus, die möglichst wenig verarbeitet sind – also nicht die Tiefkühlpizza, sondern tiefgefrorenes Gemüse, nicht das Fix-und-fertig-Menü für die Mikrowelle, sondern Tiefkühlprodukte, bei denen Sie selbst bestimmen können, wieviel Fett und Gewürze Sie zum Schluß hinzugeben. Solche einfachen Tiefkühlwaren enthalten noch viele Vitalstoffe und sind eine gute Alternative zum Pizzaservice oder zum Eintopf aus der Dose. Außerdem lassen sie genügend Spielraum für die eigene Kochkreativität, und Ihre Gäste merken nicht einmal, daß Ihnen die Lebensmittelindustrie beim Zaubern eines leckeren Menüs unter die Arme gegriffen hat.

Mit Kräutertees nehmen Sie nicht nur Flüssigkeit auf, sondern Sie können sich zugleich noch die besonderen Kräfte von Heilkräutertees zunutze machen.

Richtige Ernährung in besonderen Situationen

Was haben Raucher, Schwangere, Hochleistungssportler, Vegetarier, Streßgeplagte und ältere Menschen gemeinsam? Sie müssen besonders auf genügend Vitamine und Mineralstoffe in ihrer Ernährung achten und brauchen davon teilweise mehr als der »normale Durchschnittsmensch«. Doch weil auch die Antibabypille, verschiedene Medikamente, die Pubertät, Alkohol, ausgiebige Sonnenbäder und viele spezifische Lebenssituationen den Bedarf an Nährstoffen in die Höhe treiben, ist eigentlich niemand ein »normaler Durchschnittsmensch«. Trotzdem haben alle in den Tabellen auf den Seiten 24 bis 27 genannten Bedarfszahlen ihren Sinn. Denn sie sind so hoch, daß sie bei etwa 95 Prozent der Menschen eine gute Versorgung garantieren, so daß es nicht zu Mangelerscheinungen kommt. Für wen das nicht ausreicht und wer besonders viele Vitalstoffe braucht, lesen Sie hier.

Die Wohlfühlernährung

Schwangere und Stillende – essen für zwei?

In der Schwangerschaft spielt Folsäure eine zentrale Rolle für die Entwicklung des Kindes.

Wer ein Kind erwartet oder sein Kind stillt, braucht keine doppelten Portionen an Kalorien, wohl aber an einigen Vitaminen. Doppelt soviel Vitamin D, Folsäure und Eisen sollten sich Schwangere gönnen. So kann sich der Embryo beziehungsweise der Fetus bestens entwickeln. Auch von Vitamin B_2, Vitamin C, Kalzium und Jod sind große Extraportionen notwendig. Doch die sind gar nicht so einfach zu erhalten, wenn die junge Mutter nicht gezielt nach Lebensmitteln greift, die ihrem gestiegenen Vitalstoffbedarf gerecht werden. Besonders gefragt sind jetzt Milch und Milchprodukte (Kalzium, Vitamin B_2), Seefisch (Jod und Vitamin D) sowie Berge von frischem Gemüse (Folsäure, Vitamin C). Auch Fleisch sollte als Eisenlieferant nicht fehlen. Verzichten sollten Schwangere trotz des hohen Eisengehalts aber auf Leber und andere Innereien. Sie enthalten oft erhebliche Mengen an Vitamin A, die dem Kind schaden. Wer stillt, muß zudem reichlich trinken, um den Flüssigkeitshaushalt auszugleichen. Milch und Mineralwässer, auch Kräutertees bieten sich dazu an.

Zusatzpräparate mit dem Arzt absprechen

Selten werden Schwangere und erst recht Stillende Zeit und Muße finden, sich intensiv mit ihrer Ernährung zu beschäftigen. Wählen Sie dann in diesem Buch von Seite 54 an einfach Lebensmittel unter den 50 gesündesten aus. Diese stellen eine gute Basis an Vitalstoffen bereit. Auf keinen Fall sollten Sie ohne Rücksprache mit Ihrem Arzt zu Vitamin- und Mineralstofftabletten greifen. Wenn Sie unsicher sind, ob Sie genug Vitamine, Mineralien und Bioaktivstoffe bekommen, lassen Sie sich lieber auf eventuelle Nährstoffdefizite untersuchen, und wählen Sie dann gezielt Lebensmittel aus, um den Mangel auszugleichen; oder fragen Sie Ihren Arzt, ob Sie Präparate mit bestimmten Vitaminen und Mineralstoffen brauchen.

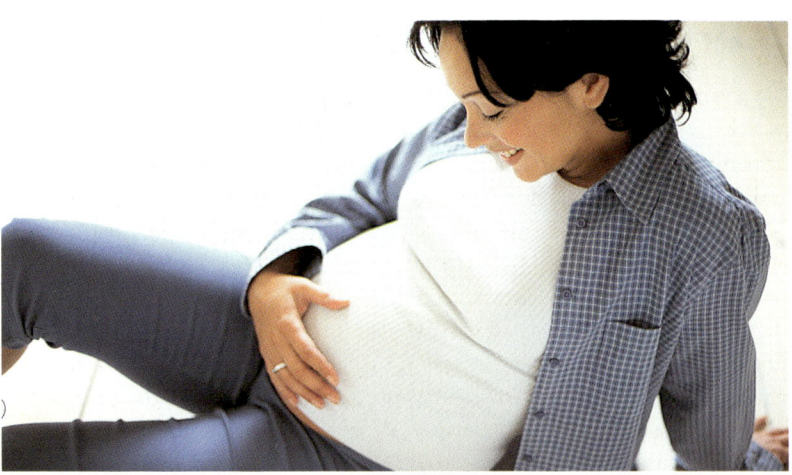

Während der Schwangerschaft steigt der Bedarf an Nährstoffen erheblich

Ernährungsprobleme im Alter

Ältere Menschen zählen in Deutschland zu jenen, die am schlechtesten ernährt sind. Dafür gibt es viele Gründe. Wer oft Medikamente braucht, häufiger unter Magen- und Darmproblemen leidet, wer selten an die Sonne kommt oder sein Essen nicht mehr so gut kauen kann, der braucht unbedingt mehr Vitamine und Mineralien, obgleich sein Körper nicht mehr so viele Kalorien benötigt. Auch hier hilft das zweite große Kapitel dieses Buches von Seite 54 an, in dem die Lebensmittel aufgeführt sind, die vor Vitalstoffen nur so strotzen.

Oft haben ältere Menschen nicht mehr die Kraft, regelmäßig frische Produkte einzukaufen und zu kochen. Auch fehlt ihnen der Appetit, und Probleme mit den Zähnen tragen zusätzlich dazu bei, daß Tütensuppen, Fertigprodukte und Dosengerichte den Speiseplan bestimmen. Als Ausweg aus dem Dilemma bieten sich Tiefkühlprodukte an, die schnell zuzubereiten sind. Aber es sollte darauf geachtet werden, daß der Gemüseanteil in diesen Produkten groß und der Fettgehalt klein ist. Auch Frucht- und Gemüsesäfte, die in konzentrierter Form reich an Vitalstoffen sind, halten gesund und fit. Sie decken gleichzeitig einen Teil des Flüssigkeitsbedarfs, machen keine Küchenarbeit und bereiten auch bei schlecht sitzenden dritten Zähnen oder bei Schluckbeschwerden keine Probleme.

Dem Vitamin-D-Mangel vorbeugen

Wer kaum noch nach draußen geht, sollte möglichst oft Pilze und Fisch genießen. Sie füllen den Vitamin-D-Vorrat auf, um den es bei älteren Menschen häufig schlecht bestellt ist. Denn die fehlende Sonne schränkt die Vitamin-D-Produktion ein, die sonst in unserer Haut bei Bestrahlung durch UV-Licht stattfindet. Champignonreis oder ein gedünstetes Lachsfilet gleichen dieses Vitamin-D-Defizit aus.

Crash-Diäten graben Vitalstofflöcher

Der Traum vom schlanken, gestylten Körper füllt die Fitneßstudios ebenso, wie er die Vitalstoffdepots im Körper leert, und der eiserne Wille zum Abnehmen übertönt den knurrenden Magen. So werden nicht nur Fett und Kalorien gespart, sondern auch Vitamine, Mineralstoffe und Bioaktivstoffe zur Mangelware. Das allerdings macht im besten Fall schlank, aber sicher nicht schön. Denn wem lebenswichtige Nährstoffe fehlen, dem mangelt es auch an Attraktivität und Ausstrahlung. Richtig abnehmen gelingt nur mit der richtigen Auswahl an Lebensmitteln: wenig Fett, dafür um so mehr Fitneßstoffe. Die Zusammenstellung der 50 gesündesten Lebensmittel in diesem Buch von Seite 54 an bietet eine Auswahl an, aus der Sie sich bedienen dürfen. So erhalten Sie genügend Power, um durch Sport und Bewegung Ihren Stoffwechselmotor anzuheizen. Wer seinen Körper

Radikaldiäten machen vielleicht schlank, sind aber in den seltensten Fällen gesund. Eine Gewichtsreduktion können Sie auch auf gesunde Art und Weise erreichen!

Die Wohlfühlernährung

nicht durch strenge Diäten strapaziert, sondern ihn mit leckeren Light- und Low-Fett-Lebensmitteln gut versorgt, wird auf Dauer schlank und bekommt durch Sport auch noch das richtige Körperstyling.

Die geeignete Auswahl ist das A und O bei Diäten

Wer zum Abnehmen nur einen Anschub braucht und in den ersten ein bis zwei Wochen schnell Pfunde verlieren will, sollte es mit sehr viel Frischkost (Vitalstoffe), reichlich Brot und Kartoffeln (Sattmacher, aber keine Dickmacher) und viel Mineralwasser zum Ausschwemmen von Abbauprodukten versuchen. Ein absoluter Verzicht auf Streich- und Kochfette hilft Ihnen dabei, schnell Gewicht zu verlieren. Lassen Sie jedoch nie die wertvollen kaltgepreßten Pflanzenöle für die Salatsauce weg, denn Ihr Körper braucht sie dringend!

Raucher – schweres Leben für Vitalstoffe

In Nikotin und den vielen anderen Giften aus Tabak sind Mengen von freien Radikalen enthalten, die dem Körper erheblichen Schaden zufügen können. Die bei Rauchern drastisch erhöhte Zahl von Lungenkrebsfällen, aber auch von Raucherbeinen und Herz-Kreislauf-Erkrankungen bezeugen die zerstörende Wirkung. Diesen Erkrankungen mit einer gesteigerten Vitaminzufuhr vorzubeugen ist nahezu aussichtslos, wenn der Körper ständig mit den Schadstoffen aus dem Zigarettenrauch belastet wird. Allerdings sollten Raucher zumindest die Vitalstofflöcher wieder füllen, die diese Gifte verursachen: Der Vitamin-C-Pegel sinkt nämlich, je stärker geraucht wird. Auch Vitamin E und Beta-Carotin sind vermutlich Opfer der freien Radikale aus dem Tabak. Zusätzlich sollten Raucher darauf achten, daß sie genügend von dem ohnehin seltenen Selen erhalten, denn dieses Spurenelement übernimmt wichtige Entgiftungsarbeiten.

Raucher sollten sich vitaminreiche Früchte wie Kiwis schmecken lassen.

Die genannten »Rauchervitamine« verbergen sich vor allem in frischem Obst und Gemüse; Pflanzenöle bringen Vitamin E, und Fische füllen den Selenvorrat auf. Ob spezielle Tabletten für Raucher anzuraten sind, bezweifeln die Experten. Studien haben gezeigt, daß eine sehr hohe Aufnahme von Beta-Carotin-Präparaten starken Rauchern eher schadet als nützt.

Vegetarier – hier gibt es Unterschiede

Vegetarier gelten aufgrund medizinischer Untersuchungen als die gesünderen Menschen. Sie leiden wesentlich seltener an Krebs und Herz-Kreislauf-Erkrankungen, also unseren häufigsten Todesursachen. Allerdings stellen Ärzte bei Vegetarierinnen immer wieder einen zu niedrigen Eisengehalt im Blut fest, was jedoch in der Regel nicht zu ernsthaften Beschwerden führt. Trotzdem ist es ideal, wenn Vegetarier ihren Verzicht auf Fleisch, Wurst und Fisch nicht immer streng durchziehen, also hin und

So natürlich wie möglich

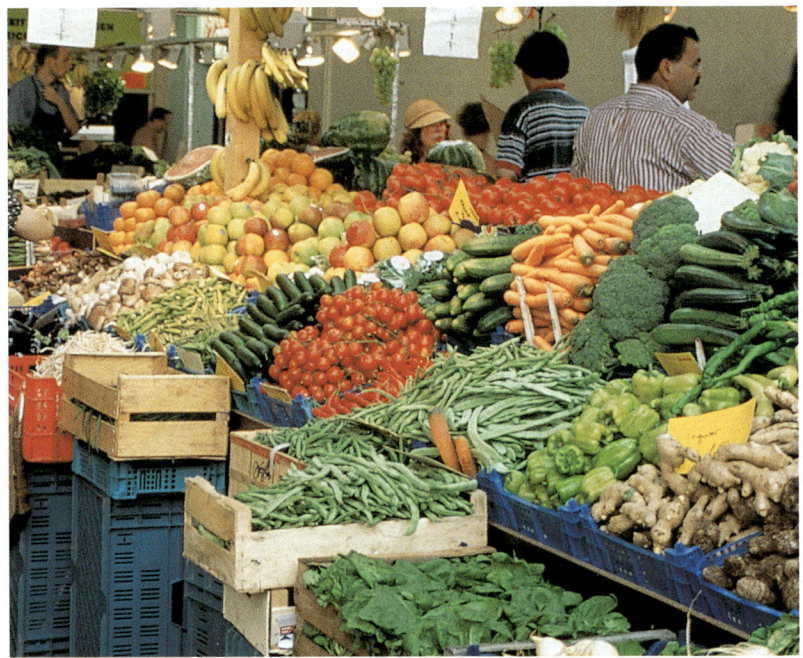

Das Angebot auf Märkten animiert sicher nicht nur Vegetarier zu mehr Gemüse und Obst

wieder damit brechen – etwa bei Einladungen oder zu besonderen Anlässen. Denn Fleisch gehört zu unseren wichtigsten Eisenlieferanten. Pflanzliches Eisen, beispielsweise aus Hirse und einigen Gemüsesorten, kann nicht halb so gut vom Körper verwertet werden wie tierisches Eisen. Ein Tip: Vitamin C wandelt pflanzliches Eisen um, so daß es vom Darm besser an das Blut weitergegeben werden kann. Essen Sie also zum Beispiel mit Hirse immer auch ein Vitamin-C-reiches Lebensmittel wie Paprika oder Rosenkohl.

Eine weitere wichtige Empfehlung: Vegetarier sollten ihre Speisen unbedingt mit Jodsalz würzen, da ihnen das Jod fehlt, das bei einer »normalen« Ernährung die Seefische liefern.

Viele spezielle Ernährungsregeln für Veganer

Speziellere Hinweise als für die Ernährung der Vegetarier sind für die Ernährung der Veganer notwendig, die nicht nur auf Fleisch und Fisch, sondern auch auf Milch, Milchprodukte und Eier verzichten. Hier fehlt es gleich an einem ganzen Bündel wichtiger Vitalstoffe. Der Körper hat kaum eine Chance, genügend Vitamin B_{12}, B_2, Kalzium und Eisen aufzunehmen. Vor allem für Säuglinge und Kinder muß dieser strenge Vegetarismus abgelehnt werden, wenn nicht mit einer sehr bewußten Ernährung – kontrolliert durch einen Arzt und ergänzt durch gezielte Einnahme von Nährstoffpräparaten – darauf geachtet wird, daß kein lebenswichtiger Nährstoff fehlt. Strenger Vegetarismus erfordert sehr viel Ernährungswissen.

Veganer müssen ihre Lebensmittel extrem sorgfältig auswählen.

Die Wohlfühlernährung

Test: Welcher Eßtyp sind Sie?

Machen Sie diesen Test, um mehr über Ihren Eßtyp zu erfahren. Das Testergebnis gibt Ihnen Anregungen, auf welche eventuellen Ernährungsfehler Sie besonders achten sollten. Wählen Sie unter den angebotenen Antworten spontan die Antwort aus, die für Sie am ehesten zutrifft. Von Seite 48 an erfahren Sie, wie Sie den Test auswerten können und was Ihr Testergebnis bedeutet.

Wo kaufen Sie am liebsten Ihre Lebensmittel ein?
- Auf dem Wochenmarkt, beim Fleischer und im Supermarkt.
- In Spezialitätengeschäften, denn dort gibt es die beste Qualität.
- Auf dem Wochenmarkt, im Bioladen, aber auch im Supermarkt – dort, wo ich die frischesten Produkte erhalte und der Preis stimmt.
- Im Discounter, da bekomme ich alles auf einmal.
- Im Reformhaus, da sind die Lebensmittel so weit wie möglich frei von Chemie.
- Je nachdem, was so auf dem Weg liegt.

Worauf achten Sie, wenn Sie einkaufen?
- Ich kaufe immer das, wonach mir gerade ist. Dabei achte ich eigentlich in erster Linie auf meinen Geschmack.
- Die Lebensmittel müssen einen sehr guten Eindruck machen. Ich achte auf hochwertige Produkte.
- Ich achte auf ein gutes Verhältnis von Preis und Qualität.
- Ich schaue, daß ich nichts Überflüssiges einkaufe. Ich finde es deshalb auch besser, mit einem Einkaufszettel loszuziehen.
- Ich schaue auf die Zutatenliste, auf Qualitäts- und Biosiegel.
- Der Preis muß stimmen. Außerdem kaufe ich lieber in Läden, die ich kenne. Da weiß ich, was ich habe.

Sie gehen abends ins Restaurant. Wofür würden Sie sich entscheiden?
- Die Salatplatte mit frischen Gemüsen der Saison und einem leichten Joghurtdressing.
- Eine bunte Vorspeisenplatte.
- Die Geflügelbrühe mit Grießklößchen und Spargelstückchen.
- Das Risotto aus Naturreis mit Gemüse.
- Rindergeschnetzeltes.
- Entrecôte mit Zuckererbsen und Pfeffersauce.

Test: Welcher Eßtyp sind Sie?

Wieviel Geld geben Sie pro Woche für Ihre (eigene) Ernährung aus?
- ▫ Ziemlich genau 100 DM, wenn ich nicht allzuoft essen gehe.
- ■ Zwischen 120 und 150 DM. Wenn ich auf Angebote achte, auch mal nur 100 DM.
- ▫ Wenn ich ehrlich bin, weiß ich das nicht so genau.
- ▫ Sicher mehr als 150 DM. Für gute Ware muß man eben zahlen.
- ■ Keine Ahnung, ich führe darüber nicht Buch.
- ▫ Das ist sehr unterschiedlich, vermutlich im Schnitt 150 DM.

Was würde Sie bei Ihrer täglichen Ernährung am meisten stören?
- ▫ Wenn ich davon zunehmen würde.
- ▫ Wenn die Lebensmittel zu stark mit Schadstoffen oder Krankheitskeimen belastet wären.
- ■ Wenn sie zuviel Aufwand verursachen würde.
- ▫ Wenn sie ungesund wäre.
- ▫ Wenn es mir nicht schmecken würde.
- ■ Wenn ich nicht satt würde.

Worauf legen Sie am meisten Wert, wenn Sie für andere kochen?
- ▫ So zu kochen, daß die Speisen noch viele Vitalstoffe enthalten.
- ▫ So zu kochen, daß nichts verkocht und es allen schmeckt.
- ▫ Auf die Gesamtatmosphäre.
- ■ Auf die Zufriedenheit meiner Gäste.
- ▫ Auf ein leichtes, nicht belastendes Essen.
- ■ Auf eine kreative Rezeptidee.

Welcher Leitlinie kommt Ihre Ernährung am nächsten?
- ▫ Von allem nicht zuviel.
- ▫ Erst denken, dann essen.
- ■ Essen muß Spaß machen.
- ▫ Gesundheit beginnt beim Essen.
- ■ Gutes Essen hält Körper und Seele zusammen.
- ▫ Was mir gut schmeckt, kann meinem Körper nicht schaden.

Wenn Sie die Wahl hätten, sich in einer Zeitschrift über Ernährung zu informieren, zu welcher Informationsquelle würden Sie greifen?
- ■ Zu einer Zeitschrift mit vielen Rezepten und praktischen Tips.
- ■ Dafür brauche ich keine Zeitschrift.
- ▫ Zu einem Magazin, das kritische Reportagen und unabhängige Berichte zu brisanten Ernährungsthemen wie Genfood bringt.
- ▫ Ich kenne keine Ernährungszeitschriften.
- ▫ Zu einer Zeitschrift, die sich mit gehobener Eßkultur beschäftigt.
- ▫ Zu einem ernährungswissenschaftlichen Magazin mit aktuellen Forschungsergebnissen.

Die Wohlfühlernährung

Kochen Sie gern?
- 🟦 Ich koche gern – und zwar am liebsten die echten Klassiker unter den Rezepten.
- 🟦 Ja. Ein gutes Essen beginnt schon beim Kochen frischer, aromatischer Zutaten und einem guten Glas Rotwein.
- 🟩 Ja, ich bereite gern etwas Gesundes zu.
- 🟨 Kochen ist oft ein notwendiges Übel für mich.
- 🟨 Ja, weil ich dann weiß, daß die Zutaten nicht schadstoffbelastet sind.
- ⬛ Bevor ich lange in der Küche stehe, hole ich mir lieber schnell irgend etwas vom Imbiß.

Was essen Sie zwischendurch?
- 🟦 Wenig, aber nichts Bestimmtes.
- 🟨 Wenn ich überhaupt etwas esse, dann Obst oder eine Karotte.
- 🟩 Joghurt oder ein Stück Obst, manchmal auch rohes Gemüse.
- 🟥 Ich esse selten etwas zwischendurch.
- ⬛ Was gerade da ist: Obst, Cracker, Schokoriegel, Joghurt, Eis.
- 🟩 Ich greife schon mal zu Obst oder Joghurt, habe aber gelesen, daß Zwischenmahlzeiten gar nicht so gesund sein sollen.

Wenn Sie eingeladen sind und Ihnen wird Rinderleber serviert, welches ist Ihr erster Gedanke?
- 🟩 Eine kleine Portion lasse ich mir schmecken.
- 🟨 Ich werde nur wenig davon essen.
- 🟩 Cholesterin, Schwermetalle und BSE lassen grüßen. Da lehne ich lieber dankend ab.
- 🟦 Hoffentlich ist die Leber nicht zu trocken.
- ⬛ Ob das schmeckt?
- 🟥 Leber? Habe ich lange nicht gegessen.

Sie haben die Auswahl zwischen dreißig Leibgerichten. Welches kommt Ihrem Leibgericht am nächsten?
- 🟩 Wokpfanne mit Sprossen, Spargel mit Buttersauce, Vollkornspaghetti mit Rahmsauce, Tofu-Paprika-Gemüse, Biokartoffeln.
- 🟥 Gänsebraten, Rindsroulade, Sauerbraten, Wiener Schnitzel, Schinkennudeln.
- 🟦 Lammcarrée, Kalbsbries, Seeteufelmedaillons, Gambas, Perlhuhn.
- ⬛ Pizza, Spaghetti, Quiche Lorraine, Wan-Tan-Taschen, gefüllte Tortilla.
- 🟨 Polenta, Hirsebratlinge, gefüllte Tomaten, Kartoffelauflauf, Gemüsereis.
- 🟩 Fischterrine, Kürbisgemüse mit Maispoularde, Tofu-Paprika-Gemüse, Wildlachs auf Lauch, Gemüsecurry.

Test: Welcher Eßtyp sind Sie?

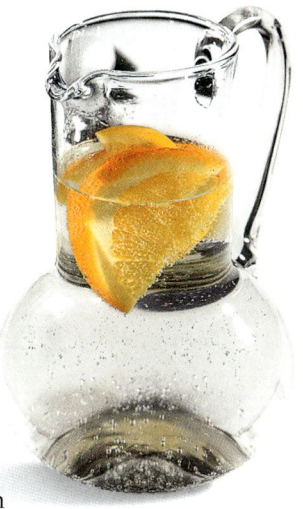

Was trinken Sie zu diesem Leibgericht am liebsten?
- ■ Bier, Wein, Cocktails oder auch nichts.
- ■ Wasser.
- ■ Wein.
- ■ Je nach Geschmack Wein, Wasser oder einen Saft.
- ■ Oft gar nichts, manchmal ein Bier.
- ■ Zum Essen soll man nichts trinken.

Wieviel Zeit nehmen Sie sich täglich zum Essen?
- ■ Zwei Stunden, doch eigentlich ist das zuwenig.
- ■ Das Essen läuft bei mir eher nebenher, ich habe nie genau darauf geachtet, wie lange ich dafür brauche.
- ■ Für die drei Hauptmahlzeiten vielleicht zweieinhalb Stunden, manchmal auch mehr.
- ■ Manchmal mehr, manchmal weniger, ich schätze: alles in allem vielleicht zwei Stunden.
- ■ Unter der Woche habe ich nicht viel Zeit, aber am Sonntag sitze ich sicher schon einmal eine Stunde lang am Mittagstisch.
- ■ So viel Zeit habe ich nicht, also etwa eine Stunde.

Wenn Sie unter Streß stehen, wie ändert sich dann Ihr Eßverhalten?
- ■ Dann esse ich oft fast gar nichts mehr.
- ■ Ich schlage mir schnell ein paar Eier in die Pfanne oder esse einmal etwas aus der Dose, dafür ist immer noch Zeit.
- ■ Zumindest für eine gesunde Mahlzeit am Tag nehme ich mir Zeit, es gibt ja auch schon gute Fertigprodukte.
- ■ Ich versuche, dann erst recht beim Essen zu entspannen und es mir gutgehen zu lassen.
- ■ Meist gelingt es mir dann nicht mehr, etwas wirklich Gesundes zuzubereiten.
- ■ Dann gibt es eben häufiger Hamburger oder Fertigpizza aus der Tiefkühltruhe.

Können Sie auch ein einfaches Essen, zum Beispiel Spinat mit Rührei, genießen?
- ■ Damit habe ich kein Problem, aber Rührei würde ich nicht allzuoft essen.
- ■ Schmeckt doch gut!
- ■ Klar, ein gut gemachtes Rührei kann sehr gut schmecken.
- ■ Hin und wieder ist das ganz gesund.
- ■ Ich weiß nicht, »einfach« muß ja nicht immer so altbacken sein. Dann esse ich doch lieber Nudeln oder Pommes aus der Tüte.
- ■ Spinat enthält viel Nitrat und Rührei zuviel Cholesterin, aber generell ist gegen einfache Küche nichts einzuwenden.

Die Wohlfühlernährung

Auswertung des Tests

Haben Sie alle Fragen beantwortet? Dann zählen Sie jetzt die angekreuzten Kästchen je Farbe zusammen. Haben Sie eine Farbe besonders häufig angekreuzt, so deutet das auf Ihren Eßtyp hin. Bei mehreren etwa gleich häufig angekreuzten Farben schwanken Ihre Ernährungsgewohnheiten, und Sie sind eher ein Mischtyp. In diesem Fall lesen Sie einfach die Bewertungen der von Ihnen gleich stark gewichteten Farben beziehungsweise Eßtypen durch, und finden Sie heraus, was auf Sie zutrifft.

■ Der Genießer

Der Genießer legt Wert auf volles Aroma und gutes Aussehen der Lebensmittel und Mahlzeiten.

Sie essen gerne und gut, legen Wert auf beste Qualität und sind auch bereit, dafür Geld auszugeben. Dabei bedeutet Qualität für Sie insbesondere Frische, Geschmack und Aroma, aber auch die Optik einer Mahlzeit muß einfach stimmen. Sie achten bei Ihrer Ernährung nicht so sehr auf die Inhaltsstoffe, also auf Fett und Vitamine, Mineralien und Kalorien.

Überprüfen Sie daraufhin noch einmal Ihr Ernährungsverhalten. Essen Sie insgesamt vielleicht zu kalorienreich? In der gehobenen Gastronomie wird fehlendes Aroma schon lange nicht mehr durch viel Fett und Sahne ausgeglichen. Je frischer und besser die Produkte sind, desto mehr Aroma bringen sie mit und machen zuviel Fett als Aromaträger entbehrlich. Kein guter Koch ertränkt heute noch seine Spezialitäten in Sahnesauce, ein oder zwei Teelöffel Sahne zur Zubereitung reichen. Auch entdecken viele Kochkünstler den Fisch und das Gemüse wieder und reservieren den Fleischgerichten nicht mehr mindestens die halbe Speisekarte. So stimmt die Mischung – an diesen Trends können Sie sich gut orientieren.

Wichtig: Wer gerne genießt, schätzt in aller Regel auch gute Weine. Wer regelmäßig Wein trinkt, sollte daran denken, daß das erste Glas meist am besten schmeckt und daß ein zweites deshalb eigentlich völlig überflüssig ist. Und ein gutes Mineralwasser gehört wie der Wein zu einem leckeren Essen unbedingt dazu.

■ Der Asket

Der Asket ißt maßvoll, um nicht an Gewicht zuzulegen.

Sie machen sich nicht allzuviel aus Essen und Trinken. Es sind mehr oder weniger Notwendigkeiten für Sie. Allerdings wollen Sie – wenn Sie schon essen – auch die richtigen Nahrungsmittel auswählen, um nicht zuzunehmen. Einfaches leichtes Essen ohne viel Schnickschnack – damit kommen Sie gut klar. Auch wenn Sie sich gar nicht so sehr um Ihre Ernährung kümmern, essen Sie eventuell genau richtig.

Test: Welcher Eßtyp sind Sie?

Achten Sie künftig darauf, daß Sie nicht zu häufig Fertigprodukte verwenden. Nehmen Sie sich mindestens einmal am Tag Zeit, sich einen Salat zuzubereiten, oder gönnen Sie sich wenigstens frisches Obst. Vielleicht kommen Sie ja auch auf den Geschmack, sich mehr an Ihrer Ernährung zu erfreuen. Nehmen Sie sich Zeit zum Essen. Wenn Sie dazu tendieren, wenig zu essen aus Angst zuzunehmen, dann sollten Sie vor allem zu Lebensmitteln aus der Auswahl der 50 gesündesten in diesem Buch von Seite 54 an greifen. So erhalten Sie mit wenigen Kalorien und wenig Fett viele für Ihre Fitneß wichtige Stoffe. Denken Sie auch daran, genug zu trinken – und das nicht erst, wenn Sie schon richtig durstig sind. Es empfiehlt sich, täglich etwa eineinhalb bis zwei Liter Flüssigkeit aufzunehmen!

■ Der Bewußte

Sie wissen sehr viel über Ihre Ernährung und kennen die Zusammenhänge zwischen Essen, Gesundheit, Fitneß und Wohlbefinden. Sie legen Wert auf abwechslungsreiches und schmackhaftes Essen, lassen sich durch Kochbücher anregen und sind, was Kenntnisse über Vitalstoffe im Essen angeht, auf dem laufenden. Sie werden in diesem Buch hoffentlich noch einige neue Informationen finden.
Eigentlich ernähren Sie sich optimal, wenn Sie dabei den Genuß nicht vergessen, der zum Wohlbefinden dazugehört. Seien Sie also nicht zu

Der Bewußte hat ein eher rationales Verhältnis zum Essen. Er informiert sich über alle Ernährungsthemen.

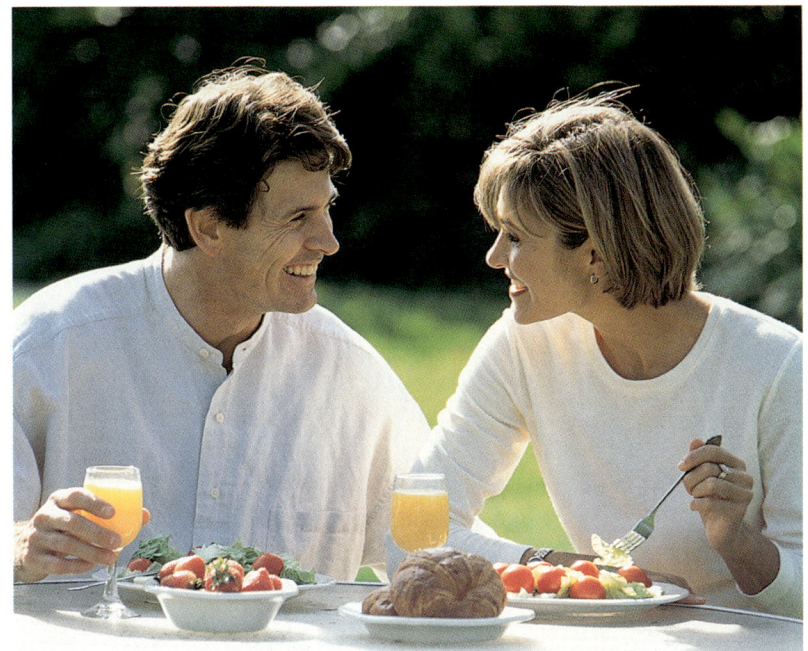

Zum Wohlfühlen gehört beides: sich gesundheitsbewußt zu ernähren und das Essen zu genießen

Die Wohlfühlernährung

streng mit sich und schon gar nicht mit anderen. Genießen Sie, wenn Ihnen danach ist, kleine Extras, auch wenn diese gemäß der reinen Ernährungslehre nicht unbedingt vernünftig sind. Haben Sie neben den dunkelgrünen Kästchen häufiger die hellgrünen angekreuzt? Dann neigen Sie vermutlich dazu, die Ernährung etwas zu dogmatisch zu sehen. Sollten Sie in Ihrer Ernährung einzelne Lebensmittelgruppen ausschließen, dann kann es sein, daß Ihnen bestimmte Nährstoffe fehlen. Als Vegetarier sollten Sie auf Ihren Eisenwert achten. Oder sind Sie Veganer? Dann müssen Sie mit einem Mangel an Eisen, Kalzium und Vitamin B_{12} rechnen. Hinweise dazu finden Sie in den speziellen Abschnitten auf den Seiten 42 und 43 und unter einzelnen Lebensmitteln im zweiten Teil dieses Buches von Seite 54 an.

■ Der Unsichere

Der Unsichere ist den Lebensmitteln gegenüber mißtrauisch – am liebsten wählt er Produkte aus biologischem Anbau.

Ihnen sind gesunde, unbelastete Lebensmittel besonders wichtig. Sie geben auch gerne mehr für Nahrungsmittel aus, bei denen Sie die Garantie haben, daß sie rückstandskontrolliert oder biologisch angebaut wurden. Lieber verzichten Sie auf bestimmte Lebensmittel, bevor Sie Ihren Körper und Ihre Organe mit Giften belasten.

Diese Befürchtungen können dazu führen, daß Sie sich einseitig ernähren. Beachten Sie nicht nur die Schadstoffe in den Lebensmitteln, sondern auch die Fitmacher. Darunter gibt es viele, die die Abwehrkräfte stärken und damit das wiedergutmachen, was wir uns durch Abgase, Chemikalien und die Abbauprodukte von Medikamenten aufbürden. Unter den 50 gesündesten Lebensmitteln im zweiten großen Teil dieses Buches von Seite 54 an werden Sie viele finden, die Ihr Immunsystem aktivieren, so daß Sie ohne große Furcht vor Giften Ihr Essen genießen dürfen.

Bitte beachten Sie, daß bei uns weit mehr Menschen unter einer falschen Auswahl ihrer Lebensmittel leiden als unter den Folgen von Agrarchemie und Lebensmittelzusätzen. Die Regeln der Seite 37 bis 39 in diesem Buch berücksichtigen all diese Risiken und zeigen einen Weg auf, wie unsere Lebensmittel uns rundum gesund, fit und munter halten können.

■ Der Traditionelle

Wiener Schnitzel und Rheinischer Sauerbraten – der Traditionelle schwört auf Klassiker wie diese.

Gutes Essen liegt Ihnen am Herzen. Sie kochen gut und gerne und lassen sich auch gerne bekochen, am liebsten sind Ihnen bekannte Gerichte, die sich bewährt haben. Manchmal probieren Sie auch etwas Neues aus, doch die gewohnten Speisen schmecken Ihnen am besten. Möglicherweise könnten Ihnen Abwechslung im Speiseplan und etwas mehr frisches Gemüse guttun. Überlegen Sie, wieviel Fleisch und

Test: Welcher Eßtyp sind Sie?

Wurst Sie pro Woche essen. Empfehlenswert sind nur zwei bis drei Mahlzeiten. Liegen Sie darüber, ist mehr Gemüse und Obst zu Lasten des Fleisches unbedingt empfehlenswert. Auch dafür gibt es Speisen, die sehr gut schmecken – einige Anregungen finden Sie in diesem Buch. Schon wenn Sie die Fleischportionen verkleinern und dafür mehr Gemüse, Kartoffeln oder auch Nudeln essen, entlasten Sie Ihren Körper von zuviel Fett und Kalorien. Lassen Sie sich durch die Hinweise und Tips dazu verleiten, an wenigstens drei Tagen in der Woche kein Fleisch zu essen. Schlemmen Sie dafür lieber Fisch. Wie wäre es zum Beispiel mit Bismarckhering, Makrele mit Pellkartoffeln oder Kabeljau? Falls Sie Fisch nicht mögen, steigen Sie zumindest auf Geflügel oder andere fettarme Fleischsorten um. Ihr Herz und Ihr Kreislauf werden es Ihnen danken.

Sie glauben, daß Genuß und Lebensfreude Schaden nehmen, sobald Ihre gewohnten Rezepte etwas abgespeckt werden und die Fleischportionen kleiner ausfallen? Probieren Sie eine leichtere und gesündere Ernährung trotzdem erst einmal einige Wochen aus! Eventuell genießen Sie dann Ihre alten Lieblingsgerichte viel intensiver oder entdecken ganz neue!

■ Der Just-for-fun-Typ

Schnell und unkompliziert zubereitet, mit Spaß und absolut streßfrei – so wünschen Sie sich Ihre tägliche Ernährung. Das muß auch gar nicht immer schlecht sein – was ist schon gegen viel Obst, Säfte, hin und wieder ein kleines Steak und andere unkomplizierte Fitmacher einzuwenden? Da ist sogar ein Hamburger einmal zwischendurch von den Kalorien her betrachtet keine Katastrophe.

Wenn allerdings schnelles Essen nur noch Fast food, Hot dog, Döner, Frikadelle, Currywurst, Pizzatasche oder Pommes frites heißt, dann hat eine solche Ernährung nichts mehr mit streßfreiem Eßspaß zu tun. Eine solch einseitige, vitalstoffarme Ernährung mit vielen Fett-, aber wenig Fitmachern laugt den Körper aus, weil sie ihm nicht die notwendigen Aktivstoffe liefert, die er braucht, um neue Energien aufzutanken. Dieses Buch gibt Ihnen von Seite 54 an 50 gute Beispiele, mit welchen ganz normalen, alltäglichen Lebensmitteln Sie für Vitalstoffe sorgen können. Die Rezepte sind fast immer simpel und schnell zuzubereiten. So kann Essen Spaß machen.

Noch ein Tip zu den neuartigen Lebensmitteln, die mit allerlei künstlichen Zusätzen das Essen aufwerten wollen: Nicht immer stecken darin die Vitalstoffe, die Ihr Körper wirklich braucht. Nur mit einer großen Auswahl an unterschiedlichen Lebensmitteln – von Artischocken bis Zitronen – bekommen Sie alles, was die Natur Ihrem Gaumen und Ihrer Gesundheit bieten kann.

Der Just-for-fun-Typ geht zwar unverspannt, manchmal aber auch etwas zu sorglos mit seiner Ernährung um.

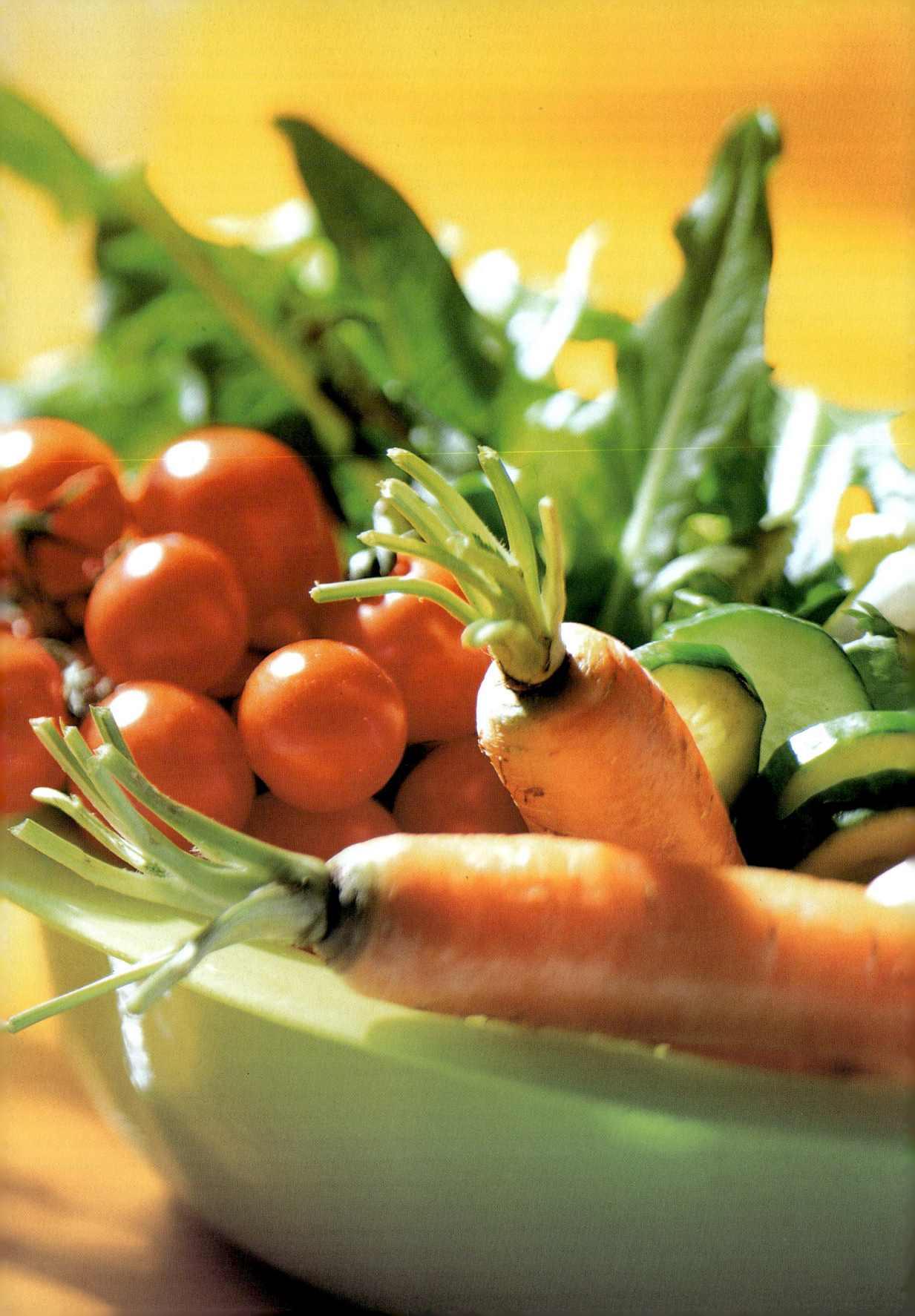

Appetit auf Gesundheit

Die richtige Auswahl der Lebensmittel hält Sie gesund und hilft Ihnen bei vielen Beschwerden im Alltag. Schauen Sie hinter die Geheimnisse unserer Nahrung! Auf den folgenden Seiten erfahren Sie, welche Powerstoffe in welchem Nahrungsmittel stecken und wie Sie mit einfachen Rezepten Gesundheit auf den Eßtisch bringen können. Die 50 gesündesten Lebensmittel werden Ihnen hier vorgestellt – gegliedert in fünf große Gruppen: Gemüse, Obst, Fleisch/Fisch, Milchprodukte und Getreideprodukte.

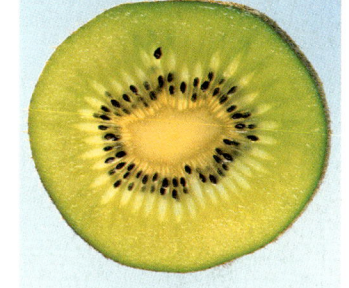

Machen Sie diese 50 Produkte zu Ihren Leibwächtern. Denn sie sorgen rundum für Wohlbefinden: Gute Stimmung, ein kräftiges Herz, ein stabiler Kreislauf, ein starkes Immunsystem und aktive Muskeln geben Ihnen Schwung, auch wenn Streß, Umweltschadstoffe, Bakterien und Viren Sie belasten. Werden Sie fit mit Hilfe Ihrer täglichen Ernährung! Und verwöhnen Sie sich zusätzlich mit dem herrlichen Geschmack und dem vollen Aroma frischer Produkte! Zu diesen »Nebenwirkungen« lesen Sie die Rezepte, und fragen Sie Ihren Magen oder Ihren feinen Gaumen.

Appetit auf Gesundheit

Die 50 wichtigsten Lebensmittel

Sie haben im ersten Teil des Buches bereits die Grundzüge einer Ernährung kennengelernt, mit der Ihr Körper alle Vitalstoffe bekommt, die er braucht, um optimal versorgt zu sein. In den folgenden fünf großen Abschnitten über die wichtigsten Nahrungsmittelgruppen erfahren Sie nun, wie einzelne Lebensmittel dazu beitragen, Sie widerstandsfähig und aktiv zu erhalten und bei gesundheitlichen Durchhängern wieder fit zu machen. Sie können mit diesen Nahrungsmitteln auch vielen Krankheiten wirkungsvoll vorbeugen.

Schmackhaftes für die Gesundheit

Aus der großen Palette der Lebensmittel wurden 50 herausgesucht, die sich in zweierlei Hinsicht auszeichnen: Sie stecken voller Fitmacherstoffe, und sie werden gerne und oft gegessen. Hier soll keine Gesundheitskost präsentiert werden, die Ihnen schon beim Gedanken daran den Appetit raubt. Ganz im Gegenteil: Gesundes Essen und Trinken ist nur dann wirklich gesund, wenn Sie auch Spaß daran haben. Und der soll beim Lesen und erst recht beim Ausprobieren der vielen Rezepte nicht zu kurz kommen.

Zu kurz gekommen sind freilich die vielen anderen Lebensmittel, die es nicht unter die 50 wichtigsten geschafft haben. Das heißt aber nicht, daß diese Lebensmittel ungesund wären. Vielleicht sind sie einfach nur zu ungewöhnlich wie die mineralstoff- und vitaminreiche Petersilienwurzel oder die Beta-Carotin-reiche Sharonfrucht. Sollte also Ihre größte Gaumenfreude in unserer Auswahl fehlen, müssen Sie Ihre Ernährung nicht umstellen. Das Wichtigste ist immer, sich abwechslungsreich zu ernähren.

Je ein Rezept für vier Personen ergänzt die Lebensmittelbeschreibungen.

Zu jedem Lebensmittel finden Sie einen »Vitalcheck«, in dem wichtigste Vitalstoffe und Kalorien des Lebensmittels aufgeführt sind. Oft erreichen Sie mit einer Portion bereits einen beträchtlichen Anteil Ihres Tagesbedarfs. Wie groß dieser Anteil ist, können Sie durch einen Vergleich mit den auf den Seiten 24 bis 27 angegebenen Tagesbedarfszahlen ermitteln.

Noch ein Hinweis: Die Rezepte sind für vier Personen berechnet. Kochen Sie für sich allein, können Sie die Zutatenmengen vierteln, oder Sie halbieren sie und frieren eine Portion des fertigen Gerichts ein.

Fünf oder sieben Lebensmittelgruppen?

In diesem Buch werden Ihnen fünf Lebensmittelgruppen genauer vorgestellt, obgleich die Deutsche Gesellschaft für Ernährung (DGE) die Lebensmittel in sieben Gruppen aufteilt. Sie führt zusätzlich die Gruppen Getränke und Fette an. Außerdem zählt sie die Kartoffeln aufgrund ähnlicher Inhaltsstoffe zu den Getreideprodukten. In diesem Buch gehören die Kartoffeln wie die Hülsenfrüchte mit zum Gemüse, weil sie ähnlich zubereitet und gegessen werden. Auf Getränke und Fette als eigene Abschnitte konnte verzichtet werden. Zu ihnen an dieser Stelle einige wichtige Informationen:

Trinken Sie zwei Liter pro Tag

Ohne Flüssigkeit können wir nicht lange überleben. Flüssigkeit ist unser wichtigstes Lebensmittel, da der Körper – je nach Alter und Geschlecht – zu 55 bis 70 Prozent aus Wasser besteht. Leider meldet sich der Durst erst, wenn der Körper bereits unter leichtem Wassermangel leidet. Täglich sollten Sie zwei Liter Flüssigkeit trinken, und zwar bevorzugt Mineralwasser, Säfte, Früchte- oder Kräutertees. Achten Sie einmal einige Tage darauf, wieviel Sie trinken. Bei weniger als einenhalb Litern verordnen Sie sich täglich zwei Flaschen Mineralwasser. Denn erst mit Wasser können Ihre Zellen Nährstoffe aufnehmen und verwerten, können Abfallprodukte über die Nieren ausgeschieden werden und Schleimhäute sich gegen Krankheitskeime wehren.

Trinken Sie Mineralwasser, Säfte und Kräutertees ruhig »über den Durst«. Alkohol, koffeinhaltiger Kaffee und Schwarztee hingegen sind zur Deckung des Flüssigkeitsbedarfs ungeeignet.

So bekommen Sie Ihr Fett ab!

Fette und Öle sollten als Dickmacher sicher nicht zu unseren Hauptnahrungsmitteln gehören. Außerdem erhöhen insbesondere gesättigte Fettsäuren den Cholesterinspiegel. Deshalb sind Fette hier nicht als eigene Lebensmittelgruppe aufgeführt. Allerdings können einfach und mehrfach ungesättigte Fettsäuren, die vor allem in pflanzlichen Ölen enthalten sind, den Cholesterinspiegel senken. Auch wandelt der Körper bestimmte Fette in Reglerstoffe um, die die Stoffwechselvorgänge lenken. Beispielsweise tragen Fettsäuren der Omega-6-Gruppe zu Entzündungen, Gefäßverengung und Allergiebereitschaft bei, während Fettsäuren der Omega-3-Gruppe Entzündungen abklingen lassen, das Blut verdünnen und den Blutdruck senken. Omega-3-Fettsäuren finden sich vor allem in Fischen (siehe Seite 128, 130, 134) und in vielen pflanzlichen Fetten wie Lein-, Raps-, Soja-, Walnuß- und Weizenkeimölen.

Gemüse – die leckere Fitneßquelle

Zählt man Kartoffeln und Hülsenfrüchte mit zum Gemüse, so essen wir im Durchschnitt täglich über 400 Gramm davon. Das schafft keine andere Lebensmittelgruppe, wenn man die Getränke nicht mitrechnet. Dabei bringt Gemüse so wenige Kalorien und so wenig Fett mit sich, daß es kaum ins Gewicht fällt. Nicht einmal sechs Prozent unserer Kalorien und nur Spuren von Fett nehmen wir über das Gemüse auf. Und weder Cholesterin noch große Purinmengen schmälern den Genuß. Allerdings sollten Gichtpatienten vorsichtig mit Hülsenfrüchten sein; der Puringehalt der Hülsenfrüchte übertrifft den anderer Gemüsesorten.

Doch Gemüse verdient nicht nur als Leckerbissen für Figurbewußte Interesse. Es versorgt uns hervorragend mit Vitalstoffen: Wir erhalten das meiste Vitamin C aus dem Gemüse, es fungiert zusammen mit Fleisch als unser Hauptlieferant von Vitamin A und B_2. Es ist eine wichtige Eisenquelle und steht zudem beim Muntermacher Magnesium auf Platz eins. Auch die weniger bekannte, aber um so wichtigere Folsäure erhalten wir vor allem, indem wir Gemüse essen.

Da in diesem Buch auch die Pilze den Gemüsen zugeordnet werden, darf der hohe Vitamin-D-Gehalt der Pilze in der Lobesrede nicht fehlen. Schließlich wissen Experten, daß vor allem ältere Menschen oft unter einem gefährlichen Mangel an Vitamin D leiden. Pilze können hier wirksam Abhilfe schaffen.

Hülsenfrüchte, Fleisch und Fisch enthalten viele Purine, die vom Körper in Harnsäure umgewandelt werden. Ein Gichtkranker kann Harnsäure nur schlecht ausscheiden; daher setzt sie sich unter Schmerzen an den Gelenken ab.

Gemüsebeete voll bioaktiver Stoffe

Doch damit nicht genug: Tausende von bioaktiven Stoffen werden derzeit weltweit untersucht. Die Wissenschaftler sind sich weitgehend einig, daß in diesen Stoffen wahre Kraftquellen für unser Immunsystem stecken. Außerdem profitieren Herz, Kreislauf, Verdauung und viele andere vitale Körperfunktionen von ihnen. Die meisten dieser Gesundheitsstoffe, die die Wissenschaft sekundäre Pflanzenstoffe nennt, kommen im Gemüse vor. Mehr dazu können Sie von Seite 28 an im ersten Teil dieses Buches lesen. Viele dieser Gesundheitsstoffe gehören zu den Aromen und Farbstoffen der Gemüse. Wählen Sie also beim nächsten Gemüseeinkauf mit Augen und Nase aus: je intensiver Farbe und Geruch, desto mehr bioaktive Stoffe!

Tips für den Gemüseeinkauf

Kaufen Sie Gemüse nach Möglichkeit immer saisongerecht ein! Gemüse, das saisongerecht geerntet wird und aus Freilandanbau frisch auf den Markt kommt, hat mehr gesunde Vitalstoffe zu bieten. Gemüse, das Sie aus heimischem Anbau saisongerecht einkaufen, ist zudem oft auch sehr preisgünstig. Und es braucht keine langen Wege. Damit werden nicht nur die Umwelt vor den Auspuffgasen der LKWs und die Autobahnen vor noch mehr Verkehr geschont, sondern das Gemüse kommt auch direkt vom Feld auf den Tisch.

Falls Sie nicht wissen, wann ein Gemüse Saison hat, fragen Sie Ihren Gemüsehändler. Kaufen Sie Ihr Gemüse – wenn möglich – bei einem guten Händler Ihres Vertrauens, der sein Angebot kennt und mit vielen Tips helfen kann! Er wird Ihnen nicht nur über den jeweils saisongerechten Erntezeitpunkt Auskunft geben können, sondern auch darüber, woher das Gemüse stammt.

Gemüse aus biologischem Anbau enthält weniger Abbauprodukte von Agrarchemikalien und Düngemitteln – ob in ihm mehr Vitalstoffe enthalten sind, darüber gibt es noch keine exakten Untersuchungen. Da biologischer Anbau von Gemüse unsere Umwelt weniger stark belastet, ist es aber sicher nicht verkehrt, beim Einkauf auf entsprechende Produkte zu achten.

Vitalstoffreicher als mit frischem, saisongerecht geerntetem Gemüse können Sie sich nicht ernähren.

Kleiner Vitalstoff-Knigge

Fünf Grundregeln zum Thema Vitalstoffe sorgen dafür, daß sich auch nach der Zubereitung der Speisen noch genügend Fitmacherstoffe im Gemüse finden:

- Kaufen Sie nur knackfrisches Gemüse ein. Durch lange Transport- und Lagerzeiten verliert Gemüse an Vitalstoffen. Greifen Sie sonst lieber zu entsprechender Tiefkühlware, da sie mehr Vitalstoffe bietet.
- Waschen Sie das Gemüse vor dem Schneiden, denn kleingeschnitten verliert es beim Waschen mehr wasserlösliche Vitalstoffe als in »unversehrtem« Zustand.
- Essen Sie viel Rohkost. Beim Kochen gehen Nährstoffe, vor allem einige wertvolle Vitamine, verloren.
- Hohe Temperaturen zum schnellen Garen von Gemüse sind besser als langes Köcheln bei niedrigeren Temperaturen.
- Gemüse sollten Sie lieber dämpfen und dünsten als in viel Wasser kochen. Beim Garen in reichlich Flüssigkeit werden die wasserlöslichen Vitamine und die Mineralstoffe des Gemüses vom Wasser ausgelaugt.

Appetit auf Gesundheit

Artischocken für Leber und Darm

> »Wer das Bett wegen schlechten Essens hütet, kuriert sich mit der Artischocke.«
> Giambattista della Porta (1537?–1615), Gelehrter aus Neapel

Seit Jahrhunderten wird die Artischocke auf Europas Tischen serviert, und seitdem hat sich ihr Image als Delikatesse und Heilmittel nicht verändert. Schon der antike Arzt und Gelehrte Claudius Galen (129 bis 199 n. Chr.) lobte den harntreibenden Artischockensud, der auch »den schlechten Geruch in der Achselhöhle bekämpft«.

Der Cholesterinspiegel sinkt

Artischocken
- **helfen bei erhöhtem Cholesterinspiegel**
- **unterstützen die Behandlung von Gallenleiden**
- **regen die Verdauung an**

Auch wenn Mediziner schon seit jeher von der Heilkraft der Artischocke wußten, so haben erst moderne Wissenschaftler 1954 den Stoff Cynarin in reiner Form aus der Artischocke isolieren können. Zunächst wurde dieser Inhaltsstoff bei akuten Fieberanfällen verschrieben, später dann auch bei hohen Cholesterinwerten. Während sich allerdings allein durch den Genuß von Artischocken Fieber nicht senken läßt, kann der Cholesterinspiegel durchaus niedrig gehalten werden: Die Artischocke drosselt zum einen die Cholesterinproduktion in der Leber. Zum anderen regt sie die Leber dazu an, mehr Gallenflüssigkeit zu produzieren und abfließen zu lassen. Dieses Mehr an Galle enthält neben anderen Substanzen Cholesterin, das mit der Galle über den Darm aus dem Körper ausgeschieden wird. Dadurch senkt sich langsam der Cholesterinspiegel.

Darüber hinaus schützt die Artischockensubstanz Cynarin das Cholesterin, das in den Blutkreislauf gelangt, vor dem Angriff von freien Radikalen. Wenn es derart geschützt ist, greift das Cholesterin die Gefäße weniger an. Somit sinkt das Risiko, daß sich langfristig die Gefäße verändern und schwere Herz-Kreislauf-Erkrankungen drohen.

Vitalcheck
1 Portion Artischockenfleisch (100 g):
11 g Ballaststoffe
1,5 mg Eisen
Kalorien: 22 kcal
Tagesbedarf:
→ **Seite 24 bis 27**

Hilfe für Leber und Galle

Die in der Leber produzierte Galle gelangt über den Gallenblasengang in die Gallenblase und anschließend in den Darm. Stoppt der Galleabfluß von der Leber, dann zeigt sich diese Verstopfung in einer Gelbsucht. Die Leber erstickt dabei mehr und mehr in ihren eigenen Abfällen. Hier hilft nur noch der Arztbesuch. Artischocken können den Abfluß der Galle frühzeitig anregen.

Gemüse

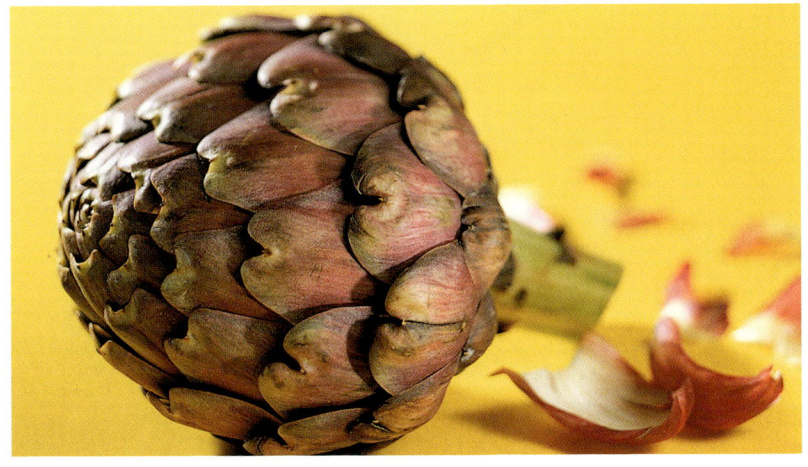

Wer auf seine Leber achten muß, der sollte ihr häufig Artischocken gönnen

Auch der Darm profitiert vom besseren Abfluß der Galle, die er braucht, um Fett gut verdauen zu können. Er wird vor Koliken geschützt, da die Galle die Verdauung anregt und erleichtert. Artischocken gelten darüber hinaus auch als harntreibend. Nicht zuletzt die vielen Ballaststoffe tragen dazu bei, daß Artischocken seit Jahrhunderten eingesetzt werden, um einen müden Darm zu vitalisieren.

T!p **Vorbeugen mit Artischockenextrakten**
Artischocken sind ein gutes Mittel, um Erkrankungen von Leber und Darm vorzubeugen. Bestehende Beschwerden gehören allerdings in ärztliche Behandlung und bedürfen meist einer besonderen Therapie. Besprechen Sie in diesem Fall mit Ihrem Arzt, ob Sie Artischockenextrakte zusätzlich einnehmen können, um die Beschwerden auf natürliche Weise zu lindern.

Rezept: Artischocken mit Mandel-Tomaten-Creme

6 l Wasser mit 5 TL Jodsalz und dem Saft von 1 Zitrone in einem großen Topf aufkochen. Von 8 Artischocken die Stiele abbrechen, die äußeren Blattenden großzügig abschneiden. Die Artischocken sofort ins Wasser geben und etwa 50 Minuten garen. 50 g Mandelmehl mit 200 ml Tomatenpüree in 4 EL Olivenöl langsam auf die Hälfte einkochen, den Saft von 1 Limette unterrühren, mit Sahne, Jodsalz und Pfeffer abschmecken. Die inneren Herzblätter der gegarten Artischocken und das Heu vom Artischockenboden entfernen. Artischocken mit der Mandel-Tomaten-Creme füllen und lauwarm servieren. Mit grob gehacktem Kerbel garnieren. Die weichen Blätter heraustrennen, in die Creme tauchen und auslutschen. Den weichen Boden mit Messer und Gabel essen.

Tübinger Wissenschaftler stellten fest, daß Artischockenextrakte das Glutathion in der Leber vor den Angriffen freier Radikale schützen. Glutathion wirkt in unserem Körper als ein Entgifter.

Brokkoli – die grüne Krebsvorsorge

Kein Lebensmittel kann Krebs heilen, doch viele Lebensmittel helfen dabei, dem Krebs vorzubeugen beziehungsweise seine Fortentwicklung einzudämmen. Sobald die ersten krebserregenden Substanzen die Körperzellen angreifen oder angegriffene Zellen nach und nach zu Krebszellen entarten, schützen bestimmte Stoffe im Brokkoli den Körper vor einem Tumor.

Mehrfachschutz vor Krebs

Brokkoli
- beugt Krebs vor
- fördert die Abwehrkraft
- stärkt die Knochen
- wirkt Schwangerschaftsproblemen entgegen

Brokkoli strotzt vor sekundären Pflanzenstoffen (siehe Seite 28). Allen voran leuchtet uns in den grünen Farbstoffen eine Fülle von Carotinoiden entgegen, die die Zellen vor den Angriffen freier Radikale schützen. Diese freien Radikale können die Zellwände, aber auch die Zellkerne angreifen und zur Entartung der Zellen führen. Neben den freien Radikalen sind dafür krebsauslösende Substanzen verantwortlich. Ihnen wirken die Aromastoffe des Brokkolis, die Glucosinolate, entgegen; sie verhindern, daß gefährliche Substanzen aus unserer Nahrung oder der Atemluft aktiviert werden und die Körperzellen schädigen. Gleichzeitig regen sie die Produktion von Entgiftungsenzymen an, die Schadstoffe im Körper, beispielsweise das Nitrosamin, abbauen. Die Ballaststoffe des Brokkolis binden im Darm Schadstoffe, aber auch Abbauprodukte des Cholesterins und sorgen dafür, daß diese erst gar nicht ins Blut gelangen, sondern den Darm auf direktem Weg verlassen.

Vitalcheck
1 Portion Brokkoli (200 g):
6 g Ballaststoffe
116 mg Kalzium
0,2 mg Vitamin B_1
0,4 mg Vitamin B_2
0,6 mg Vitamin B_6
228 µg Folsäure
200 mg Vitamin C
3 mg Carotinoide
Kalorien: 52 kcal
Tagesbedarf:
→ Seite 24 bis 27

Konzentrat aus dem Keimgerät

Forscher der John-Hopkins-Universität in Baltimore untersuchten Brokkolikeime auf ihre Wirkstoffe und entdeckten dabei Erstaunliches: In ausgewachsenem Brokkoli stecken zahlreiche Krebshemmer, doch in drei Tage alten Sprossen verbirgt sich sogar die hundertfache Menge an Antikrebsstoffen!
Lassen Sie Brokkolisamen einfach in einem Keimgerät keimen. Geben Sie am besten jeden Tag frische Sprossen über einen Salat, auf das Butterbrot oder in die Suppe. Besser können Sie Ihre Zellen vor Krebs kaum schützen.

Viele Vitamine und Mineralstoffe

Eine Portion Brokkoli deckt den doppelten Vitamin-C-Bedarf eines Tages. Damit stärkt das frische Kohlgemüse die Abwehrkräfte und verbessert das Bindegewebe – Sie spüren es an Ihrer zarteren Haut. Auch die B-Vitamine, die den Stoffwechsel anregen, kommen beim Brokkoli nicht zu kurz.

Erstaunlich für ein Gemüse ist der hohe Kalziumgehalt: Eine Portion Brokkoli liefert von diesem »Knochenstärker« so viel wie ein Glas Milch. Wer Milch und Milchprodukte nicht verträgt, kann statt dessen mit Brokkoli der Osteoporose (Knochenentkalkung) vorbeugen – am besten schon in jungen Jahren, wenn der Knochen sich noch stärker aufbaut.

Forscher der Universität Kalifornien fanden im Brokkoli einen neuen Antikrebsstoff. Er hemmt das Wachstum von Brustkrebs, wird allerdings durch die Magensäure zerstört. Die Forscher wollen jetzt die Brokkolisubstanz so umbauen, daß sie dem Magensaft widersteht. Damit wäre der Weg frei zu einem hochwirksamen, aber nebenwirkungsarmen Krebsmittel.

Folsäure macht die Schwangerschaft sicherer

Werdende Mütter brauchen bereits in den ersten Schwangerschaftswochen sehr viel Folsäure, in einer Zeit also, wenn sie von ihrer Schwangerschaft manchmal noch gar nichts ahnen. Deshalb der Hinweis für alle Frauen, die sich ein gesundes Kind wünschen: Auch wenn Sie nicht wissen, ob Sie schon schwanger sind, essen Sie häufig Brokkoli. Sein hoher Folsäuregehalt mindert Schwangerschaftsrisiken. Ohne ausreichend Folsäure kann sich ein Embryo nicht optimal entwickeln und schon nach wenigen Schwangerschaftswochen abgehen. Auch besteht die Gefahr, daß das Kind später mit schweren Mißbildungen (offener Rücken) geboren wird, wenn die Mutter unter einem gar nicht so seltenen Folsäuremangel leidet.

> **Tip** **Roh nur die äußersten kleinen Röschen essen**
> Wenn Sie Brokkoli roh essen oder einen Salat daraus zubereiten, damit die wertvollen Inhaltsstoffe nicht durch die Kochhitze zerstört werden, dann verwenden Sie am besten nur die äußersten Röschen. Denn im Strunk und in den harten Teilen des Brokkolis befinden sich blähende Stoffe. Roh gegessen können sie dem Darm Probleme bereiten.

Rezept: Brokkoli-Joghurt-Dip

100 g Brokkoli waschen, putzen, nur die äußersten kleinen Röschen abschneiden und feinhacken. Restlichen Brokkoli für eine Suppe oder Brühe verwenden. Die kleingeschnittenen Röschen mit 150 g Joghurt (probiotisch) verrühren und mit Jodsalz, Pfeffer und etwas Muskat abschmecken. Der Brokkoli-Joghurt-Dip schmeckt gut zu Kartoffeln und als Brotaufstrich.

Appetit auf Gesundheit

Champignons für die Knochen

Früher sammelte man Champignons als Delikatesse auf Wiesen und Weiden. Heute werden sie zu Tausenden auf Nährböden gezüchtet, und man bekommt sie das gesamte Jahr über in jedem Supermarkt. Nutzen Sie dieses reichliche Angebot, denn die weißen oder braunen Pilze stecken vom Stiel bis zum Hut voller gesunder Nährstoffe.

Wichtig, wenn die Sonne fehlt

Champignons
- **kräftigen die Knochen**
- **vertreiben Müdigkeit und Konzentrationsschwäche**
- **gleichen Vitamin-D-Mangel aus**

Es gibt in der Natur nur wenige Lebensmittel, die viel Vitamin D enthalten; dazu gehören Fische, Pilze und manche Käsesorten. Normalerweise brauchen wir dieses Vitamin auch nur in geringen Mengen, denn unser Körper kann es in der Haut mit Hilfe von etwas Sonnenlicht leicht selbst herstellen. Nur im Winter, wenn die Sonne selten scheint, wir nicht so oft nach draußen gehen und dann auch nur dick eingepackt, hat unsere Haut keine Chance, das Sonnenlicht zur Vitamin-D-Produktion zu nutzen. Menschen, die längere Zeit im Bett liegen oder nicht ins Freie gehen können, haben sehr oft einen Vitamin-D-Mangel. Das aber schadet ihren Knochen, denn Vitamin D ist der Kalziumlotse des Körpers: Es sorgt dafür, daß das knochenstärkende Kalzium im Darm aufgenommen und sofort in das Knochengerüst eingebaut wird. Gerade ältere Menschen leiden häufig an Osteoporose (Knochenentkalkung). Sie sollten auf eine hinreichende Vitamin-D-Zufuhr achten – Champignons helfen dabei. Eine große Portion (etwa 200 Gramm) deckt fast den gesamten Tagesbedarf.

Vitalcheck
1 Portion Champignons (200 g):
4 µg Vitamin D
0,9 mg Vitamin B_2
50 µg Folsäure
32 µg Biotin
9,4 mg Niacin
Kalorien: 30 kcal
Tagesbedarf:
→ **Seite 24 bis 27**

Vitamin D tanken im Krankenbett

Wer, aus welchem Grund auch immer, wochenlang das Bett hüten muß, dessen Knochen werden nicht mehr optimal aufgebaut, weil sie nicht belastet werden. Gleichzeitig fehlt es dem Kranken an Sonnenlicht und damit auch an Vitamin D, so daß der Körper weniger knochenstärkendes Kalzium aufnimmt. Oft merkt der Betroffene davon erst etwas, wenn er wieder aufstehen darf. Bei solcher Knochenschwäche ist besondere Vorsicht angesagt! Dem kann man vorbeugen, indem man sich möglichst dreimal in der Woche eine große Por-

Gemüse

tion Champignons gönnt – am besten zusammen mit reichlich Milchprodukten. Ob gekocht oder als Salat – das Vitamin D aus den Champignons und das Kalzium aus Milch, Quark oder Käse halten die Knochen fit und stark.

Jede Menge Stoffwechselvitamine

Damit der Organismus alle Nährstoffe aus der Nahrung bestens verwerten kann, ist er auf zahlreiche Vitamine der B-Gruppe angewiesen. Champignons liefern gleich ein Bündel dieser Stoffwechselvitamine: Jede Körperzelle braucht das in Champignons enthaltene Vitamin B_2, um Energie zu gewinnen. Auch die Nerven benötigen Vitamin B_2, damit man nicht vorzeitig ermüdet oder unkonzentriert wird. Das in Champignons enthaltene Biotin ist im Stoffwechsel dafür verantwortlich, daß genügend Energie bereitsteht, und die Folsäure spielt eine wichtige Rolle für den Eiweißhaushalt und die Grundsubstanzen der Gene. Frauen erhalten im Durchschnitt nur 90 Prozent der empfohlenen Vitamin-B_2-Menge, und kaum eine Frau nimmt genügend Folsäure auf. Das ist sehr bedenklich, denn Vitaminlöcher sind Fallgruben für Gesundheit und Wohlbefinden. Wer diese Löcher stopfen möchte, der sollte sich häufiger Champignons schmecken lassen.

Nach Messungen des Bundesumweltministeriums sind Wiesenchampignons kaum noch mit radioaktivem Caesium belastet, das 1986 bei der Katastrophe am Atomkraftwerk Tschernobyl freigesetzt wurde.

> **Tip**
>
> **Zuchtchampignons sind auch roh ein gesunder Genuß**
>
> Normalerweise sollten Sie Pilze nur gekocht essen, weil sie viele Schädlinge und Schadstoffe enthalten können, die sich in Wasser und beim Kochen lösen. Bei Kulturchampignons aus der Zucht brauchen Sie sich darum nicht zu sorgen: Säubern Sie die Pilze nur mit einem Küchentuch, dann schneiden Sie sie fein auf und bereiten sie roh zu. So vermeiden Sie die großen Verluste an Folsäure, denn dieses Vitamin wird vom Wasser ausgeschwemmt und reagiert sehr empfindlich auf Hitze.

Rezept: In Essig marinierte Champignons

200 ml Weißweinessig mit 3 EL Zucker, 2 TL Salz, 3 Zweigen Thymian, 2 Zweigen Rosmarin, 1 TL ganzen Pfefferkörnern, der feingehackten Schale von 1 ungespritzten Zitrone und 100 ml Wasser aufkochen. Marinade abkühlen lassen. 500 g Champignons mit einem Küchentuch abreiben, nur die Enden der Stiele abschneiden, in Streifen schneiden. 3 Knoblauchzehen schälen und durch die Knoblauchpresse drücken. Pilze und Knoblauch in eine Schüssel füllen, Marinade zugeben, mit einem Teller abdecken und alles mindestens 12 Stunden marinieren. Paßt gut zu grünen Blattsalaten und Kartoffelgerichten.

Appetit auf Gesundheit

Mit Feldsalat gesund durch den Winter

»Wenn ich keine Rapunzeln zu essen kriege, so sterbe ich.«
Aus »Rapunzel«, Volksmärchen der Gebrüder Grimm

Unsere Großeltern kannten den Feldsalat auch unter den Namen Rapunzel, Winter- oder Ackersalat. Er war für sie oft das einzige frische Gemüse, das sie in den Wintermonaten ernten konnten. Auch heute noch ist der Salat vor allem in der kalten Jahreszeit sehr begehrt. Die sattgrünen Blätter liefern viele Vitamine und Mineralstoffe, die die Abwehr stärken – genau das richtige also, wenn Grippewellen und Graupelschauer über das Land ziehen.

Kraft für Immunsystem und Nerven

Feldsalat
- stärkt das Immunsystem
- erneuert Haut und Schleimhäute
- schützt vor Streßbeschwerden
- beruhigt den Magen

Vitamin C, Eisen und Beta-Carotin bilden eine Dreiergruppe von Nährstoffen, die zusammen das Immunsystem in Hochform bringen. Alle drei stecken im Feldsalat – zusätzlich jede Menge abwehrstärkende Carotinoide. Hier gehört der Feldsalat unter allen Gemüsesorten mit zur Spitzenklasse, hier kann ihm kein anderer Salat das Wasser reichen. Wer seinen Abwehrzellen eine Vitalkur gönnen möchte, der kommt daher an frischem Feldsalat nicht vorbei. Die roten Blutkörperchen brauchen das in ihm enthaltene Eisen, um den Sauerstoff aus der Lunge in die zahllosen Körperzellen zu übertragen. Ohne Eisen würden wir innerlich ersticken. Je besser der Körper mit Eisen versorgt ist, desto schneller und agiler reagieren auch die Abwehrzellen auf Viren, Bakterien oder Pilze.

Bei Streß, wenig Schlaf, Zeitnot, nervlicher Belastung oder extremen körperlichen Leistungen müssen wir darauf achten, daß wir genügend Vitamin C zu uns nehmen. Deshalb gehört ein Feldsalat als Vorspeise unbedingt zum Busineß-Lunch eines gestreßten Managers und zum Fitneß-Food eines Leistungssportlers.

Vitalcheck
1 Portion Feldsalat (50 g):
1 mg Eisen
0,3 mg Vitamin A
73 µg Folsäure
17 mg Vitamin C
7 mg Carotinoide
Kalorien: 7 kcal
Tagesbedarf:
→ **Seite 24 bis 27**

Glatte und geschmeidige Haut

Die Abwehrstoffe im Feldsalat vertreiben in ihrer idealen Kombination nicht nur die Erkältungskeime, sondern lassen Sie auch andere Winterbeschwerden vergessen. Wer kennt in der kalten Jahreszeit nicht rauhe Lippen oder trockene, schuppige Haut, die schlecht durchblutet wird und daher fahl und grau aussieht? Mit einer Extra-

Gemüse

portion Feldsalat können Sie Kosmetik von innen betreiben: Sein Vitamin A regt die Hautzellen dazu an, sich schneller zu erneuern und zu regenerieren. Zusätzlich stärkt das Vitamin C das Bindegewebe, so daß die untere Hautschicht das Gewebewasser besser halten kann. Die Haut trocknet nicht so schnell aus und bildet weniger Falten. Das ist auch wichtig für die Lippen. Sie enthalten sehr viel Feuchtigkeit und reagieren bei trockener Luft und eisigem Winterwetter besonders sensibel. Werden sie rauh und brüchig oder reißen sogar ein, dann kann dies auch ein Zeichen von zuwenig Vitamin A und C sein. Diese Vitalstoffe braucht die Haut, um elastisch und jung zu bleiben. Darüber hinaus hilft das Eisen im Feldsalat, in die schlecht durchbluteten Hautzonen so viel Sauerstoff wie möglich zu transportieren. Nur so bleibt die Haut auch bei Schnee und tiefen Temperaturen geschmeidig, rosig und glatt.

Experten der Aromatherapie entdeckten, daß das ätherische Öl des Feldsalats die Magennerven beruhigt.

Tip: Feldsalat mit Zitronensaft und Weizenkeimöl

Richten Sie Feldsalat immer mit einem Dressing aus Zitronensaft und einem guten Sonnenblumen-, Distel-, Maiskeim- oder Walnußöl an. Denn was dem Feldsalat an Nährstoffen noch fehlt, können Sie durch die richtige Salatsauce zugeben. Das Öl liefert Vitamin E, das am besten zusammen mit viel Vitamin C wirkt. Davon bekommt der Feldsalat noch etwas durch einen Schuß Zitronensaft. Das Vitamin C powert aber nicht nur sein Schwestervitamin E, sondern bewirkt auch in Magen und Darm, daß der Körper das Eisen aus dem Feldsalat besser aufnehmen und verwerten kann.

Rezept: Grüner Fitmacherdrink

100 g Feldsalat putzen, gut waschen, die kleinen Wurzelenden abschneiden und den Feldsalat trockenschleudern oder in einem Küchentuch abtrocknen. 2 Radieschen ebenfalls putzen, waschen und vierteln. 200 ml Joghurt (probiotisch) und 200 ml Milch in einem Mixer mit dem Feldsalat und den geviertelten Radieschen sorgfältig pürieren. Einige Tropfen Nußöl und 1/2 TL Zitronensaft zugeben. Den Fitmacherdrink mit etwas Salz, frisch gemahlenem Pfeffer und einer Prise Curry pikant abschmecken. Je nach Geschmack können Sie den Drink auch mit Mineralwasser verdünnen. Wer den grünen Fitmacherdrink noch pikanter mag, gibt einen Schuß Tabascosauce hinzu oder püriert statt der Radieschen eine kleine, geputzte und gewaschene Peperoni unter den Drink.

Appetit auf Gesundheit

> »Das beste aller Gemüse«
> Cato der Ältere, 234–149 v. Chr.

Grünkohl – die Nr. 1 im Gemüsekorb

Grünkohl
- beugt Zivilisationskrankheiten wie Arteriosklerose, Darmträgheit und Krebs vor
- schützt Haut und Schleimhäute
- hilft bei Müdigkeit und Konzentrationsschwäche

Kein Gemüse bietet mehr Carotinoide, Folsäure und Kalzium, kaum eines mehr Niacin, Vitamin E und Vitamin C als der Grünkohl. Er nimmt unter allen Gemüsesorten den höchsten Rang ein, was den Gehalt an gesunden Inhaltsstoffen betrifft. Während der Grünkohl seltsamerweise in Süddeutschland noch immer so gut wie unbekannt ist, gilt er im Norden als traditionelles Winteressen. In manchen Gegenden kommt am Heiligen Abend keine Weihnachtsgans, sondern Grünkohl auf den Tisch.

Das grüne Allheilmittel

Vielfalt und Menge der Vitalstoffe, die der Grünkohl in sich trägt, machen ihn zu einem Schutzschild gegen Erkältungen, aber auch gegen andere Infektionskrankheiten. Grünkohl enthält die drei Power-Vitamine A, E und C, die sich gegenseitig im Kampf gegen die freien Radikale ergänzen. Das Trio hilft dem Körper gegen Gefäßerkrankungen, Krebs, vorzeitigen Alterserscheinungen und rheumatischer Arthritis. Zusätzlich versorgt uns der Grünkohl mit genau den B-Vitaminen, von denen wir im Schnitt zu wenig haben: vor allem mit Folsäure, aber auch mit den Vitaminen B_2 und B_6. Grünkohl kann dieses Defizit leicht ausgleichen und damit Müdigkeit, Konzentrationsmangel oder fehlenden Appetit beheben.

Vitalcheck
1 Portion Grünkohl (400 g):
17 g Ballaststoffe
1960 mg Kalium
848 mg Kalzium
124 mg Magnesium
7,6 mg Eisen
48 µg Jod
5,8 mg Vitamin A
6,8 mg Vitamin E
0,8 mg Vitamin B_2
1 mg Vitamin B_6
748 µg Folsäure
8,4 mg Niacin
420 mg Vitamin C
Kalorien: 148 kcal
Tagesbedarf:
→ Seite 24 bis 27

Ballaststoffe bringen den Darm in Schwung

Mit Grünkohl können Sie Verstopfungen ebenso wie Blähungen und Völlegefühl oft ohne Medikamente beheben. Seien Sie jedoch vorsichtig, wenn Sie auf Kohlgerichte mit Blähungen reagieren – Ihr Darm muß sich erst an die ungewohnten Ballaststoffe gewöhnen. Essen Sie deshalb regelmäßig Grünkohl, und schneiden Sie die dicken Rippen der Blätter ab, da in ihnen die meisten blähenden Stoffe verborgen sind. Auch Kümmel und Nelken machen den Grünkohl bekömmlicher. Die Arbeit lohnt sich, denn die speziellen Ballaststoffe im Kohl schützen vor Dickdarmkrebs. Indem sie bestimmte Dickdarmbakterien mit Nährstoffen versorgen, verdrängen sie andere Darmkeime, die krebsverdächtige Substanzen bilden können.

Jungbrunnen dank vieler Mineralstoffe

Doch damit noch lange nicht genug: Grünkohl beugt mit seinem hohen Kalziumgehalt der Osteoporose (Knochenentmineralisierung) vor. Sein reicher Vorrat an Kalium tut Menschen mit Bluthochdruck sehr gut, und sein Gehalt an Magnesium erfreut insbesondere streßgeplagte Menschen, die viel von diesem Mineralstoff verbrauchen. Das Eisen im Grünkohl mobilisiert erschöpfte Körperzellen; es kann – gerade in der Kombination mit reichlich Vitamin C – gut vom Körper verwertet werden. Auch wird man mit ausreichend Eisen ruhiger und weniger anfällig, wenn Bakterien, ein Wetterwechsel oder Streß drohen. Derart gut versorgt und vor Angriffen geschützt, bleiben die Körperzellen länger aktiv, jung und leistungsfähig bis ins hohe Alter. Denn gerade den typischen Alterserkrankungen kann Grünkohl mit seinen vielen Schutz- und Aufbaustoffen vorbeugen.

Grünkohl enthält für ein Gemüse relativ viel Jod – was wir dringend brauchen: Jedes zehnte Baby kommt bereits mit einer durch Jodmangel vergrößerten Schilddrüse zur Welt.

Tip: Schnell kochen statt lange schmoren

Grünkohl schmeckt nicht, wenn er nicht gut durchgegart wird. Leider verliert er dabei aber auch einen Teil seiner Vitamine, insbesondere Vitamin C und Folsäure. Damit die Verluste möglichst gering bleiben, sollten Sie den Grünkohl nicht zu lange kochen, sondern besser schnell bei höchster Temperatur garen. Optimal ist ein Schnellkochtopf, in dem der Grünkohl in etwa 30 Minuten gar ist.

Rezept: Grünkohl auf die Schnelle

2 kg Grünkohl mehrmals sorgfältig waschen, putzen und die Blätter von den Stielen streifen. Die Blätter in kochendem Salzwasser kurz blanchieren, anschließend kleinhacken. 4 Gemüsezwiebeln schälen, ebenfalls kleinhacken. Die Zwiebelwürfel in 100 g Schweineschmalz glasig dünsten, dazu nun 1 EL Schmelzflocken und den Grünkohl geben, mit etwas Kümmel, Nelkenpulver und Salz würzen. Mit 1 l Wasser aufgießen. 4 Brägenwürste oder 2 große Kohlwürste mit einer Gabel mehrmals einstechen, in den Grünkohl geben und alles im Schnellkochtopf etwa 30 Minuten garen.
Zum Grünkohl passen traditionell Bratkartoffeln. Gut schmecken auch Rosmarinkartoffeln. Sollte der Grünkohl zu wäßrig sein, kann man ihn mit Schmelzflocken und etwas Crème fraîche andicken. Ohne Schnellkochtopf verlängert sich die Garzeit um etwa 45 Minuten.

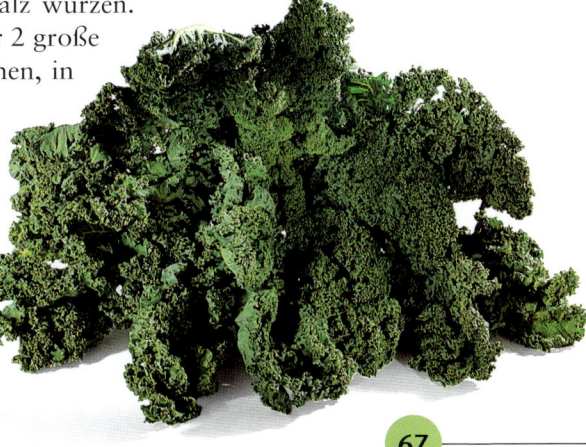

Appetit auf Gesundheit

Hülsenfrüchte haben's in sich

Getrocknete Erbsen, Bohnen und Linsen galten früher als Arme-Leute-Essen – heute sind sie längst von den Gourmetköchen wiederentdeckt worden. Auch Ernährungsexperten interessieren sich verstärkt für die kleinen Nährstoffkonzentrate, in denen Ballaststoffe und zahlreiche Spurenelemente, Mineralien und Vitamine in erstaunlich hoher Konzentration enthalten sind. Weil die Sojabohne weitere Schutzstoffe in sich birgt, ist ihr ein eigenes Kapitel gewidmet, obwohl sie ebenfalls zu den Hülsenfrüchten gehört.

Die vielseitigen Kraftpakete

Hülsenfrüchte
- aktivieren den Darm und den gesamten Körper
- unterstützen den Knochenaufbau
- stärken die Abwehr

Hülsenfrüchte enthalten sehr viel Kalium. Damit entwässern sie den Körper, so daß das Wasser aus angeschwollenen Beinen und auch ein erhöhter Blutdruck zurückgehen. Zudem beinhalten sie viel Magnesium – ein Muß vor allem für hart arbeitende und gestreßte Menschen, Leistungssportler ebenso wie Akkordarbeiter oder Manager. Denn dieser Mineralstoff hält Muskeln und Nerven fit. Das Eisen in den Hülsenfrüchten weckt die Lebensgeister, weil es alle Zellen mit aktivierendem Sauerstoff versorgt. Kurz gesagt: Hülsenfrüchte sind die idealen Fitmacher, vor allem im Frühjahr, wenn man sich schlapp fühlt und noch auf die ersten frischen Saisongemüse warten muß.

Die Hülsenfrüchte sind aufgrund ihrer Folsäure besonders für Frauen wichtig, die sich ein Kind wünschen. Diese Säure schützt das im Mutterleib heranwachsende Kind und verhindert schwere Schwangerschaftskomplikationen. Eine Portion Hülsenfrüchte deckt bereits etwa 40 Prozent des Tagesbedarfs eines Erwachsenen, der in der Schwangerschaft allerdings auf die doppelte Menge ansteigt!

Achtung: Essen Sie bei Gicht und erhöhten Harnsäurewerten wenig oder gar keine Hülsenfrüchte! Sie enthalten viele Purine, die zu Harnsäure umgebaut werden.

Ballaststoffe bringen den Darm in Form

Es sind die Ballaststoffe, die – obgleich für einen trägen Darm sehr entlastend – Erbsen, Linsen und Bohnen so unbeliebt machen. Denn sie sorgen für das berühmte Tönchen, das angeblich jedes Böhnchen erzeugt: Die speziellen Ballaststoffe regen die Darmbakterien an, Gase zu bilden, und ein Darm, der darauf nicht vorbereitet ist, rea-

Wichtige Nährstoffe in Hülsenfrüchten (getrocknet, pro 100 g Rohgewicht)

	Ballast-stoffe (g)	Kalium (mg)	Magnesium (mg)	Kalzium (mg)	Eisen (mg)	Zink (mg)	Vitamin B_2 (mg)	Vitamin B_6 (mg)	Folsäure (µg)	Kalorien (kcal)
Bohnen	23	1337	140	238	6,1	2,6	0,2	0,4	187	260
Erbsen	17	940	118	51	5,2	3,3	0,3	0,1	151	270
Linsen	17	840	129	65	8,0	3,8	0,5	0,6	168	270

giert mit Blähungen. Nach einiger Zeit gewöhnt sich der Darm an die Hülsenfrüchte, zumal er von ihnen profitiert, da die Ballaststoffe nur die gesunden Darmbakterien ernähren und damit die schädlichen verdrängen. Wenn Sie vor allem Erbsen und Bohnen lange einweichen, nicht das Einweich-, sondern frisches Wasser zum Garen verwenden und Kräuter und Gewürze wie Bohnenkraut und Koriander zugeben, werden sich die Blähungen mit der Zeit in Luft auflösen.

Hilfe für Knochen, Stoffwechsel und Abwehr

Bohnen können mit ihrem hohen Gehalt an Kalzium die Knochen stärken und der Osteoporose (Knochenentmineralisierung) vorbeugen. Wie die Linsen enthalten sie viel Vitamin B_6, das der Körper besonders für den Abbau und Umbau von Eiweiß braucht. Da das Nährstoffpaket »Hülsenfrucht« sehr viel Eiweiß enthält, braucht der Körper das Vitamin B_6, um dieses Päckchen aufzuschnüren. Linsen und Erbsen stärken mit ihrem hohen Zinkgehalt auch das Immunsystem. Und mit ihren hohen Werten an Vitamin B_2 empfehlen sich Linsen allen Menschen, deren Nerven oft durchgehen oder deren leicht eingerissene Mundwinkel von einem Vitamin-B_2-Mangel herrühren.

Unterschiedliche Studien haben gezeigt, daß Bohnen die Kohlenhydratverdauung verlangsamen. Diabetiker, die eine schnelle Zufuhr von Kohlenhydraten vermeiden müssen, können diesen Effekt ausnutzen: Indem sie mehr Bohnen essen, stabilisieren sie ihren Blutzuckerspiegel.

Tip

Guter Eiweißersatz für Veganer

Kombinieren Sie Hülsenfrüchte mit Getreide, wenn Sie als Veganer ohne Fleisch, Fisch und Milchprodukte leben. Dann mindern Sie das Risiko eines Eiweißmangels.

Rezept: Linsensalat mit Koriander

200 g Linsen in reichlich Wasser garen. Abgetropfte Linsen mit 3 feingeschnittenen Frühlingszwiebeln, 2 gewürfelten Paprikaschoten, 1 Bund feingehacktem Koriander und einer Sauce aus 1/2 TL Essig, 2 EL Walnußöl, 1 Prise Zucker, etwas Jodsalz und 1 EL Orangensaft etwa 30 Minuten ziehen lassen. Dazu paßt Baguette mit Ziegenkäse.

Karotten pflegen die Haut von innen

> »Karotten frischen den Menschen auf.«
> Hildegard von Bingen (1098–1179)

Viele Eltern geben ihren Kleinkindern Karottenbrei zu essen, weil er für Augen und Haut so gesund sein soll. Und tatsächlich: Karotten enthalten sehr viel Beta-Carotin beziehungsweise Provitamin A, das der Körper in Vitamin A umwandelt. Dieses wiederum brauchen die Augen, um gut sehen zu können. Wer zuwenig Vitamin A zu sich nimmt, dessen Sehkraft läßt nach. Wir merken es zuerst, wenn wir in der Dämmerung kaum noch etwas wahrnehmen können. Heute weiß man, daß das Beta-Carotin nicht nur als Vorstufe des Vitamin A für den Körper von Bedeutung ist, sondern daß es auch einen wichtigen Schutzfaktor vor Krebs, Arteriosklerose, Rheuma und anderen Zivilisationskrankheiten darstellt. Denn Beta-Carotin kann die freien Radikale abpuffern und ihnen ihre zerstörerische Energie nehmen. Unter allen Lebensmitteln besitzt die Karotte das meiste Beta-Carotin!

Karotten
- erneuern Haut und Schleimhäute
- beugen durch starke Sonne verursachten Hautrötungen vor
- schützen vor Zivilisationskrankheiten wie Arteriosklerose und Krebs

Das Gemüse für Sonnenanbeter

Studien haben gezeigt, daß ein ausgiebiges Sonnenbad ein Loch in den Beta-Carotin-Vorrat des Körpers brennt. Denn die UV-Strahlen der Sonne erzeugen freie Radikale, die vom Beta-Carotin abgefangen werden müssen. Außerdem kann das Beta-Carotin die Bräunung beschleunigen und eine Hautrötung schnell wieder zum Abklingen bringen. Der Stuttgarter Vitaminexperte Professor Hans-Konrad Biesalski stellte fest, daß vor allem bei hautempfindlichen Menschen, die reichlich Beta-Carotin aufnahmen, in den ersten sechs Tagen der Sonnenbestrahlung die Hautrötung geringer war als in der Gruppe, die kein Beta-Carotin erhalten hatte. Eine Sonnencreme kann Beta-Carotin allerdings keinesfalls ersetzen!

Vitalcheck

1 Portion Karotten (200 g):
7,3 g Ballaststoffe
74 mg Kalzium
3,4 mg Vitamin A
52 µg Folsäure
Kalorien: 54 kcal
Tagesbedarf:
→ Seite 24 bis 27

Beta-Carotin für Immunsystem, Herz und Kreislauf

Wer viele Karotten ißt, versorgt seinen Körper optimal mit Beta-Carotin und stärkt sein Immunsystem allen möglichen Schadstoffen gegenüber. Die Aktivität der Abwehrzellen steigt, und die Zahl der Killerzellen nimmt zu. Außerdem zeigen viele wissenschaftliche Studien,

Gemüse

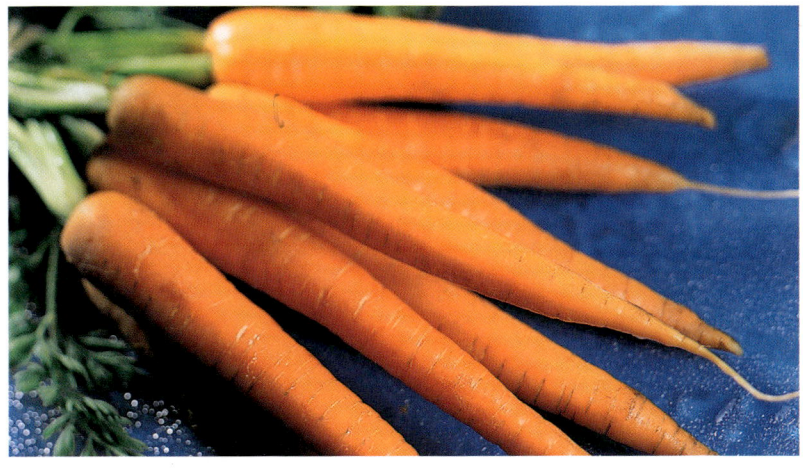

In kräftigem Gelborange verrät sich das Beta-Carotin der Karotten

daß dieses Vitamin bestimmten Krebsarten, insbesondere Lungenkrebs, vorbeugen, wenn auch vermutlich eine Krebserkrankung nicht heilen kann. Einige Untersuchungen haben sogar ergeben, daß ein Zuviel an Beta-Carotin einen Krebsausbruch eventuell befördert. Doch keine Sorge: Gefährlich hohe Beta-Carotin-Mengen nehmen Sie mit einer normalen Ernährung nicht zu sich.

Lassen Sie sich also Ihren Karottensaft schmecken! Dann ist das Krebsrisiko geringer, und auch Herz und Kreislauf profitieren davon: Eine große Schweizer Studie zeigte, daß Menschen mit niedrigen Beta-Carotin-Werten im Blut häufiger von schweren Herz-Kreislauf-Erkrankungen betroffen sind und Herzinfarkte erleiden.

Tip

Karotten immer kurz dünsten

Dünsten Sie die Karotten! Denn dabei werden die Zellen der Karotte, in denen das Beta-Carotin eingeschlossen ist, aufgebrochen. Erst jetzt kann das Beta-Carotin gut vom Darm ins Blut übergehen. Wer die Karotten roh ißt, scheidet das meiste Carotin leider ungenutzt wieder aus. Noch ein weiterer Tip: Am besten nimmt der Körper das fettlösliche Vitamin mit etwas Fett auf.

Experten für Kinderernährung empfehlen, daß nicht nur Kleinkinder, sondern auch schwangere Frauen Karotten essen sollen: Der hohe Gehalt an Ballaststoffen, Folsäure und Kalzium trägt zu einer problemlosen Schwangerschaft bei.

Rezept: Feine Karottensuppe

750 g Karotten und 100 g Kartoffeln waschen, schälen, in Würfel schneiden, in 1 TL heißem Sonnenblumenöl andünsten und mit 600 ml Wasser oder Gemüsebrühe ablöschen. 20 Minuten garen lassen. Das Gemüse mit der Flüssigkeit pürieren, mit 1 Becher Crème fraîche verrühren und mit Jodsalz, Muskat, Currypulver und gehackter Petersilie abschmecken.

Appetit auf Gesundheit

»Laß den Himmel Kartoffeln regnen!«
William Shakespeare (1564–1616)

Kartoffeln – Knollen voller Kraft

Bei einem Blick in den Vitalcheck mag man zunächst den Eindruck gewinnen, daß Kartoffeln keine besonderen Vorzüge besitzen. Denn sie werden in all ihren Inhaltsstoffen von anderen Gemüsesorten weit übertroffen. Dabei darf man jedoch nicht vergessen, daß wir von keinem anderen Gemüse solche Mengen verzehren wie von den braunen Knollen. Die Deutschen essen fast genausoviel Kartoffeln wie alle anderen Gemüsesorten zusammen: im Schnitt nämlich jeden Tag über 200 Gramm!

Grundnahrungsmittel ohne Makel

Kartoffeln
- entwässern den Körper
- vertreiben Verstopfungen
- sind Bestandteil einer allergiearmen Ernährung
- unterstützen das Immunsystem

Kartoffeln gehören zu den Grundnahrungsmitteln, von denen wir ruhig eine ganze Menge essen dürfen. Ohne sie würden wir noch weniger Ballaststoffe und Zink aufnehmen, als es ohnehin der Fall ist, und kämen nicht auf die empfohlene Vitamin-C-Menge. Doch dank der Kartoffeln erhält unser Immunsystem all diese Nährstoffe. Außerdem sorgen die Erdäpfel dafür, daß bei den meisten B-Vitaminen alles im grünen Bereich ist. Besonders wichtig sind Kartoffeln, um den Bedarf an Vitamin B_6 zu decken, das den Eiweißstoffwechsel im Körper steuert. Viele Menschen erreichen die empfohlene Menge nicht und leiden deswegen oft unter Entzündungen von Mund und Lippen, können schlecht schlafen oder sind reizbar. Falls auch Sie von solchen Beschwerden betroffen sind, sollten Sie mehr Kartoffeln essen. So kommen Sie und Ihre Nerven zur Ruhe.

Vitalcheck

1 Portion Kartoffeln (250 g):
5,3 g Ballaststoffe
1030 mg Kalium
0,9 mg Zink
0,8 mg Vitamin B_6
43 mg Vitamin C
Kalorien: 175 kcal
Tagesbedarf:
→ **Seite 24 bis 27**

Ideal zum Entschlacken und Abnehmen

Weil Kartoffeln so viel Kalium enthalten, entwässern sie den Körper. Wenn Sie zu den Kartoffeln reichlich trinken, spülen Sie Nieren und Blase gut durch – das ist ideal für alle Menschen mit hohen Harnsäurewerten und Nieren- und Blasenbeschwerden.

Auch der Darm kann mit Kartoffeln »entschlackt« werden. Um bei den Ballaststoffen den Bedarfsempfehlungen etwas näherzukommen, dürfen Kartoffeln ruhig häufig auf dem Speiseplan stehen. Auch wer keine Vollkorngerichte mag, sollte Kartoffeln als ideale Ballaststoffquelle für sich entdecken. Schließlich braucht unser Darm diese un-

Gemüse

verdaulichen Stärke- und Faserstoffe, damit er Giftstoffe schneller ausscheiden kann. Aber auch damit wir uns leichter fühlen, schneller die Abbauprodukte des Cholesterins, der Eiweißverdauung und andere »Schlacken« wieder loswerden, benötigen wir ausreichend Ballaststoffe.

Allergiker nutzen diesen Effekt, wenn sie sich mit einer Kartoffel-Reis-Diät von allem befreien, was ihr Immunsystem möglicherweise aus der Bahn werfen könnte. Diese Diät ist extrem arm an Allergieauslösern. Betroffene können mit ihr beginnen, gezielt nach den Allergenen zu fahnden, die sich in einzelnen Lebensmitteln verbergen können, kontrolliert durch einen Arzt oder Ernährungswissenschaftler.

Auch wer sich mit einer Diät herumschlägt, die keine versteckten Allergene aufspüren, sondern Fettpölsterchen einschmelzen soll, kann sich der Kartoffel hingeben. Sie sättigt, läßt sich bestens mit vielen anderen kalorien- und fettarmen Lebensmitteln kombinieren und verhindert, daß der Körper beim Abnehmen neben den Pfunden auch seine Vitalstoffreserven verliert.

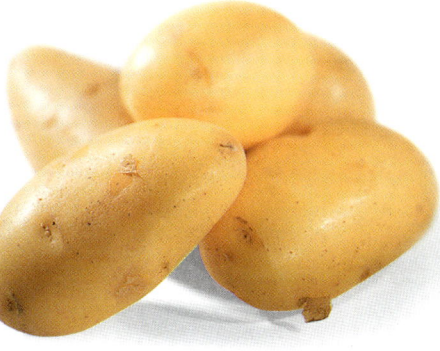

Eine nationale Verzehrstudie untersuchte junge Menschen im Alter von 19 bis 35 Jahren. Das Ergebnis: Zwei Drittel der Frauen und die Hälfte der Männer in Deutschland litten unter einem Vitamin-B_6-Defizit. Dieser Mangel wäre durch den Genuß von mehr Kartoffeln leicht zu beheben.

Krebsvorsorge mit Süßkartoffeln

All die Vorteile der uns bekannten Kartoffel hat die südamerikanische Süßkartoffel (Batate) auch. Sie bringt zusätzlich außergewöhnlich viel Beta-Carotin mit, das vor Krebs schützt und Herz und Kreislauf jung hält. Die Süßkartoffel oder Batate ist botanisch nicht mit unserer braunen Knolle verwandt, wird allerdings ähnlich zubereitet; sie enthält weitaus mehr Kohlenhydrate, Ballaststoffe und fast doppelt soviel Vitamin C. Greifen Sie bei der Süßkartoffel also ruhig zu!

Tip: Keine nackten Kartoffeln in den Topf

Kochen Sie Kartoffeln immer mit Schale. Sie hält die Mineralstoffe und wasserlöslichen Vitamine in der Knolle. Außerdem läßt sich die Schale nach dem Kochen leicht ablösen. Wenn Sie die Kartoffeln vor dem Kochen mühsam schälen, gehen dabei viele Vitalstoffe verloren, die sich in großen Mengen direkt unter der Schale befinden.

Rezept: Gebackene Rosmarinkartoffeln

1 kg festkochende Kartoffeln waschen, in etwas Wasser garen. Die Kartoffeln schälen und längs halbieren. Auf ein tiefes Backblech geben, mit Olivenöl bestreichen, mit Salz, Pfeffer und den Nadeln von 1 Bund Rosmarin bestreuen. Etwa 20 Minuten bei 150 Grad backen.

Knoblauch heilt universell

»Eßt Knoblauch und Bibernell, so sterbet ihr nit so schnell.«
Sprichwort aus den Zeiten der Pest

Der Knoblauch soll nach alten Überlieferungen die Pest, Dracula und Darmwürmer vertrieben haben, mit Sicherheit aber auch so manchen Menschen mit feiner Nase. Wären da nicht seine alles durchdringenden Geruchsstoffe, hätte der Knoblauch als wirkungsvolles Mittel gegen vielerlei Beschwerden und Krankheiten längst eine steile Karriere gemacht. Denn er wirkt gegen einige Bakterien sehr viel besser als bekannte chemische Antibiotika, noch dazu ohne deren Nebenwirkungen. Und auch bei Bluthochdruck, erhöhtem Cholesterinspiegel, Magenproblemen und Verdauungsbeschwerden helfen die vielen Inhaltsstoffe der würzigen kleinen Zehen.

Knoblauch
- wirkt gegen viele Krankheitskeime im gesamten Körper
- regt die Verdauung an
- senkt erhöhte Blutfettwerte
- senkt erhöhten Blutdruck

Bakterien und Viren geben auf

Gerade von den unbeliebten Aromastoffen des Knoblauchs vermutet man, daß sie Bakterien, aber auch Viren Paroli bieten. Denn bei Lungenentzündungen und Bronchitis hilft reichlich Knoblauch. Seine schwefelhaltigen Inhaltsstoffe hindern Bakterien und Viren daran, sich weiterzuentwickeln. Daher können Grippebeschwerden, die sowohl von Bakterien als auch von Viren ausgelöst werden, mit Knoblauch umfassend kuriert werden. Antibiotika würden hier nur die Bakterien vernichten. Da die Wirkstoffe des Knoblauchs vom Körper sehr schnell aufgenommen werden, über das Blut zu jeder Zelle gelangen und dann über die Haut ausgeschieden werden, erfaßt die Heilkraft der kleinen Zehen sämtliche Bereiche des Körpers. Ganz gleich, ob die Mundschleimhaut entzündet ist oder ob bei Fußpilz die Zehenzwischenräume wund sind: Knoblauch wirkt an jeder Stelle mit seinen entzündungshemmenden Stoffen.

Vitalcheck
Knoblauch wirkt nicht durch bestimmte Nährstoffe, sondern durch kleine Mengen einzelner hochpotenter Inhaltsstoffe.

Herz und Kreislauf bleiben jung

Verschiedene Untersuchungen, durchgeführt nach strengen wissenschaftlichen Maßstäben, haben ergeben, daß Knoblauch den Cholesterinspiegel, die Blutfettwerte und einen leicht erhöhten Blutdruck zu senken vermag. Er schützt Herz und Kreislauf vor zu großen Belastungen. Außerdem bewirken seine Inhaltsstoffe, daß freie Radikale abgefangen werden. Werden die freien Radikale nicht gestoppt, können sie das an sich ungefährliche Cholesterin in eine aggressivere Form umwandeln, die es für die Arterien erst gefährlich macht. Knoblauchzehen wirken allerdings erst, nachdem sie mindestens vier Wochen lang regelmäßig eingenommen wurden – ein großer Nachteil schnell wirkenden synthetischen Arzneimitteln gegenüber.

Treibstoff für Magen und Darm

Knoblauch regt viele Drüsen im Körper zu vermehrter Tätigkeit an. Auch die Verdauungsdrüsen in Magen und Darm aktiviert er. Dadurch kann Knoblauch Blähungen, akute und chronische Verdauungsstörungen, aber auch Durchfall beheben. Selbst bei Problemen mit der Galle, Darminfektionen und Befall mit dem Hefepilz Candida wird er von vielen Naturheilkundeärzten empfohlen.

Bärlauch – geruchlose Alternative

In Bärlauch wurden dieselben Inhaltsstoffe nachgewiesen wie in Knoblauch. Allerdings riecht Bärlauch nur beim Essen. Der Geruch wird – anders als beim Knoblauch – nicht mit Atem und Hautschweiß wieder abgegeben. Ob die Wirkung des Knoblauchs auf den ganzen Körper auch für den Bärlauch gilt, ist bislang nicht nachgewiesen worden. Doch die schmalen, stark nach Knoblauch duftenden Blätter des Bärlauchs senken erfahrungsgemäß ebenfalls den Blutdruck und regen die Verdauung an.

An der Universität Maastricht wurde gezeigt, daß Magensäureblocker und Knoblauch das Bakterium Helicobacter pylori, den Auslöser der Magenschleimhautentzündung, zerstören, während Antibiotika oft nicht mehr helfen.

Tip

Gehackter Knoblauch braucht Ruhe

Gönnen Sie gehacktem oder gepreßtem Knoblauch gut zehn Minuten Ruhe, bevor Sie ihn weiterverarbeiten. Denn erst beim Zerkleinern der Zehen werden Enzyme aktiv, die die heilsamen Substanzen des Knoblauchs bilden. Diese Enzyme nehmen Schaden, wenn sie sofort gekocht oder in einer Sauce mit viel Essig verrührt werden.

Rezept: Knoblauchbaguette

8 Knoblauchzehen schälen, durch eine Knoblauchpresse drücken und kurz stehenlassen. 2 Bund Petersilie waschen, Blätter feinhacken, mit 100 g weicher Butter, 150 g Crème fraîche und dem durchgedrückten Knoblauch verrühren. Mit Salz und Pfeffer abschmecken. 1 Baguette im Abstand von 2 cm einschneiden und die Knoblauchmischung hineinstreichen. Bei 200 Grad 10 Minuten im Ofen backen.

Paprika renkt den Magen wieder ein

»... die hat ein Herz aus Paprika, das keinem Ruhe läßt ...«

Aus der Operette »Maske in Blau«

Kein Gemüse hat mehr Vitamin C, und kaum eines erreicht die Vitamin-E-Menge des Paprikas. Damit empfehlen sich diese leuchtend grünen, orangen, gelben oder roten Früchte als Spezialisten für abwehrgeschwächte Menschen, die bei jeder Erkältungswelle als erste mit Husten und Schnupfen reagieren oder häufig unter entzündeten Nasen- und Mundschleimhäuten sowie Kiefernhöhlen leiden. Je schärfer der Paprika schmeckt, desto mehr Capsaicin enthält er. Dieser Aromastoff ist verdünnt und deshalb milde in Paprikafrüchten enthalten, konzentrierter und schärfer jedoch in Paprikapulver.

Desinfiziert Magen und Darm

Paprika
- wirkt gegen Krankheitserreger in Magen und Darm
- regt die Verdauung an
- aktiviert die Schleimhäute
- steigert die Abwehrkraft
- beugt Thrombosen vor

Das Capsaicin im Paprika zerstört schädliche Bakterien, die sich im Magen und auch im Darm angesiedelt haben. Denn dieser Scharfmacher in Paprikaschoten und erst recht in den noch schärferen Chilischoten regt die Magendrüsen dazu an, vermehrt Säure zu bilden. Früher haben Ärzte Paprika, Peperoni und Chilis bei entzündeter Magenschleimhaut verboten. Sie meinten, daß die Magensäure die Schleimhaut angreife. Heute weiß man: Die Magenschleimhautentzündung wird von einem Bakterium mit dem Namen »Helicobacter pylori« verursacht, keinesfalls ist zu viel Magensäure daran schuld. Eher macht es die Säure dem Bakterium schwer, sich im Magen wohl zu fühlen. Lebensmittel wie Paprika, die die Magensaftdrüsen anregen, beugen damit einer Magenschleimhautentzündung vor. Bei einer bestehenden Entzündung sollte man allerdings sehr genau beobachten, ob man Paprika gut verträgt oder nicht.

An der Poliklinik der Technischen Universität München wiesen Forscher nach, daß die Inhaltsstoffe von Paprika einen vollen und faulen Magen anregen, seinen Inhalt schneller an den Dünndarm abzugeben. Sie vermuten, daß dadurch auch der Dünndarm mit mehr Elan an die Verdauungsarbeit geht. Aber nicht immer wird Paprika von Magen und Darm gut vertragen – ohne daß man die Gründe dafür genau kennt. Jeder sollte auf deutliche Zeichen seines Magens hören und gegebenenfalls künftig auf Paprika verzichten. Manchmal reicht es auch, Paprika zu häuten oder keine grünen Schoten zu essen, damit die Verdauung das vitaminreiche Gemüse anstandslos akzeptiert.

Vitalcheck
1 Portion Paprika (200 g):
7,2 g Ballaststoffe
5 mg Vitamin E
280 mg Vitamin C
Kalorien: 40 kcal
Tagesbedarf:
→ Seite 24 bis 27

Gemüse

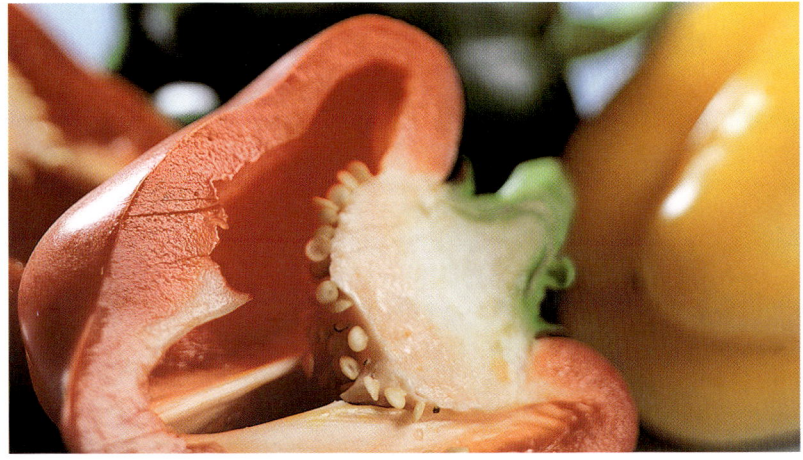

Paprika liefert abwehrstärkende Vitamine

Befreiung für die Nase

Ein kräftiger und scharfer Paprika regt auch in der Nase die Drüsen an, so daß eingetrocknete Schleimhäute wieder zum Leben erwachen und ihre Abwehrarbeit aufnehmen können. Zusätzlich helfen die vielen Vitamine, eine Nebenhöhlenentzündung zu vermeiden.

»Vitamin P« steht für Paprika

Eigentlich ist Vitamin P kein richtiges Vitamin, weil es für den Körper nicht lebensnotwendig ist. Hinter diesem etwas irreführenden Namen verbergen sich Flavonoide, pflanzliche Farbstoffe, die dem Paprika seine Leuchtkraft geben. Im Paprika strahlt vor allem das Luteolin, von dem Forscher der Universität Alabama in Birmingham sagen, daß es schon in geringen Konzentrationen vor Krebs, Herzerkrankungen und chronischen Altersbeschwerden schützt.

Rot signalisiert volle Vitaminpower

Bevorzugen Sie rote Paprikaschoten. Sie liefern im Vergleich zu den grünen Kollegen oft die doppelte bis dreifache Menge an Vitaminen und weiteren wichtigen Wirkstoffen.

Rezept: Paprika mit Reisfüllung

200 g Langkornreis in 400 ml Gemüsebrühe garen. 200 g Schafskäse, 2 kleine geschälte Zwiebeln, 50 g entsteinte Oliven und 4 Tomaten kleinschneiden. 4 rote Paprika waschen, halbieren, putzen. Die Mischung aus gegartem Reis und kleingeschnittenem Gemüse hineinfüllen und bei 200 Grad etwa 20 Minuten im Ofen garen.

Chilis sind eine kleine, scharfe Variante des Paprikas. Eine internationale Studie zeigt, daß bei Menschen, die ihre Mahlzeiten regelmäßig mit Chilipulver würzen, das Blut geringer verklumpt und leichter durch die Adern fließt als bei Menschen, die Chili selten oder nie verwenden.

Sauerkraut, das Powerkraut

»Sei mir gegrüßt, mein Sauerkraut, holdselig sind deine Gerüche.«
Heinrich Heine
(1797–1856)

Sauerkraut
- baut die Darmflora auf
- regt die Verdauung an
- unterstützt das Immunsystem
- kann Krankheitskeime im Darm vernichten
- beschleunigt Heilungsprozesse

Der Seefahrer und Entdecker James Cook nahm Sauerkraut mit auf seine Expeditionen, um monatelange Schiffsreisen gesund zu überstehen. Ohne die eingelegten, geschnittenen Weißkohlblätter wäre vermutlich ein Großteil seiner Besatzung an Auszehrung und Schwäche zugrunde gegangen. Zwar wollen wir heutzutage keine fernen Inseln entdecken, doch auch wir brauchen im Alltag viel Kraft und Energie, um allen Anforderungen standzuhalten. Sauerkraut hilft uns dabei, indem es das Immunsystem stärkt, den Darm aktiviert und aller Erfahrung nach Wunden besser heilen läßt.

Milchsäure regeneriert den Darm

Frisches Sauerkraut beschert dem Körper zahlreiche Milchsäurebakterien. Die meisten von ihnen werden zwar im Magen von der Magensäure vernichtet, doch es gibt gute Gründe anzunehmen, daß einige wenige in den Darm gelangen. Hier können sich diese natürlichen Darmbakterien niederlassen, sich vermehren und in kurzer Zeit den Anteil der für den Körper hilfreichen Bakterien vergrößern. Damit helfen sie dem Darm, schädliche Bakterien besser abzuwehren, und stärken somit das Immunsystem. Außerdem bauen die Milchsäurebakterien Giftstoffe ab und senken den Cholesterinspiegel.

Aufbau der Darmflora

Vitalcheck
1 Portion Sauerkraut (200 g):
4,4 g Ballaststoffe
96 mg Kalzium
0,4 mg Vitamin B_6
40 mg Vitamin C
Kalorien: 34 kcal
Tagesbedarf:
→ Seite 24 bis 27

Die von den Milchsäurebakterien gebildete Milchsäure aktiviert den trägen Darm und kann vermutlich schädliche Bakterien vernichten. Wer eine Strahlen- oder Chemotherapie hinter sich hat, kann mit frischem Sauerkraut die angegriffene Bakterienflora in seinem Darm wieder aufbauen. Auch vor, während und nach einer langen Antibiotikumtherapie, durch die ebenfalls die Darmbakterien zum Teil vernichtet werden, helfen die Milchsäurebakterien, Verdauungsproblemen vorzubeugen oder sie zu beheben. So kann sich der Körper schneller wieder erholen, weil ein funktionierender Darm nur wenig Schadstoffe an das Blut abgibt. Das wußte auch der berühmte Chirurg Sauerbruch, der seinen Patienten mit Erfolg Sauerkraut empfahl, wenn Operationswunden nicht heilen wollten. Außerdem unterstützt

Gemüse

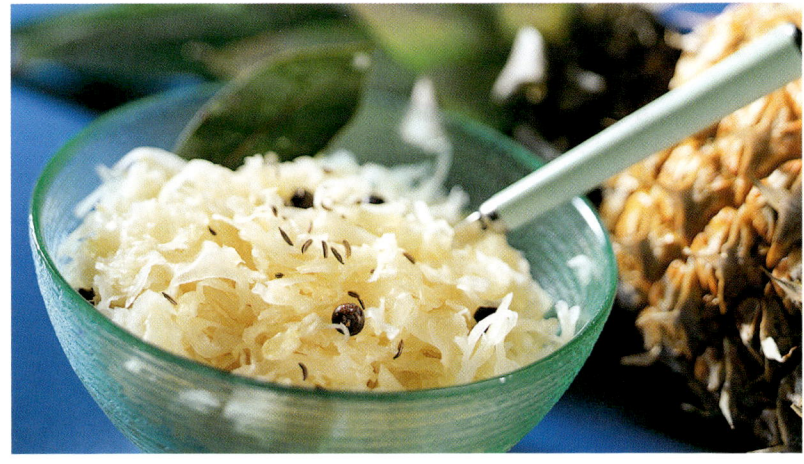

Eine leckere Kombination: Ananas und Sauerkraut

Sauerkraut durch seinen für ein Gemüse relativ hohen Gehalt an Kalzium sowie das reichlich vorhandene Vitamin B_6 den Heilungsprozeß nach chirurgischen Eingriffen.

Vitaminquelle für Vegetarier

In der traditionellen deutschen Küche ist Sauerkraut das einzige pflanzliche Lebensmittel, das Vitamin B_{12} enthält. Dieses Vitamin wird nicht von Pflanzen gebildet, es findet sich aber in zahlreichen tierischen Lebensmitteln. Veganer, die auf jede Art von tierischen Produkten verzichten, nehmen kein Vitamin B_{12} auf, außer sie essen viel Sauerkraut. Im Sauerkrautfaß wirken Bakterien, so daß Weißkohl nach einer gewissen Zeit zu Sauerkraut wird. Diese Bakterien bringen auch geringe Mengen von Vitamin B_{12} ins Sauerkraut. Da der Körper sehr wenig Vitamin B_{12} benötigt, wird damit ein beträchtlicher Teil des Bedarfs gedeckt.

Wissenschaftler konnten vier unterschiedliche Bakterienkiller analysieren, die von den Milchsäurebakterien im Sauerkraut gebildet werden und die gefährliche Krankheitskeime zerstören.

> **Tip**
>
> **Kochen zerstört die Bakterien**
>
> Essen Sie bevorzugt rohes Sauerkraut. Kochen zerstört die wertvollen Milchsäurebakterien, und das Kraut ist dann als Heilmittel für eine geschädigte Darmflora ungeeignet.

Rezept: Schneller Sauerkrautsalat

Von 1 Ananas Schale und Strunk entfernen, Fruchtfleisch in Würfel schneiden. 400 g frisches Sauerkraut mit einer Gabel auflockern, mit den Ananasstücken und 4 EL in Wasser eingeweichten Rosinen oder 150 g geputzten Weintrauben vermengen. Kurz durchziehen lassen.

Sellerie leitet Schadstoffe aus

»Gekocht macht Sellerie gute Säfte.«
Hildegard von Bingen
(1098–1179)

Ob Sellerie das Viagra im Gemüsebeet ist, darüber streiten sich die Wissenschaftler. Einig sind sie sich aber darüber, daß Sellerie das richtige Lebensmittel ist, um bei leichten Harnwegsinfekten und bei erhöhten Harnsäuremengen Nieren und Harnröhre zu reinigen.

Sellerie
- reinigt Nieren und Blase und beugt Nieren- und Blasensteinen vor
- wirkt abführend

Terpene machen die Bahn frei

Terpene, spezielle Aromastoffe im Sellerie, verhindern, daß sich kleinste Nieren- und Harnsteine im Harnleiter ablagern oder Entzündungsherde entstehen, die zu Schmerzen führen. Zudem regt das Kalium in Knolle und Staude den Harnfluß an und reinigt Nieren und Blase. Vor allem Gichtkranke profitieren davon, da sich bei ihnen die Harnsäure oft sehr stark im Blut konzentriert. Menschen, die unter Steinen in Nieren und Harnleitern leiden, sollten also viel Sellerie essen. Ein ätherisches Öl im Sellerie weitet die Nierengefäße, so daß belastende Stoffwechselprodukte wie die Harnsäure besser ausgeschieden werden können. Auch Nieren- und Harnsteine können leichter durch die feinen Harnleiterkanäle abgehen.

Doch nicht nur über die Blase, sondern auch über den Darm unterstützt Sellerie den Körper dabei, sich von Schadstoffen zu befreien. Im Darm beheben die Terpene kleine Entzündungen. Außerdem liefert Sellerie Ballaststoffe, die den Darm dazu anregen, sich stärker zu bewegen und den Nahrungsbrei voranzutreiben. Verstopfung und dadurch bedingte Entzündungen gehen dank viel Sellerie zurück; dabei spielt es keine Rolle, ob er als Knolle oder als Staude gegessen wird.

Vitalcheck

1 Portion Knollensellerie (200 g):
8,4 g Ballaststoffe
830 mg Kalium
28 mg Magnesium
100 mg Kalzium
0,4 mg Vitamin B_6
1 mg Pantothensäure
Kalorien: 36 kcal

1 Portion Bleichsellerie (200 g):
5,2 g Ballaststoffe
690 mg Kalium
24 mg Magnesium
160 mg Kalzium
0,2 mg Vitamin A
0,9 mg Pantothensäure
Kalorien: 30 kcal

Tagesbedarf:
→ Seite 24 bis 27

Sellerie vertreibt Mundgeruch

Die Erfahrung zeigt, daß eine Selleriemahlzeit gegen Mundgeruch wirkt. Vermutlich sind es die antientzündlichen und verdauungsfördernden Stoffe in Kombination mit den Aromen des Selleries, die den aus dem Magen kommenden Gerüchen ein Ende bereiten. Wer dauerhaften Erfolg haben möchte, kann jeden Tag einen kleinen Selleriesnack essen. Wenn das nicht hilft, sollte man vom Arzt klären lassen, welche Ursachen der schlechte Mundgeruch hat.

Gemüse

Gesunder Muntermacher

Überlieferungen sagen dem Sellerie nach, daß er die Stimmung aufhelle und munter mache. Die Wissenschaft kann sich das bis heute nicht erklären, obgleich Sellerieliebhaber es immer wieder bestätigen. Auch die aphrodisierende Wirkung konnte bislang nicht zweifelsfrei nachgewiesen werden, obwohl viele Männer sagen, daß sie durch Sellerie stärkere sexuelle Lust verspüren. Sicher haben die B-Vitamine B_6 und Pantothensäure auch eine psychische Wirkung. Und die Mineralstoffe Magnesium und Kalzium verleihen den Muskeln Kraft, verhelfen ihnen aber auch zu Entspannung. Doch vermutlich sind im Sellerie weitere wirksame Substanzen verborgen, die heute trotz feinster Analysemethoden noch niemand kennt.

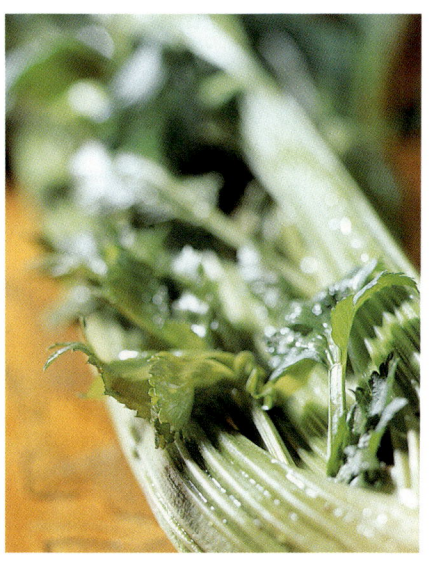

Selleriesaft als mildes Abführmittel

Um dem müden, überlasteten Darm einen Anstoß zu geben, empfehlen Naturkundeärzte ein großes Glas Selleriesaft pro Tag. Auch zu Beginn einer Fastenkur, wenn Sie sich allein beim Gedanken an das übelschmeckende Glaubersalz schütteln, können Sie in Absprache mit dem Fastenarzt Selleriesaft trinken. So wird der Darm auf natürliche Art entleert und der Körper auf das Fasten vorbereitet. Auch während der Fastenzeit hilft Selleriesaft, die freiwerdenden »Stoffwechselschlacken« besser auszuscheiden.

Wer die Sellerieknolle nicht mag, sollte unbedingt den knackigen Staudensellerie probieren

Tip

Blätter immer mitverwenden

Schneiden Sie in Salate und Eintöpfe, für die Sie Knollensellerie verwenden, die Sellerieblätter immer mit hinein. Die grünen Blätter enthalten viele Mineralien und die desinfizierenden ätherischen Öle der Knolle.

Rezept: Kleine Sellerietaler

1 Sellerieknolle putzen, in viel Wasser weichgaren. Die äußere Sellerieschale entfernen, die Knolle in nicht zu dünne Scheiben schneiden. Mit einem Ausstecher aus den Scheiben kleine Taler herausdrücken. Die Taler in Mehl, Eigelb und einer Mischung aus 1 TL gemahlenem Pfeffer und 4 EL Parmesan wenden. In heißem Olivenöl kurz von beiden Seiten braten und zusammen mit einem grünen Salat oder als Gemüsebeilage servieren.

Das US-amerikanische Krebsforschungsinstitut NCI entdeckte in einer fünfjährigen Studie, daß Sellerie zu den zehn Lebensmitteln gehört, die Krebs am besten bekämpfen können.

Appetit auf Gesundheit

Shiitake-Pilze – Heilmittel aus Asien

»Pilze und Gäste von drei Tagen sind gleich beliebt dem Magen.«
Sprichwort

Lange kennen wir den kleinen Pilz noch nicht, und doch eroberte er sich gleich einen Platz in der Gemüseabteilung vieler Supermärkte. Denn der traditionsreiche Speisepilz ist problemlos zuzubereiten, schmeckt hervorragend und ist zugleich – wie die Asiaten schon seit Jahrtausenden wissen – ein Heilmittel für ein geschwächtes Immunsystem. Außerdem wirkt er gegen zu hohe Cholesterinwerte und vermutlich sogar gegen bestimmte Krebserkrankungen.

Shiitake-Pilze
- senken erhöhte Cholesterinwerte
- stärken die Knochen
- beugen der Krebsentstehung vor

Traditionelle Chinesische Medizin schwört auf Shiitake-Pilze

Das uralte ostasiatische Medizinsystem findet heute auch in Europa mehr und mehr Anhänger. In dieser Medizin werden einigen Pilzen, insbesondere den Shiitake-Pilzen, große Heilkräfte zugesprochen. Die westlichen Naturwissenschaftler und Mediziner stehen erst am Anfang, die gesundheitlichen Wirkungen mit ihren Untersuchungsmethoden zu erforschen und anzuerkennen. Dabei konnten sie in einigen asiatischen Pilzen Substanzen nachweisen, die die Blutgerinnung hemmen und den Blutfluß verbessern. Damit senken diese Pilze das Risiko von Herz-Kreislauf-Erkrankungen. So ist es vor allem Menschen mit erhöhtem Cholesterinspiegel und Bluthochdruck sowie Rauchern anzuraten, häufig mit viel Shiitake-Pilzen asiatisch zu schlemmen. Außerdem enthalten diese Pilze Eritadenine, die den Blutzucker regulieren, Blutgerinnseln vorbeugen und den Cholesterinspiegel senken. Eine japanische Studie zeigte, daß 90 Gramm frische Shiitake-Pilze am Tag die Cholesterinwerte ins Lot bringen.

Vitalcheck

1 Portion Shiitake-Pilze (100 g):
5 µg Vitamin D
0,8 mg Vitamin B_1
0,5 mg Vitamin B_2
5,5 mg Niacin
Kalorien: 39 kcal
Tagesbedarf:
→ Seite 24 bis 27

Die Heilwirkungen beruhen in erster Linie auf geringen Mengen einzelner hochpotenter Inhaltsstoffe.

Gesunder Genuß für Sonnenentwöhnte

Unter den Nährstoffen der Pilze ist der hohe Gehalt an Vitamin D bemerkenswert. Eine Portion der Pilze von etwa 100 Gramm deckt bereits den gesamten Tagesbedarf. Normalerweise können wir das Vitamin D mit Hilfe des Sonnenlichts in der Haut und mit Hilfe von Nieren und Leber aus Cholesterin selbst bilden. Doch älteren oder kranken Menschen, die selten oder gar nicht aus dem Haus gehen, fehlt die Sonne und damit auch das Vitamin D. Bei einem Mangel können die Knochen mürbe werden und schneller brechen.

Gemüse

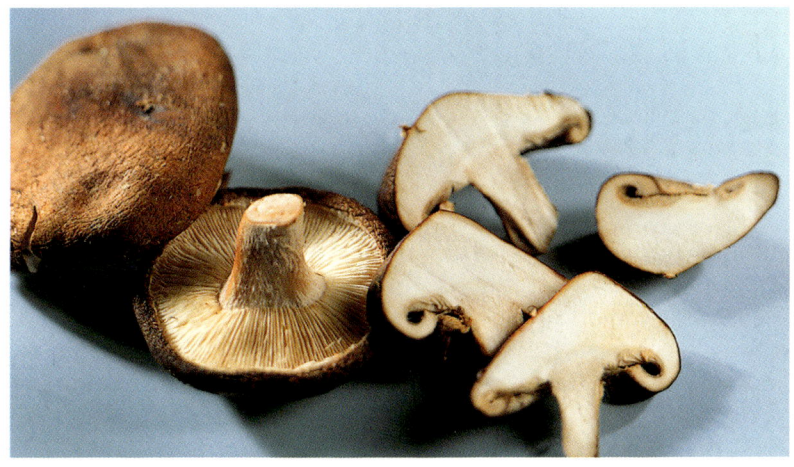

An den nach unten gewölbten Hüten erkennen Sie frische Shiitake-Pilze

Stoffe gegen den Krebs entdeckt

Japanische Forscher entdeckten das Lentinin in den Shiitake-Pilzen, eine Zuckersubstanz, die Krebsgeschwüre in ihrem Wachstum stört und sie sogar zurückdrängen kann. Andere Wissenschaftler wiesen nach, daß das Lentinin bestimmte Immunzellen anregt. Damit kann der Körper besser gegen erste Krebsherde vorgehen und ist gleichzeitig gegen harmlose Erkältungen und schwere Infektionskrankheiten gewappnet. Doch kein Krebspatient sollte nun seinen Krebs nur noch mit Shiitake-Pilzen bekämpfen. Die Forscher benutzten hochkonzentrierte Shiitake-Inhaltsstoffe, die in dieser Menge durch keine normale Ernährung aufgenommen werden. Man kann allerdings aus dem erstaunlichen Ergebnis folgern, daß Vorformen einer Krebserkrankung oder erste, kleine krebsartige Zellhaufen, die kein Arzt erkennen würde, sich dank Shiitake-Pilzen wieder zurückbilden können.

Neueste Forschungen in Kobe, Japan, haben ergeben, daß Maitake-Pilze, Verwandte der Shiitake-Pilze, einen Antikrebsstoff enthalten; er wirkt fast dreimal so gut gegen Krebs wie ein herkömmliches Mittel aus der Chemotherapie.

> **Tip**
>
> **Shiitake-Pilze möglichst immer frisch verwenden**
> Bereiten Sie Shiitake-Gerichte mit frischen Pilzen zu. Die getrockneten Pilze sind zwar sehr aromatisch, doch büßen sie beim Trocknen vermutlich auch einen Teil ihrer Heilkraft ein.

Rezept: Shiitake-Pilzpfanne

400 g Shiitake-Pilze mit einem Küchentuch abreiben, die Stiele großzügig abschneiden. 1 Knoblauchzehe schälen, kleinhacken, in 2 EL heißem Öl dünsten. Geschnittene Pilze zugeben, etwa 5 Minuten dünsten, mit Jodsalz, Pfeffer, reichlich gehackter Petersilie und etwas Zitronensaft abschmecken. Dazu paßt Reis.

Appetit auf Gesundheit

»Soja – das Fleisch des Feldes«
Redensart

Soja – kleine Bohne mit großer Wirkung

Soja zählt zu den wichtigsten Lebensmitteln der Welt. Ostasiaten haben in Soja ein äußerst vielseitiges Grundnahrungsmittel gefunden, das sie abwechslungsreich in Suppen, als Tofu, gekeimt oder als Sojasauce genießen. Auch in Europa und Nordamerika wächst das Interesse an der gesunden Sojaküche. Die Lebensmittelindustrie hat die Vorteile der Sojabohne schon lange entdeckt: Sojalecithin als Emulgator oder Vitamin E aus Soja als Antioxidationsmittel sind aus der modernen Lebensmittelproduktion nicht mehr wegzudenken.

Soja
- beugt Krebs vor
- gleicht ein Vitamin-B-Defizit mit Müdigkeit und Konzentrationsschwäche aus
- kann zum Teil Milch ersetzen

Natürliches Nährstoffkonzentrat

Ähnlich den Vitamin- und Mineralstofftabletten ließe sich Soja auch in den Regalen der Drogerien und Apotheken verkaufen – zumal die kleine Hülsenfrucht mit ihrem hochwertigen Eiweiß, den gesunden ungesättigten Fettsäuren und eventuell weiteren, unentdeckten Wirkstoffen alle vergleichbaren Präparate schlägt. Ihr Reichtum an vielen unterschiedlichen Vitalstoffen und der hohe Gehalt an wertvollem Eiweiß und Fettsäuren stärkt jeden, der beispielsweise nach einer Krankheit neue Kraft schöpfen muß.

Für Veganer, die auf Fleisch, Fisch und auch Milchprodukte verzichten, bietet sich Soja als idealer Milchersatz an. Denn es enthält wie die Milch Kalzium und hat eine ähnliche Eiweißqualität, die auch gut mit Getreideeiweiß harmoniert. Manche Menschen vertragen auch keine Milch. Für sie kann Sojamilch ein gute Alternative sein – vorausgesetzt, sie haben keine Allergie gegen Hülsenfrüchte.

Vitalcheck

1 Portion Sojabohnen (50 g):
7,5 g ungesättigte Fettsäuren
11 g Ballaststoffe
110 mg Magnesium
100 mg Kalzium
3,3 mg Eisen
2,1 mg Zink
0,8 mg Vitamin E
0,5 mg Vitamin B_1
0,3 mg Vitamin B_2
0,5 mg Vitamin B_6
Kalorien: 162 kcal
Tagesbedarf:
→ Seite 24 bis 27

Reich an ungesättigten Fettsäuren

Mit ihren vielen ungesättigten Fettsäuren landet die kleine Bohne idealerweise häufig auf den Tellern all der Menschen, die auf ihre Blutfette besonders achten müssen. Ungesättigte Fettsäuren senken den Cholesterinspiegel. Sie tragen dazu bei, daß Arterien sich nicht verengen, und beugen Herzinfarkt, Schlaganfall und Thrombosen vor. Ein Wermutstropfen: Soja gehört zu den fettreichen Lebensmitteln. Wer sich ohnehin fettreich ernährt oder abnehmen will, sollte bei allen Vorteilen das Fett im Soja nicht übersehen.

Gemüse

Probates Mittel gegen Streß

Geistige und körperliche Höchstleistungen bedeuten Streß und greifen manchmal sogar Wohlbefinden und Gesundheit an. Die vielen B-Vitamine in Soja sind eine Wohltat für die Nerven. Sie sorgen dafür, daß die Nervenimpulse problemlos weitergeleitet werden. Zusätzlich bildet der Körper mit dem in Soja reichlich vorhandenen Lecithin um die Nervenfasern herum eine Isolierschicht, das Myelin. Bei Streß leidet auch der Körper, denn er verliert dabei reichlich Magnesium. Hier gleicht Soja ein eventuelles Defizit leicht aus. Und mit den Mineralstoffen Eisen und Zink hilft Soja zusätzlich dem bei Streßattacken angeschlagenen Immunsystem auf die Sprünge.

Krebsvorsorge

Ostasiatinnen leiden sehr viel seltener an Brust- und Gebärmutterkrebs als Europäerinnen. Den Grund dafür vermuten viele Forscher im höheren Sojakonsum. Sie fanden in Soja östrogenähnliche Substanzen (insbesondere das Genistein), die das durch Östrogen verstärkte Krebswachstum hemmen (siehe auch Seite 33). Das US-Krebsforschungsinstitut NCI zählt die Sojabohne zu den besten Antikrebslebensmitteln.

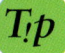

Tip: Verwechseln Sie nicht Mungo und Soja!

Lassen Sie sich keine Mungobohnenkeimlinge als Sojasprossen verkaufen. Mungobohnen können im Vitalstoffgehalt nicht mit Soja konkurrieren. Sojasprossen halten sich schlecht, werden leicht bitter und demzufolge nur selten angeboten. Ziehen Sie die Sprossen am besten selbst: Dazu zwei Eßlöffel Sojabohnen einen halben Tag lang in klarem Wasser einweichen, gut abtropfen und in einem Keimgefäß mit offenem Deckel keimen lassen. Jeden Tag zweimal spülen. Nach fünf Tagen können Sie die kleinen Sprossen ernten: Nur die gekeimten Bohnen verwenden, deren feine Haut abziehen, und die Keime unbedingt vor dem Essen blanchieren, um giftige, aber hitzeempfindliche Substanzen zu zerstören.

Rezept: Sandwiches mit Sojasprossen

8 Scheiben Walnußbrot dünn mit Ketchup bestreichen. Auf 4 Scheiben je 1 großes, frisches Salatblatt, feingeschnittene Zucchinischeiben und 1 EL blanchierte Sojasprossen geben. Mit Pfeffer und Jodsalz würzen. Mit einer weiteren Brotscheibe abdecken.

Am Universitätskinderkrankenhaus Heidelberg fanden Mediziner heraus, daß Genistein, einer der wichtigsten Inhaltsstoffe in Soja, das Krebswachstum drosselt. Sie vermuten, daß es Prostata-, Brust- und Gehirntumoren vorbeugen kann und die Krebsbehandlung unterstützt.

Appetit auf Gesundheit

»Kirschen rot, Spargel tot.«
Sprichwort über das Ende der Spargelsaison

Spargel – Vitalstoffe von der Stange

Spargel
- **entwässert**
- **hilft bei Bluthochdruck**
- **aktiviert den Darm**
- **beugt Risiken in der Schwangerschaft vor**
- **ist eine vitalstoffreiche Schonkost**

Ein Nachteil des Spargels ist, daß es ihn nur wenige Wochen im Frühjahr zu kaufen gibt. Sein großer Vorteil besteht aber darin, daß man ihn dann ohne Probleme gleich pfundweise genießen kann. Spargel besitzt so wenige Kalorien, daß selbst eine Portion von 500 Gramm kaum zu Buche schlägt. Diese Menge hat es allerdings in sich, was die Nährstoffe angeht: Sie deckt den Tagesbedarf an Vitamin C und Folsäure, zusätzlich mehr als das halbe Tagessoll an Vitamin E, B_1 und an Eisen. Wer hätte gedacht, daß so viel Gesundheit so gut schmeckt!

Kalium reguliert Wasserhaushalt und Blutdruck

Wer an Wasser in den Beinen leidet, darf sich auf die Spargelsaison freuen. Der hohe Gehalt an Kalium und der Aromastoff Asparagin im Spargel sorgen dafür, daß ein Zuviel an Wasser ausgeschieden wird. Allerdings sollten Sie dafür weder Spargel noch Spargelwasser stark salzen. Würzen Sie lieber mit gehackter Petersilie oder mit einer delikaten Spargelsauce.

Das Kalium im Spargel zieht nicht nur das Wasser aus dem Körper, sondern mindert auch den Druck der Herzpumpe. Leiden Sie an Bluthochdruck, kann Ihnen eine kaliumreiche Ernährung eventuell helfen. Mit Kalium versorgen Sie alle Gemüse- und Obstsorten, Spargel allerdings besonders üppig.

Vitalcheck
1 Portion Spargel (500 g):
7,5 g Ballaststoffe
1015 mg Kalium
90 mg Magnesium
130 mg Kalzium
3,5 mg Eisen
0,4 mg Vitamin A
11 mg Vitamin E
0,6 mg Vitamin B_1
0,6 mg Vitamin B_2
540 µg Folsäure
5 mg Niacin
100 mg Vitamin C
Kalorien: 90 kcal
Tagesbedarf:
→ Seite 24 bis 27

Sanfte Darmreinigung

Der Spargel regt neben der Niere den Darm zu mehr Leistung an und bringt ihn dazu, sich stärker zu bewegen. Ein Spargelessen à 500 Gramm versorgt Sie mit einem Viertel der mindestens erwünschten Ballaststoffmenge pro Tag. Damit wird ein träger Darm aus dem Schlaf geweckt, Abfallprodukte des Stoffwechsels werden besser und schneller ausgeschieden. Außerdem beugt ein aktiver Darm Hämorrhoiden vor. Spargel hat den Vorteil, daß er mit den Ballaststoffen gleich die zum Aufquellen notwendige Flüssigkeit mitbringt, denn er besteht zu 94 Prozent aus Wasser.

Schonkost, die Power gibt

Bei vielen Beschwerden, die eine Diät notwendig machen, bietet sich der Spargel als leicht verdauliches, nährstoffreiches und vor allem leckeres Gemüse an. Dabei enthält er eine solche Fülle von Vitaminen und Mineralstoffen, daß diese Seite nicht ausreicht, um alle Erkrankungen und Beschwerden aufzuführen, bei denen Spargel helfen oder vorbeugen kann. Zu den wichtigsten zählen Osteoporose, Krebs und Herz-Kreislauf-Erkrankungen, denen Spargel mit Kalzium und den Vitaminen A, E und C sowie B-Vitaminen vorbaut. Gleichzeitig vertreibt das Eisen in Kombination mit Magnesium und B-Vitaminen viele Alltagsbeschwerden wie Kopfschmerzen, Konzentrationsmangel oder Unlust. Auch die Tage vor den Tagen mit dem prämenstruellen Syndrom werden für viele Frauen dank Spargel erträglicher.

Spargel enthält bestimmte Zuckerarten, die im Darm Milchsäurebakterien zum Wachsen anregen. Diese Bakterien schützen den Körper vor Darminfekten.

Nierenkranke müssen vorsichtig sein!

Nierenkranke müssen unbedingt Vorsicht walten lassen. Bei schweren Nierenerkrankungen sollten die Nieren nicht vom Spargel zu Höchstleistungen angeregt werden. Bei leichten Nierenbeschwerden kann der Spargel allerdings sehr hilfreich sein, weil er die Nieren durchspült. Haben Sie eine Nierenerkrankung, fragen Sie Ihren Arzt, ob Sie Spargel essen dürfen.

Delikatesse für Schwangere

Viel Folsäure, Eisen und Kalzium – das sind genau die Vitalstoffe, an denen es Schwangeren und Stillenden oft mangelt, so daß sie Schwangerschaftsprobleme bis hin zu Mißbildungen des Kindes riskieren. Spargel hilft, diese Risiken zu vermeiden. Außerdem wirkt er Schwangerschaftsödemen, Bluthochdruck und Verstopfung entgegen.

> **Grüner Spargel – eine Extraportion Fitneßstoffe**
> Ziehen Sie grünen Spargel dem weißen vor. Er wächst oberirdisch und entwickelt noch mehr Vitamine und Mineralstoffe. Einziger Nachteil der grünen Stangen: Sie enthalten weniger Asparagin, so daß die Nieren weniger aktiviert werden.

Rezept: Spargel auf klassische Art

2 kg Spargel schälen und in leicht gesalzenem Wasser in etwa 20 Minuten garen, mit zerlassener Butter, Kartoffeln und gehackter Petersilie servieren. Das schmeckt auch ohne Fleisch.

Spinat – wichtig für werdende Mütter

> »*Spinat: Bei Erkrankungen des Verdauungskanals sehr zu empfehlen.*«
> Schulkochbuch Dr. Oetker, 1910

Generationen sahen im Spinat nur eine gute Eisenquelle und wurden doppelt enttäuscht. Zum einen haben Tabellen den Eisenwert jahrzehntelang viel zu hoch angegeben. Zum anderen kann das Eisen aus dem Spinat nur schwer aufgenommen werden, da die ebenfalls im Spinat vorhandene Oxalsäure Eisen und andere Mineralstoffe fest an sich bindet. Trotzdem brauchen Sie sich nicht zu ärgern, wenn Sie als Kind unter dem hochgelobten »gesunden« Spinat leiden mußten. Seinen anderen Vitalstoffen verdanken Sie vielleicht Ihre Gesundheit!

Spinat
- wirkt Arteriosklerose und Krebs entgegen
- beugt Risiken in der Schwangerschaft vor
- entlastet und aktiviert den Darm

Eine exzellente Folsäurequelle

Frauen nehmen mit der Nahrung nach Angaben des aktuellen Ernährungsberichts der Deutschen Gesellschaft für Ernährung im Schnitt nur 60 Prozent der empfohlenen Folsäuremenge auf. Experten schätzen, daß kaum eine junge Frau (und auch fast kein Mann) die empfohlene Menge an Folsäure erreicht. Damit riskieren Frauen ein vorzeitiges Ende einer Schwangerschaft oder sogar schwere Behinderungen des Kindes. Spinat gehört neben Grünkohl und Feldsalat zur ersten Riege der Folsäurelieferanten. Größere Folsäuremengen finden sich fast nur noch in Innereien, die aber für Schwangere tabu sind. Eine Spinatsalat mit 50 Gramm Spinat kann bereits ein Sechstel des Tagesbedarfs decken und damit einen Großteil des Folsäuredefizits ausgleichen. Schwangere benötigen allerdings die doppelte Menge an Folsäure. Essen Sie am besten neben dem Spinat häufig Grünkohl, Feldsalat, Blumenkohl, Rosenkohl, Brokkoli, Lauch oder Erbsen. Und bereiten Sie daraus – wenn möglich – einen Salat zu. Denn Folsäure wird durch das Kochen schnell zerstört.

Vitalcheck
1 Portion Spinat (100 g):
2,6 g Ballaststoffe
126 mg Kalzium
0,6 mg Vitamin A
1,4 mg Vitamin E
51 mg Vitamin C
145 µg Folsäure
3,6 mg Beta-Carotin
17,3 mg Carotinoide
Kalorien: 15 kcal
Tagesbedarf:
→ Seite 24 bis 27

Dreierpakt gegen freie Radikale

Im Kampf gegen freie Radikale wirken die drei Vitamine Beta-Carotin, Vitamin E und C gemeinsam sehr viel effektiver als einzeln. Spinat enthält alle drei Radikalefänger. Daher gilt er neben Tomaten und Karotten als wichtigstes Gemüse, um Gesundheitsschäden vorzubeugen, die durch zellzerstörende freie Radikale im Körper entstehen.

Gemüse

Dazu gehören in erster Linie Krebs und Herz-Kreislauf-Beschwerden. Spinat besitzt im Unterschied zu vielen anderen Beta-Carotin-reichen Gemüsesorten auch noch hohe Konzentrationen eines bestimmten Carotinoids: des Luteins. Lutein übersteht die Hitze beim Kochen nur schlecht. Doch einige Gemüsesorten wie der Spinat enthalten im rohen Zustand sehr viel davon. Man vermutet, daß Carotinoide wie Lutein der Grund dafür sind, daß rohes Gemüse einen besonders hohen Krebsschutzfaktor aufweist.

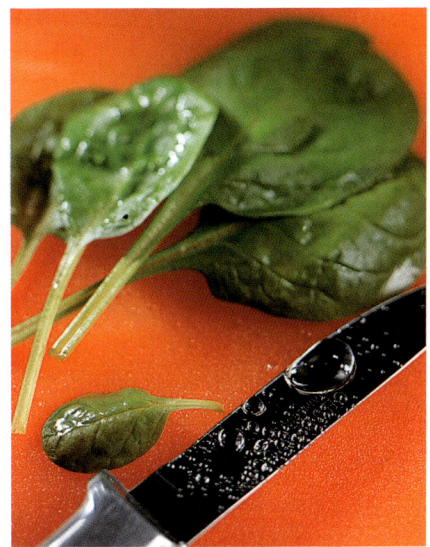

Nierenkranke sollten auf Spinat verzichten

Spinat enthält sehr viel Oxalsäure; sie kann sich fest an einzelne Mineralstoffe, insbesondere an Kalzium, binden. Gebundenes Kalzium aber wird schwerer ausgeschieden, so daß sich in der Niere Oxalsäuresteine bilden können, aus denen viele Nierensteine bestehen. Wer zu Oxalsäuresteinen neigt, sollte deshalb besser auf Spinat verzichten.

Spinat wird bei uns zwischen April und Oktober geerntet

> **T!p** **Keine Angst vorm Nitrat**
>
> Achten Sie beim Spinatkauf auf Freilandware. Sie enthält weniger Nitrate. Denn Spinat, der genug Sonnenlicht erhält, setzt das aufgenommene Nitrat um. Spinat mit wenig Licht, unter Glas angebaut, kann nicht so viel Nitrat umsetzen und reichert es an. Damit sich das Nitrat im Körper nicht zu krebsauslösenden Nitrosaminen verwandelt, sollten Sie viel Vitamin C zum Spinat essen, also beispielsweise Paprika oder eine Kiwi zum Nachtisch. Außerdem empfiehlt es sich, Spinat nicht lange warm zu halten und ihn nach dem Abkühlen nicht wieder aufzuwärmen. Dabei setzen Bakterien Nitrat in Nitrit um. Nitrit kann der Organismus aber sehr viel leicher in Nitrosamine verwandeln, als dies mit Nitrat möglich ist.

Rezept: Spinatsalat mit Paprika

400 g jungen Spinat waschen, putzen und trockenschütteln. 2 rote Paprikaschoten waschen und putzen. 1 Zwiebel schälen, mit den Paprikaschoten in Würfel schneiden und mit dem Spinat mischen. 4 EL Joghurt, 2 EL Walnußöl, 1 TL Weißweinessig und 1 EL Zitronensaft verrühren, mit Pfeffer und Jodsalz abschmecken und über den Salat geben. Dazu paßt gut Baguette oder Nußbrot.

Neurologen des amerikanischen Nutrition Research Center zeigten, daß Ratten dank Spinatdiät ein besseres Erinnerungsvermögen hatten. Die Vermutung der Wissenschaftler: Die Carotinoide im Spinat bewahren die grauen Zellen vor frühzeitiger Alterung.

»Tomate – ein Segen für die gute Küche«

J.-A. Brillat-Savarin, berühmter Koch und Gourmet (1755–1826)

Tomaten – rote Karte für die freien Radikale

Die neuesten Studien belegen es deutlich: Die spezielle Mischung unterschiedlicher Carotinoide in der Tomate prädestiniert diese prallgesunde Frucht dazu, etlichen Krebsarten und dem »bösen« LDL-Cholesterin Einhalt zu gebieten. Und das Erstaunliche: Bei der Tomate sind die Carotinoide in Saft, Püree und Ketchup besonders wirksam.

Tomaten
- beugen Zivilisationserkrankungen wie Krebs und Arteriosklerose vor
- helfen der Haut gegen aggressive Sonnenstrahlen
- kräftigen das Immunsystem

Starker Schutz vor Krebs

Tomaten zeichnen sich nicht durch hohe Vitamin- und Mineralstoffgehalte aus, und doch haben deutsche Forscher großes Interesse an ihnen gefunden. In einer Studie der Bundesforschungsanstalt für Ernährung wiesen Ernährungswissenschaftler nach, daß bereits mit einem großen Glas Tomatensaft (330 Milliliter) der Schutz vor freien Radikalen zunimmt. Diese freien Radikale greifen unter anderem die Gene im Zellkern an – der erste Schritt zur Krebsentstehung. Durch Tomatensaft können die Zellen den Angriffen von UV-Licht, Schadstoffen oder Nikotin besser standhalten.

Erstaunliche Ergebnisse der Forschung

Die Harvard-Universität in Boston bestätigte diese Ergebnisse. Dort nahmen Wissenschaftler 72 Krebsstudien sehr genau unter die Lupe, in denen Tomaten auf ihren Anti-Tumor-Effekt getestet wurden. In 80 Prozent der Untersuchungen senkten Tomaten das Krebsrisiko! Am eindrucksvollsten fielen die Erfolge bei Prostata-, Lungen- und Magenkrebs aus. Als Hauptwirkstoff haben die Experten das Lycopin ausgemacht, den roten Farbstoff in der Tomate. Er verträgt Hitze sehr gut, so daß auch pasteurisierter Saft, Tomatenpüree oder -ketchup noch die Antikrebsstoffe in sich tragen. Wissenschaftler konnten zeigen, daß es dem Körper leichter fällt, das Lycopin aus dem Saft zu nutzen als aus der rohen Tomate. Außerdem liegen die Wirkstoffe im Tomatensaft konzentrierter vor. Doch glauben Sie nun nicht, daß ein herzhafter Tomatensalat schlechter sei als ein industriell erzeugter Tomatensaft: Das Vitamin C, das Beta-Carotin und vielleicht andere, bislang unentdeckte Stoffe leiden unter der Pasteurisierung. Optimal wäre Saft plus Tomatensalat.

Vitalcheck

1 Portion Tomaten (200 g):
50 mg Vitamin C
1,2 mg Beta-Carotin
22,8 mg Lycopin
25,4 mg Carotinoide
Kalorien: 34 kcal
Tagesbedarf:
→ Seite 24 bis 27

Lycopin begrenzt den Cholesterinschaden

Cholesterin schadet den Arterien nur, wenn es sich als »böses« LDL-Cholesterin an deren Wänden ablagert. Dort kann das LDL-Cholesterin nämlich, angetrieben von den freien Radikalen, zu einer besonders aggressiven Form, dem oxidierten Cholesterin, umgewandelt werden. Lycopin verhindert diese Umwandlung. So bewahrt es die Arterien vor einem fortschreitenden Angriff durch aggressives Cholesterin und senkt die Gefahr von Arteriosklerose, Herzinfarkt, Schlaganfall und Thrombose. Wenn Ihr Arzt Sie vor diesen schweren Erkrankungen warnt, Sie eventuell sogar bereits eine solche Erkrankung hatten oder haben, sollten Tomaten von heute an täglich auf Ihrem Speiseplan stehen.

Schon eine einzige Mahlzeit pro Tag mit Tomaten, Tomatenpüree oder Tomatensauce verringert das Risiko von Prostatakrebs um 20 Prozent, so die Forschungen der Havard Medical School in Boston.

T!p

Mehr Carotinoide in Freilandtomaten

Haben Sie die Wahl zwischen Freiland- und Treibhaustomaten, kaufen Sie unbedingt die Tomaten, die unter freiem Himmel reif geworden sind. Sie bringen es auf einen etwa dreimal so hohen Lycopingehalt wie Tomaten aus dem Gewächshaus. Übrigens können geerntete Tomaten nachreifen und dabei Nährstoffe anreichern. Dafür geben Sie die Tomaten am besten in eine Plastiktüte, oder Sie lagern sie zusammen mit Äpfeln in einer Schale. Tomaten und vor allem Äpfel strömen ein Gas aus, das die Reifung anregt.

Rezept: Schnell zubereitete Tomatensuppe

Lassen Sie 500 ml Tomatenpüree aus der Packung mit 500 ml Gemüsebrühe aufkochen, und würzen Sie die Suppe mit frischen gehackten Kräutern, Jodsalz und reichlich Pfeffer. Sie können diese einfache, aber leckere Suppe noch verfeinern, indem Sie 100 g Crème fraîche einrühren und das Ganze mit etwas Curry abschmecken. Oder Sie kochen in der Suppe 100 g Vollkornreis, so daß Sie in der Tomatensuppe zusätzlich noch eine nahrhafte Reiseinlage gegen den großen Hunger haben. Der Vollkornreis liefert Kohlenhydrate, die Sie lange sättigen und Ihren Energiespiegel oben halten.

Zwiebeln befreien und desinfizieren

»Dampfbad und Zwiebel heilen jedes Übel.«
Redensart

Die Heilkraft der Zwiebel können Sie nicht anhand von Vitaminkonzentrationen oder Mineralstoffwerten aus Nährwerttabellen ablesen, doch sie wird Ihnen sofort deutlich, wenn Sie eine Zwiebel schälen und schneiden. Die entstehenden Dämpfe reizen Ihre Tränendrüsen. Ähnlich werden die Verdauungsdrüsen von der Zwiebel aktiviert. Und auch die Schleimhäute in den Atemwegen sondern mehr Flüssigkeit ab, so daß sich eine Erkältung nicht festsetzen kann.

Zwiebeln putzen Magen und Darm

Zwiebeln
- regen die Verdauung an
- beugen Thrombosen und Arteriosklerose vor
- wirken schleim- und hustenlösend

Zwiebeln und Knoblauch enthalten eine typische Schwefelverbindung: das Alliin. Dieses wirkt vermutlich weder desinfizierend noch verdauungsfördernd. Doch angeregt durch das Alliin, treten die Darmbakterien in Aktion. Sie können die Schwefelverbindung umwandeln, so daß sich daraus Substanzen bilden, die nachweislich Krankheitskeime im Darm vernichten.

Zudem regen die ätherischen Öle der Zwiebeln die Drüsen in Magen und Darm an: Es fließt mehr Magensäure, die Bakterien abtötet. Der Darm gibt mehr Säfte ab, so daß der Nahrungsbrei schneller verdaut und weitertransportiert werden kann. Bakterien und Gifte haben somit keine Zeit, sich einzunisten. Verdauungsbeschwerden kann mit einer Zwiebel pro Tag leicht vorgebeugt werden. Allerdings lösen Zwiebeln oft auch eine starke Gasbildung im Darm aus. Wer darunter leidet, sollte genau beobachten, ob diese Blähungen eventuell immer nach dem Genuß von Zwiebeln auftreten.

Auflösen von »Arterienkalk«

Vitalcheck
1 Portion Zwiebeln (50 g):
unterschiedliche Sulfide
13 mg Quercetin
Kalorien: 14 kcal

Wissenschaftler machen die Schwefelstoffe in der Zwiebel dafür verantwortlich, daß ihr reichlicher Verzehr den Blutfluß verbessert. Das Blut verklumpt weniger. Haben Sie ein erhöhtes Risiko für Herz-Kreislauf-Probleme oder leiden Sie unter Arteriosklerose, »Arterienverkalkung«, so besteht die Gefahr, daß sich an den Gefäßwänden mehr und mehr feinste Blutplättchen verkleben. Zwiebeln aktivieren Enzyme im Blut, die diese Kleber wieder auflösen. Außerdem können

Zwiebeln Entzündungsherde beruhigen. Da verengte Gefäße in der Regel immer leicht entzündet sind und dadurch die Blutgerinnung anregen, noch mehr Blutplättchen anzulagern, können antientzündliche Stoffe in der Zwiebel diesen Teufelskreis auflösen.

Rachen und Nase atmen auf

Eine verstopfte Nase und ein rauher Rachen zeigen, daß sich Bakterienherde festgesetzt und die Schleimhäute kapituliert haben. In diesem Fall sollten Sie mehr als zwei Liter Flüssigkeit am Tag trinken und dazu viele Zwiebeln essen. Denn Zwiebeln dämpfen Entzündungen, töten Bakterien und regen die Schleimhäute an, wieder mehr Schleim zu bilden. So schwellen Entzündungen ab, der Husten löst sich, und die Bakterien können heraus.

Dieses Hausrezept hilft bei festsitzenden Erkältungen: Fünf Zwiebeln sehr klein schneiden, mit viel Honig verrühren und einen Tag lang stehenlassen. Mehrmals täglich kann sich der Kranke einen Eßlöffel von der Honig-Zwiebel-Masse im Mund langsam zergehen lassen. Sie können auch gleiche Teile kleingehackter Zwiebeln und Zucker ansetzen. Nach etwa zwölf Stunden hat sich der Zucker zu einem Sirup aufgelöst, der ebenfalls eßlöffelweise eingenommen wird.

Tip

Zwiebeln nicht zu wenig und am besten roh essen

Essen Sie am besten mindestens eine mittelgroße Zwiebel jeden Tag. Wenn Sie Zwiebeln roh nicht vertragen, sondern sie nur gekocht essen, dann sollten es besser zwei Stück pro Tag sein, denn die Hitze zerstört einen Teil der Wirkstoffe, wenn auch nicht alle.

Rezept: Zwiebelsalat mit grünen Bohnen

500 g grüne Stangenbohnen waschen, putzen und in Salzwasser etwa 10 Minuten garen. Die Bohnen gut abtropfen lassen, in Stücke schneiden. 4 große Zwiebeln (200 g) schälen, in sehr kleine Würfel schneiden oder reiben, zu den Bohnen geben. Aus 6 EL Olivenöl, 6 EL Zitronensaft, Pfeffer, Jodsalz, etwas Kümmel, 2 Zweigen feingeschnittenem Bohnenkraut und Senf eine pikant-würzige Sauce zubereiten und über den Salat geben. Alles mindestens 1 Stunde ziehen lassen. Den Bohnen-Zwiebel-Salat mit 2 geachtelten Tomaten oder einer kleingeschnittenen Paprikaschote anrichten. Dazu paßt sehr gut Fleisch, aber auch nur eine Scheibe Vollkornbrot oder einige wenige Scheiben Schinken.

Schon eine halbe Zwiebel pro Tag senkt das Magenkrebsrisiko, so Studien aus den Niederlanden und den USA. Vermutlich unterbinden Zwiebelsubstanzen die krebsauslösende Nitrosaminbildung im Magen. Außerdem ist Quercetin, das in Zwiebeln in hohen Mengen enthalten ist, als Antikrebsmittel bekannt.

Obst – Vitalstoffe und Genuß pur

Glaubt man der Statistik, sind wir große Früchte-Fans. Wir essen durchschnittlich knapp 350 Gramm Obst jeden Tag. Dabei steht der Apfel ganz oben auf der Hitliste, gefolgt von Banane, Zitrusfrüchten und Kiwi. Das Gute an Obst: Es enthält kein Fett – nur die Avocado tanzt hier aus der Reihe. Die Obstkalorien stammen aus dem Fruchtzucker, der den Früchten von der Ananas bis hin zur Zwetschge ihre Süße gibt. Doch diese Kalorien machen nicht dick, sondern schenken gute Laune und jede Menge Energie.

Etwas überschätzt wird oft der Vitamingehalt der Früchte. Obst kann selbst beim Vitamin C dem Gemüse nicht das Wasser reichen und steht auch bei den übrigen Vitaminen im Vergleich mit anderen Lebensmittelgruppen nicht auf den vordersten Plätzen. Trotzdem sollten wir den Appetit auf die Früchte nicht verlieren: Obst liefert die meisten Ballaststoffe – noch dazu eine Ballaststoffsorte, die den Darm entgiftet und den erhöhten Cholesterinspiegel nach unten reguliert. Sein Kalium entwässert und senkt einen hohen Blutdruck. Außerdem essen wir Obst – anders als Gemüse – in der Regel roh. So brauchen wir uns um Vitamin- und Mineralstoffverluste nicht zu sorgen.

Der ideale Snack für zwischendurch

Obst versorgt uns mit wertvollen Vitalstoffen und kommt dabei fast ganz ohne Fette und Kalorien aus. Es ist bestens geeignet, den kleinen Hunger zwischendurch auf gesunde Weise zu stillen.

Ernährungswissenschaftler kritisieren, daß wir zuwenig Kohlenhydrate und zuviel Fette essen. Fänden wir mehr Geschmack an Apfel, Kirsche & Co., würden wir die empfohlene Relation von Kohlenhydraten und Fetten eher erfüllen. Die leicht verdaulichen Kohlenhydrate, kombiniert mit den Ballaststoffen, machen Früchte zu einer idealen Zwischenmahlzeit. Denn Nerven und Muskeln brauchen einen konstanten Blutzuckerspiegel. Der sinkt, wenn wir zuwenig Kohlenhydrate essen. Dann leiden Konzentration und Leistungskraft. Zucker allein läßt den Blutzuckerspiegel schnell ansteigen, so schnell, daß der Körper gegenregulieren muß. Dann landen der Blutzuckerspiegel und unsere Energie wiederum im Keller.

Die Kombination von Zucker und Ballaststoffen im Obst verhindert, daß nach dem Essen von Apfel, Banane oder Melone der Blutzuckerspiegel hochschnellt. Der Zucker im Obst wird dank der Ballaststoffe langsam im Darm aufgenommen und hält länger vor. Ein stabiler Zuckerpegel hilft über Durchhänger und Leistungstiefs hinweg.

Außerdem trägt er dazu bei, daß das Gehirn gut mit Stoffen versorgt wird, die der Körper zu Glückshormonen umbauen kann und die so für gute Laune sorgen und Migräne vorbeugen. Kein Wunder, daß wohl jeder gerne Früchte mag!

Bioaktivstoffe machen die Früchte so gesund

Obst enthält ähnlich wie Gemüse eine Vielzahl von bioaktiven Stoffen, die unsere Gesundheit stärken: Keine Beeren ohne Phenolsäuren, die vor Krebs und Herzkrankheiten schützen; keine Papayas, Nektarinen oder Grapefruits ohne Carotinoide, die gefährliche zellschädigende freie Radikale aufhalten; und keine Äpfel, keine Trauben, Apfelsinen oder Beerenfrüchte, die nicht viele Flavonoide enthalten, die der Arteriosklerose und wiederum bestimmten Krebsarten vorbeugen. Obst liefert sogar die meisten Flavonoide, von denen neue Forschungen behaupten, daß sie sehr viel besser gegen Zivilisationskrankheiten wirken als die Carotinoide.

Obsteinkauf leichtgemacht

Wie schon beim Gemüseeinkauf (Seite 57) erläutert, enthält saisongerecht gekauftes Obst, möglichst aus regionalem Anbau, die meisten Vitalstoffe. Schließlich schmecken Erdbeeren am besten von Ende Mai bis Juli, wenn sie eben erst gepflückt wurden.
Wann immer möglich, prüfen Sie das Obst mit allen Sinnen auf Frische, Reifegrad und Qualität. Bananen, Melonen, Ananas, Papayas, Kiwis und viele andere Früchte haben eine Schale, die man nicht mitißt. Es spricht also nichts dagegen, einen Fingertest zu machen, um allzuweiche Stellen zu entdecken oder auch unreife Früchte zu entlarven, die sich durch ihre Härte verraten.
Insbesondere die Nase können Sie als hochsensibles Testinstrument nutzen. Schnuppern Sie beispielsweise an den unteren Fruchtansätzen von Melonen oder Ananas. Reife, aromatische Früchte verbreiten ein angenehmes Aroma, das Sie gut wahrnehmen können. Falls das Obst gar keinen Geruch ausstrahlt oder aber unangenehm streng riecht, sollten Sie vom Kauf besser absehen.
Leider machen es uns gerade die teuren Beeren (Himbeeren, Heidelbeeren, Johannisbeeren und andere) schwer, die aromatischen von den geschmacksneutralen Exemplaren zu unterscheiden. Haben Sie einen guten Gemüse- und Obsthändler, der Sie kennt, dann dürfen Sie vor dem Kauf sicher eine Beere kosten.

Saisongerecht eingekauftes Obst ist unter anderem zu empfehlen, weil es im Freiland gediehen ist. Solche Früchte reichern bestimmte Vitalstoffe stärker an.

Appetit auf Gesundheit

»Ein Apfel am Tag hält fern alle Plag.«
Redensart

Äpfel – der gesunde Sündenfall

Ernährungswissenschaftler und Ärzte können uns trösten: Der Biß in den Apfel führte zwar zur Vertreibung des Menschen aus dem Paradies, doch von da an hatte der Mensch die Erkenntnis, daß der Apfel ein unkomplizierter, leckerer Fitmacher ist, unempfindlich, gut zu lagern und – reichlich gegessen – eine Quelle für viele lebenswichtige Nährstoffe.

Pektin hilft dem Darm

Äpfel
• beruhigen und aktivieren den Darm
• stärken das Immunsystem
• wirken der Krebsentstehung entgegen

Äpfel sanieren mit einem besonders effektiven Ballaststoff den Darm: Ihr Pektin gehört zur Klasse der wasserlöslichen Ballaststoffe, die sehr gut den Cholesterinspiegel senken und damit einer Arteriosklerose vorbeugen können. Äpfel gehören zu den Früchten mit den höchsten Pektingehalten. Pektin bringt auch einen trägen Darm in Schwung. Wichtig: Leiden Sie an Verstopfung, dann müssen Sie unbedingt zu den Äpfeln viel trinken. Denn Pektin bindet große Mengen an Wasser. Plagt Sie Durchfall, so helfen Äpfel ebenfalls: Reiben Sie sie sehr fein, und essen Sie dieses Püree dreimal täglich. Auch hier sollten Sie begleitend viel trinken, am besten Brühen oder mit Mineralwasser verdünnte Säfte.
Wenn Pektine aufquellen, binden sie neben dem Cholesterin zahlreiche Giftstoffe, die mit der Nahrung in den Darm gelangen. Führen Sie am besten zweimal im Jahr eine einwöchige Darmkur durch: Vitalisieren Sie sich und Ihren Darm in dieser Zeit mit mindestens drei Äpfeln pro Tag, zusätzlich zu einer auch im übrigen bewußten und abwechslungsreichen Ernährung.

Vitalcheck
1 Apfel (150 g):
3 g Ballaststoffe
18–50 mg Vitamin C
4,9 mg Quercetin
Kalorien: 81 kcal
Tagesbedarf:
→ Seite 24 bis 27

Äpfel stärken die Abwehr rundum

Es gehört zu den vornehmsten Aufgaben der Äpfel, unsere Abwehrkraft zu stärken. Ihr Vitamin-C-Gehalt, der übrigens je nach Apfelsorte sehr schwankt, kann bei zwei großen Äpfeln pro Tag schon den Gesamtbedarf decken. Vitamin C spornt das Abwehrsystem an, vorbeugend sollten Sie daher bei kaltem Wetter den Vitamin-C-Vorrat Ihres Körpers mit zwei großen Äpfeln pro Tag aufstocken.

Obst

Vitamin-C-reiche Apfelsorten (Vitamin-C-Gehalte in mg je 100 g Apfel)			
Berlepsch	23	Boskop	13
Idared	16	Granny Smith	12
Goldparmäne	14	Delicious	12
Mutsu	13	Jonagold	11

Weil Vitamin C zu den Radikalefängern gehört, hat das Essen von Äpfeln auch zur Folge, daß Angriffe von Umweltschadstoffen, von zu vielen Sonnenstrahlen, Nikotin und Abfallstoffen unseres Stoffwechsels abgefangen werden. So wird verhindert, daß Zellen zu Krebszellen entarten, daß das Cholesterin die Gefäße zerstört und Herz-Kreislauf-Erkrankungen drohen.

Quercetin – das gewisse Etwas

Doch nicht das Vitamin C macht Äpfel zu den gesündesten Früchten – da hätten Kiwis, Orangen oder Erdbeeren mehr zu bieten. Der Pflanzenfarbstoff Quercetin macht den Apfel zum Abwehrspezialisten. Jonagold-Äpfel enthalten das meiste Quercetin, mehr als jedes andere Lebensmittel. Quercetin tötet Viren und senkt das Risiko von Dickdarmkrebs. Vor allem verhindert Quercetin Zellschäden, die freie Radikale anrichten und die schwere Folgen haben können. Treten Vitamin C und Quercetin im Duo gegen freie Radikale an, sind sie noch erfolgreicher, als es jeder der beiden Stoffe allein bereits wäre.

> **Tip**
>
> **Die Gesundheit sitzt direkt unter der Schale**
>
> Kaufen Sie ungespritzte Äpfel, die Sie nur kräftig abwaschen müssen. Dann können Sie die Schale unbesorgt mitessen. Denn wer Äpfel schält, verliert einen großen Teil des gesunden Quercetins, das sich direkt unter der Schale angereichert hat.

Rezept: Marinierte Apfelscheiben

4 große, ungespritzte, feste Äpfel waschen, mit einem Ausstecher entkernen und in sehr dünne Scheiben schneiden. 1 EL Zitronensaft, 1 EL Weinessig, 3 EL Walnußöl, 3 TL Kapern und 4 Stengel gehackten Kerbel verrühren. Apfelscheiben damit übergießen und 3 Stunden marinieren. Die Apfelscheiben dachziegelartig anrichten und nur mit etwas Pfeffer und Kapern aus der Marinade servieren.

In einer Langzeitstudie über 26 Jahre, für die etwa 10 000 Menschen untersucht wurden, zeigten finnische Forscher, daß die, die viele Äpfel aßen, ein geringeres Lungenkrebsrisiko hatten.

Aprikosen für Haut, Augen und Abwehr

»Wörter wie Tulpe und Lilie, wie Kirsche und Aprikose versetzten mich unmittelbar in den Frühling, Sommer und Herbst hinein.«

Friedrich Hebbel
(1813–1863)

Aprikosen sind die Karotten des Obstgartens. Kein anderes heimisches Obst kann so viel Beta-Carotin liefern. Außerdem fanden Lebensmittelchemiker zahlreiche andere Carotinoide im Fruchtfleisch der Aprikose, des weiteren Quercetin und beachtliche Mengen an Salicylsäure. Diese Stoffe gehören zur großen Gruppe der Bioaktivstoffe. Sie sind es, die aus Lebensmitteln Heilmittel machen.

Aprikosen
- aktivieren die Abwehr
- beugen durch starke Sonne verursachten Hautrötungen vor
- erneuern Haut und Schleimhäute

Gute Sehkraft auch im Dunkeln

Was Nachtkameras können, gelingt auch unseren Augen: mit wenig Licht in der Dunkelheit zu sehen. Nur müssen die Nervenzellen dazu im hinteren Teil des Auges bestens mit Vitamin A versorgt sein. Mit 250 Gramm Aprikosen decken Sie ein Drittel Ihres Tagesbedarfs. Denn das Beta-Carotin der Früchte wird im Körper zu Vitamin A umgesetzt. Essen Sie also häufiger Aprikosen, wenn Sie bemerken, daß Sie nachts und in der Dämmerung nicht mehr so gut sehen.

Verjüngungskur für die Haut

Das Beta-Carotin aus den Aprikosen fördert die Hautabschuppung und verhindert, daß die äußeren Hautschichten verhornen und austrocknen. Eine schuppige, weißlich-graue Haut ist das deutlichste Zeichen für einen Carotin-Mangel, und Beta-Carotin wirkt wie ein natürliches Peeling von innen.

Vitalcheck

1 Portion Aprikosen (200 g):
3 g Ballaststoffe
0,3 mg Vitamin A
11,6 mg Carotinoide
0,5 mg Quercetin
5 mg Salicylsäure
Kalorien: 86 kcal
Tagesbedarf:
→ Seite 24 bis 27

Schutz vor UV-Schäden

Gerade im Sommer fehlt der Haut der Carotin-Schutz, denn je stärker die UV-Strahlen sind, desto größer ist der Verbrauch an Beta-Carotin. Es schirmt den Körper vor freien Radikalen ab: Sonnenlicht, Nikotin, Infektionen, Streß und Schadstoffe erzeugen zellschädigende freie Radikale, deren zerstörerische Energie abgebremst werden muß. Beta-Carotin ist dazu in der Lage. In der Haut dient es als UV-Schutz, vermindert Hautrötungen und erleichtert die Bräunung, auch wenn es keine Sonnenschutzcreme ersetzen kann.

Obst

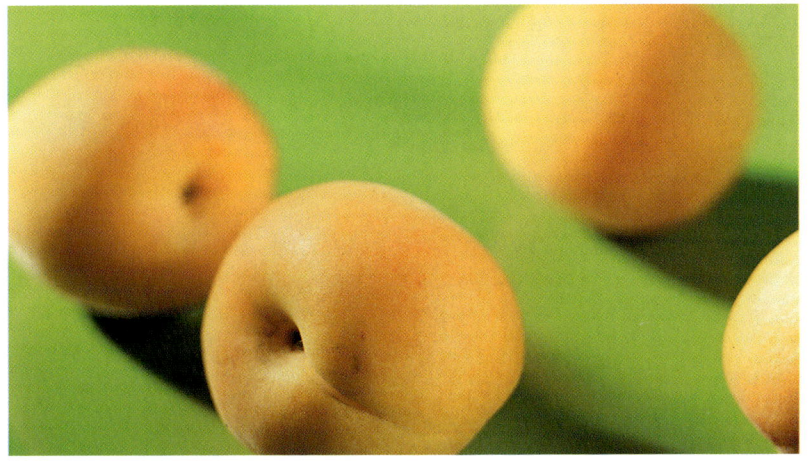

Vollreife Aprikosen zeigen eine gelbe, manche auch gelb-orange Farbe

Ein längeres Leben mit Aprikosen?

Völkerkundler, die sich für die Ernährung der extrem langlebigen Hunzas, eines Himalayavolkes, interessierten, bemerkten deren hohen Konsum von Aprikosen und Beeren. Beide Obstsorten enthalten erstaunlich viel Salicylsäure, Aprikosen zusätzlich größere Mengen von dem abwehrstärkenden Flavonoid Quercetin. Salicylsäure wirkt antibakteriell und kann Krankheitskeime in Magen und Darm abtöten und Fäulnisprozesse stoppen. Sicher garantieren diese Abwehrstoffe in der Aprikose noch nicht das Erleben des 100. Geburtstags, aber sie sind eine gesunde Basis, um bis ins hohe Alter fit zu bleiben.

Forscher der Cornell-Universität konnten zeigen, daß die Retinsäure aus Aprikosen und aus anderen carotinoidreichen Gemüse- und Obstsorten Leukämiezellen am unkontrollierten Wachsen hindert.

Tip

Getrocknete Aprikosen für kleine und große Naschkatzen

Essen Sie Trockenaprikosen statt Schokolade, Bonbons und anderer Süßigkeiten. Sie sind reine Bioaktivstoffpakete mit einem fast fünfmal so hohen Beta-Carotin-Gehalt wie in frischen Aprikosen. Der Ballaststoffgehalt liegt sogar um 600 Prozent höher – das macht den Darm aktiv, entgiftet und senkt den Cholesterinspiegel.

Rezept: Aprikosenpüree

500 g Aprikosen waschen, halbieren, vom Kern befreien und pürieren. Dabei eventuell etwas Wasser zugeben. Das Püree durch ein Sieb streichen, so daß die Schalenreste zurückbleiben. Schmecken Sie das Püree mit Vanillemark und Zimt, nach Bedarf auch mit Zucker ab. Es hält sich einige Tage im Kühlschrank und kann als frischer Brotaufstrich oder kleiner Snack mit etwas Joghurt gegessen werden.

Appetit auf Gesundheit

Avocados für Herz und Gefäße

Botaniker zählen die Avocados zum Obst, obgleich diese Früchte meist nicht süß, sondern pikant zubereitet werden. Außerdem paßt der hohe Fettgehalt der Avocados so gar nicht zu den anderen Früchten, die überwiegend ohne Fett auskommen.

Die besten Fette

Avocados
- **senken erhöhte Cholesterinwerte**
- **stärken Herz und Kreislauf**
- **erneuern Haut und Schleimhäute**

Gerade die Fette sind es, die Avocados so wertvoll machen. Denn 85 Prozent der Avocadofette bestehen aus ungesättigten Fettsäuren. Sie senken zu hohe LDL-Cholesterinwerte, die Herz und Gefäße schädigen können. Die Ölsäure macht den größten Teil der ungesättigten Fettsäuren in Avocados aus. Sie hat den einmaligen Vorteil, daß sie nicht nur den LDL-Cholesterinspiegel, sondern auch die ebenfalls schädlichen VLDL-Cholesterinwerte senkt und zusätzlich den Anteil des positiven HDL-Cholesterins erhöht. Die Ölsäure geht mit den unterschiedlichen Cholesterinsorten genauso um, wie es sich Ernährungswissenschaftler und Mediziner wünschen; nicht einmal die lebenswichtigen mehrfach ungesättigten Fettsäuren unterscheiden so genau zwischen »bösen« und »guten« Cholesterinsorten.

Vitalcheck

1 Avocado (200 g):
31 g Ölsäure
1006 mg Kalium
2,6 mg Vitamin E
1 mg Vitamin B$_6$
2,2 mg Pantothensäure
60 µg Folsäure
20 µg Biotin
2,2 mg Niacin
Kalorien: 442 kcal
Tagesbedarf:
→ **Seite 24 bis 27**

Alternative zur Butter

Übergewichtige müssen zwar mit dem Fett in Avocados genauso vorsichtig sein wie mit dem Fett in Schweinebraten oder Schwarzwälder Kirschtorte. Denn auch die cholesterinsenkende Ölsäure landet auf den Hüften, wenn man sich nicht bewegt. Essen Sie aber besser das ölsäurereiche Fett von Avocados als die vielen gesättigten Fettsäuren in Butter, Käse oder Sahne.

Wer an hohem Cholesterinspiegel leidet, wen der Arzt vor Schlaganfall, Herzbeschwerden oder Thrombose warnt, der sollte die Butter vom Speiseplan streichen. Wie wäre es, wenn Sie sich statt dessen cremig püriertes Avocadofruchtfleisch aufs Brot streichen, bevor Sie es mit Tomate, Käse oder Aufschnitt belegen? Und auch der Stich Butter über dem gegarten Gemüse läßt sich durch die gesündere Avocadocreme ersetzen.

B-Vitamine für den Stoffwechsel

Die vielen B-Vitamine, insbesondere Vitamin B_6, Pantothensäure, Niacin und Biotin, füllen das ansonsten magere Vitaminkonto der Avocados mehr als genug auf. Denn diese den meisten Menschen unbekannten B-Vitamine regeln zentrale Abläufe im Stoffwechsel. Sie sind quasi die Weichensteller und bestimmen den Rhythmus der Grün- und Rotphasen auf den Stoffwechselstraßen, die den Auf-, Um- und Abbau von Eiweißen, Fetten und Kohlenhydraten bewerkstelligen. Ein leichter Mangel an diesen B-Vitaminen führt schnell zu Erschöpfung oder Kopfschmerzen und stört das Wohlbefinden, ohne daß ein Arzt sofort den Grund feststellen könnte.

Helfer für Herz und Gehirn

Die Avocado trumpft vor allem mit dem Vitamin B_6 auf. Nur etwa ein Viertel aller Frauen und nur die Hälfte aller Männer nehmen genug Vitamin B_6 auf. Das ist erschreckend, wenn man den neuesten wissenschaftlichen Theorien Glauben schenkt, daß gerade ein Vitamin-B_6-Mangel dazu beiträgt, daß sich die Gefäße verengen und damit das Herz belasten und im Gehirn das Schlaganfallrisiko erhöhen. Der Reichtum an Vitamin B_6, gepaart mit den gesunden Fetten, macht die Avocados zu einem Fitmacher für Herz- und Kreislaufkranke, die sich fettbewußt ernähren.

Forscher der amerikanischen Purdue-Universität in Indiana haben in unreifen Avocados drei Substanzen entdeckt, die vor allem den Ausbruch von Prostatakrebs verhindern können.

> **Tip**
>
> **Nachreifen der Früchte in Altpapier**
>
> Kaufen Sie vorzugsweise Avocados, die auf Fingerdruck leicht nachgeben. Diese Früchte sind ausgereift und enthalten alle wichtigen Nähr- und Biostoffe. Oft bekommen Sie aber nur feste Avocados. Um das Nachreifen und damit die nachträgliche Bildung von Biostoffen zu fördern, wickeln Sie die Avocados in altes Zeitungspapier. Den Früchten entströmt ein Gas, das sie reifen läßt. Kann das Gas aufgrund des Zeitungspapiers nur schwer entweichen, dann reifen Avocados in zwei bis drei Tagen nach und werden weicher.

Rezept: Avocadohäppchen

1 reife, weiche Avocado längs halbieren, den Kern entfernen und das Fruchtfleisch mit einem Löffel herauslösen. Mit dem Saft von 1/2 Zitrone pürieren, je nach Konsistenz 1 EL Semmelbrösel und 2 EL sehr feingehackte Mandeln unterrühren, mit Pfeffer und Jodsalz abschmecken und aufs Brot streichen. Mit gehackter Petersilie, Oliven- oder Eischeiben servieren.

Bananen nähren Körper und Seele

»Ein Tag ohne Banane ist wie ein Tag ohne Sonne.«
Bud Spencer, amerikanischer Schauspieler

Die Sonne ist der Grund dafür, daß die Banane sich krumm macht. Denn der hängende Blütenstamm läßt sie eigentlich nach unten wachsen – wäre da nicht die Sonne, die die einzelnen Früchte dazu anregt, sich dem Licht entgegenzustrecken. So werden sie krumm, saftig-süß und reich an bekömmlichen Fitneßstoffen.

Die Seele ißt mit

Bananen
- beugen Muskelbeschwerden vor
- bauen Streßbeschwerden ab

Beim Vergleich der Banane mit anderen Früchten fällt ihr hoher Gehalt an Kohlenhydraten auf. Ein Fünftel der Banane besteht aus diesem gesunden Sattmacher, Äpfel haben davon nur halb soviel. Kohlenhydrate machen die Banane nicht nur zu einem idealen Snack für zwischendurch, sondern auch zu einem »Glücksbringer«.

Bananen machen glücklich

Die Kohlenhydrate in der Banane regen den Körper an, Insulin zu produzieren. Dieses Insulin schleust den Zucker in die Zellen und gibt ihnen Brennstoff und Kraft. Ganz nebenbei wirkt das Insulin auch als »Verkehrspolizist« im Gehirnstoffwechsel. Es verschafft einem bestimmten Eiweißbaustein den Vortritt vor konkurrierenden Eiweißen, die alle ins Gehirn gelangen wollen. Gerade der vom Insulin bevorzugte Eiweißstoff wird im Gehirn in Serotonin umgewandelt.

Serotonin ist ein Hormon im Gehirnstoffwechsel, das Reaktionen auslöst, die Wohlbefinden und Gelassenheit zur Folge haben. Dafür, daß diese Glücksgefühle lange anhalten und nach dem Bananengenuß nicht gleich wieder vergehen, sorgen die Ballaststoffe in der Banane. Denn je höher der Ballaststoffgehalt ist, desto langsamer gelangen die Kohlenhydrate ins Blut. Der Insulinspiegel bleibt länger hoch, und das Gehirn baut mehr und mehr Serotonin auf, so daß das Glücksgefühl selbst lange nach dem Essen der Banane noch anhält.

Nicht nur das Gehirn, auch die Banane enthält Serotonin, doch wir können Bananen pfundweise essen, ohne daß Serotonin aus der Nahrung ins Gehirn dringt. Die »Gehirnpförtner« lassen kein Serotonin hinein, sondern nehmen nur die Eiweißgrundsubstanz auf, aus der dann Serotonin entsteht.

Vitalcheck
1 Banane (Fruchtfleisch, 150 g):
2,7 g Ballaststoffe
575 mg Kalium
54 mg Magnesium
0,6 mg Vitamin B_6
Kalorien: 141 kcal
Tagesbedarf:
→ Seite 24 bis 27

Doping für Sportler

Schon eine einzige Banane liefert ein Sechstel des Tagesbedarfs an Magnesium. Diesen Mineralstoff braucht unser Körper vor allem, wenn wir sehr schwitzen und unsere Muskeln aktiv sind. Fehlt er, dann spüren wir es oft an Muskelkrämpfen. Mit dem Schweiß, egal ob in der Sauna oder auf dem Sportplatz, verlieren wir nicht nur Flüssigkeit, sondern auch Mineralstoffe. Gerade Sportler sollten das dabei ausgeschwitzte Magnesium baldmöglichst wieder aufnehmen. Auch Streß führt dazu, daß der Körper vermehrt Magnesium ausscheidet.

Darüber hinaus beruhigt das Kalium der Banane das streßgeplagte Herz. Studien zeigten, daß eine kaliumreiche Ernährung vor Herzinfarkt schützt. Auch deshalb sollten im größten Streß immer Bananen griffbereit sein. Mit diesem einfachen Fitneßsnack sind Sie gegen Streßfolgen besser gewappnet.

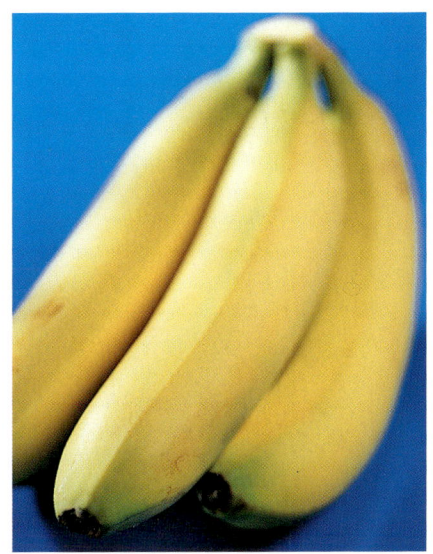

Grüngelbe Bananen können nachreifen – dazu einfach in Papier einwickeln

Ein natürliches Beruhigungsmittel

Auch das Vitamin B_6 beruhigt – eine Banane deckt bereits ein Drittel des Tagesbedarfs. Deutsche Ernährungsforscher attestieren diesem Vitamin, daß es bei Nervosität und Unsicherheit hilft. Darüber hinaus soll es Offenheit bewirken. Vielleicht hilft eine Banane also sogar, ein Bewerbungsgespräch oder ein Rendezvous locker und ohne Lampenfieber zu meistern.

T!p **Bananenchips bei Magen-Darm-Beschwerden**
Essen Sie süße Bananenchips, wenn Ihnen Ihr Magen oder Ihr Darm Probleme bereitet. Ballaststoffe sowie viel Kalium und Magnesium kurieren den Darm und helfen dem Körper, trotz Darmbeschwerden fit zu bleiben.

Rezept: Bananencurry mit Thunfisch

2 Zwiebeln schälen, feinhacken und in 1 EL heißer Butter dünsten. 400 g Thunfisch aus der Dose (ohne Öl) zugeben. 100 ml Gemüsebrühe und 100 ml Sahne darübergießen und 15 Minuten köcheln. Mit dem Saft von 1 Zitrone, Salz, Pfeffer und geriebenem Muskat würzen. 4 Bananen schälen, in Scheiben schneiden und in das Ragout rühren, kurz darin erhitzen. 1 Bund Dill abbrausen, feinhacken und einstreuen. Das Bananencurry mit Reis servieren.

Sportmediziner der Uniklinik Freiburg befürworten, daß auch Leistungssportler den Magnesiumverlust erst über die Nahrung ausgleichen, bevor sie zu entsprechenden Präparaten greifen.

Appetit auf Gesundheit

Erdbeeren – die kleinen Kraftpakete

»Eine Erdbeere – Gott im Himmel – welche Wohltat für unseren Gaumen und Zunge.«
Johann Volkmar Sickler (1742–1820)

Erdbeeren sind wohl das beste Argument gegen das Vorurteil, daß Gesundes nicht schmeckt und daß Genießer das Gegenteil von Gesundheitsaposteln sind. Stimmt nicht! Denn bei den Erdbeeren sind beide sich einig: Von diesen Früchten kann niemand genug bekommen. Nur frisch und aromatisch müssen sie sein.

Abwehrstoffe pur

Erdbeeren
- unterstützen die Abwehr
- bauen Krebsvorstufen ab
- unterstützen Rheuma- und Gichttherapien

Einer so süßen, empfindlichen Frucht traut man gar nicht zu, daß sie die Gesundheit stärken kann. Wußten Sie, daß Erdbeeren mehr Vitamin C enthalten als Zitronen und mehr Eisen als rote Bete? Noch dazu kann der Körper das Eisen der Erdbeeren dank ihres Vitamin C sehr viel besser aufnehmen. Und beide stabilisieren auf unterschiedliche Weise das Immunsystem: Die Freßzellen brauchen Eisen, um gegen Fremdkörper, Bakterien oder Viren anzugehen. Zusätzlich treibt Eisen komplexe Abwehrreaktionen an, die im Körper gegen Bakterienattacken ablaufen. Das Vitamin C hingegen fängt aggressive freie Radikale ein. Darüber hinaus verhindert es, daß sich im Körper aus Nitrat und Nitrit zahlreiche krebsauslösende Nitrosamine bilden. Damit beugt eine Erdbeermahlzeit sowohl einer harmlosen Erkältung als auch dem Magenkrebs vor.

Kämpferol kontra Krebs

Vitalcheck

1 Portion Erdbeeren (150 g):
2,4 g Ballaststoffe
1,5 mg Eisen
98 µg Folsäure
93 mg Vitamin C
2,7 mg Kämpferol
34 mg Ellagsäure
Kalorien: 48 kcal
Tagesbedarf:
→ Seite 24 bis 27

Erdbeeren schlagen alle weiteren Obstsorten in ihrem Gehalt an Kämpferol. Dieser Pflanzenfarbstoff stabilisiert das Vitamin C in den Früchten. Er hemmt Enzyme, die Zellen zu Krebszellen umformen, und fördert Enzyme, die den Krebs schon in den ersten Stadien bekämpfen. Eventuell läßt sich mit Kämpferol begründen, warum mehrwöchige Erdbeerkuren gegen Gicht und Rheuma helfen; dabei ißt man täglich weit über ein Kilogramm Erdbeeren. Denn das Kämpferol in den Früchten kann Entzündungsprozesse dämpfen. Genaue Untersuchungen fehlen allerdings. Wollen Sie trotzdem eine Erdbeerkur ausprobieren, sollten Sie sicher sein, daß Sie nicht allergisch auf Erdbeeren reagieren. Denn die kleine rote Frucht zählt zu den häufigsten Auslösern von Nesselsucht, Juckreiz und Hautausschlägen.

Obst

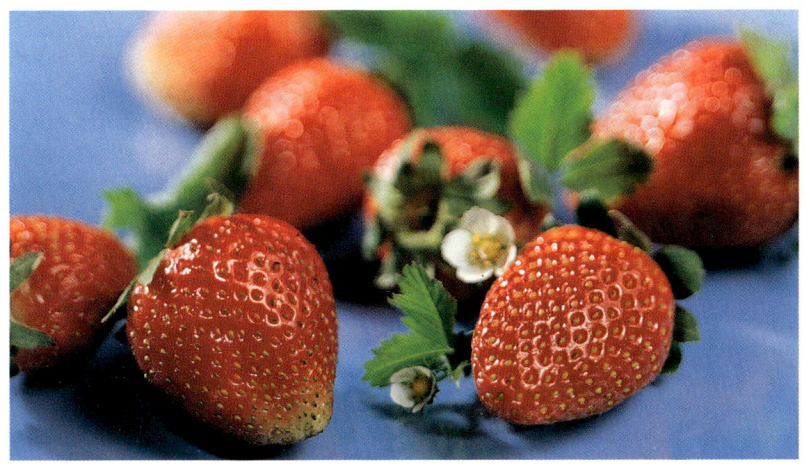

Bei Erdbeeren haben die größten Exemplare nicht immer das meiste Aroma

Neu entdeckt – die Ellagsäure

Die Ernährungswissenschaftler sind bei der Suche nach weiteren Gesundheitsstoffen in Gemüse und Obst auch bei den Erdbeeren fündig geworden. Besonders erstaunt waren sie über die großen Mengen an Ellagsäure. Diese spezielle Phenolsäure geht mit gefährlichen Umweltschadstoffen, den polyzyklischen aromatischen Kohlenwasserstoffen, Verbindungen ein. Einmal gebunden, können diese Schadstoffe, die mit der Luft und über Pestizide in den Körper gelangen, keinen Krebs mehr auslösen. Dabei geht die Ellagsäure bis zu 300mal stärker als andere Phenolsäuren gegen die Krebserreger vor. Und einen weiteren außerordentlichen Vorteil hat die Säure: Sie blockiert die Bindung der krebserregenden Substanzen an die Gene. Wissenschaftler untersuchen derzeit, ob sich daraus neue Krebsmedikamente entwickeln lassen.

Forscher der Ohio State University stellten in Tierversuchen fest, daß die Ellagsäure in Erdbeeren vor Speiseröhrenkrebs schützt.

T!p Erdbeeren in der Schwangerschaft

Essen Sie vor allem als werdende Mutter sehr viel Erdbeeren. Reichlich Folsäure in den Früchten deckt den enorm hohen Bedarf vor (!) und während der Schwangerschaft und schafft mehr Sicherheit für das werdende Leben.

Rezept: Schneller Erdbeerkuchen

Auf einen Mürbteigtortenboden vom Bäcker 600 g geputzte, gewaschene und halbierte Erdbeeren legen. Den Rand des Bodens mit den Scheiben von 2 geschälten Bananen und 3 geschälten Kiwis belegen. Darüber einen nach Packungsaufschrift mit etwas Ananassaft zubereiteten Tortenguß geben, erkalten lassen und den Erdbeerkuchen mit Schlagsahne servieren.

Himbeeren reinigen den Körper

»Aß Beer auf Beerlein wohlgemut, und durch die Süßigkeit im Essen war alle Furcht vergessen.«
Friedrich Rückert
(1788–1866)

Schade, daß es diese kleinen Früchte nur im Hochsommer beim Obsthändler gibt. Denn ob die Exemplare aus der Tiefkühltruhe noch alle Heilstoffe haben, weiß niemand genau. Himbeeren gehören dank der idealen Mischung ihrer Inhaltsstoffe quasi zur Putzkolonne des Körpers: Sie befreien und reinigen ihn von Stoffen, die üblicherweise Schlacken genannt werden. Hier die drei wichtigsten »Putzstellen«:

Mehrfachhilfe für den Darm

Himbeeren
- **helfen bei Verstopfung**
- **lindern Hämorrhoiden**
- **lassen das Blut leichter fließen**
- **senken als Saft Fieber**

Ballaststoffe reinigen den Darm nicht nur. Sie binden auch Gifte, regen den Darm, seine Verdauungsdrüsen und winzigen Zotten an und stellen unter den Abermilliarden von Darmbakterien eine Balance her, in der die einzelnen Bakterienarten sich nicht gegenseitig stören. Allein mit einer 150-Gramm-Portion Himbeeren erreichen Sie schon ein Fünftel der täglich empfohlenen Ballaststoffe. Das macht genau die Menge aus, die uns im Schnitt jeden Tag fehlt, um dem Darm ein notwendiges Minimum an Ballaststoffen zuzuführen, damit er entgiftet und aktiviert wird.

Industrie und Verkehr geben hochgiftige Kohlenwasserstoffe ab, die nicht nur Kläranlagen und Wasserwerken Probleme bereiten, sondern auch unserer Leber. Die Natur muß geahnt haben, daß wir heute dringend »Entgifter« brauchen, die diese Krebsauslöser binden. Die Ellagsäure in den Himbeeren ist solch ein Entgifter, hochwirksam gegen polyzyklische aromatische Kohlenwasserstoffe. Schon im Darm bindet sie diese komplizierten chemischen Substanzen, so daß sie nicht mehr ins Blut gelangen und den Körper schädigen können.

Vitalcheck
1 Portion Himbeeren (150 g):
6,1 g Ballaststoffe
38 mg Vitamin C
8 mg Salicylsäure
2,5 mg Kämpferol
98 mg Ellagsäure
Kalorien: 50 kcal
Tagesbedarf:
→ Seite 24 bis 27

Weniger Gefäßerkrankungen

Arteriosklerose, umgangssprachlich auch Arterienverkalkung genannt, entsteht nicht zuletzt durch Cholesterin, das durch freie Radikale dazu aktiviert wurde, die Gefäße zu schädigen. Dann bilden sich kleinste Entzündungen, die wie eine kleine Wunde mit Blutplättchen abgedichtet werden, so daß die Arterie sich etwas verengt. Durch den Stau lagert sich weiteres Cholesterin ab – ein Teufelskreis entsteht.

Mit der Zeit kann dann auch immer mehr Kalzium in die Wundregion einfließen, sich dort ablagern und zu Arterienverkalkung führen. Die Verursacher, die freien Radikale, können mit Vitamin C wirkungsvoll abgefangen werden. 200 Gramm Himbeeren liefern schon den halben Tagesbedarf an diesem Helfer gegen die freien Radikale. Das Vitamin C wird vom Kämpferol regeneriert, einem in der Himbeere enthaltenen Bioaktivstoff. Kein Gentechniker hätte die Beeren besser konstruieren können!

Ebenfalls in beachtlicher Menge findet sich Salicylsäure in den roten Beeren. Sie verhindert Entzündungen und tritt aktiv einer Verklumpung des Blutes entgegen. Dadurch verheilen entzündete Gefäße schneller, und es bilden sich kaum Blutgerinnsel. Auf diese Weise verhindert Salicylsäure den ersten Schritt zur Arteriosklerose. Genauso hilft eine Himbeerkur mit täglich 500 Gramm dieser Früchte dank ihrer Salicylsäure und Ballaststoffe gegen Hämorrhoiden.

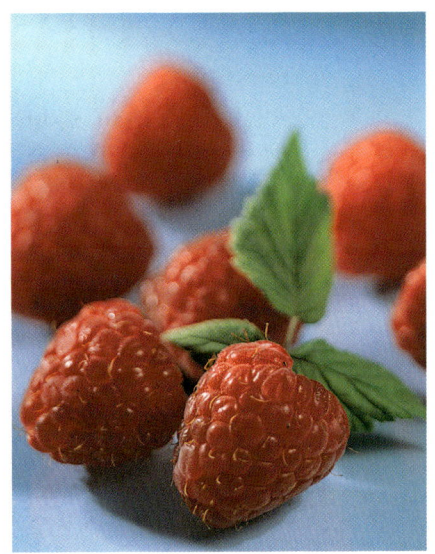

Himbeeren nicht lange liegenlassen, sondern am besten sofort genießen

Schutz für die Zellen

Der Körper baut Fettsäuren bevorzugt in seine Zellwände ein. Dort greifen unter anderem die freien Radikale die sehr empfindlichen Fettsäuren an und lassen sie oxidieren – ähnlich wie Eisen in Kontakt mit Luft und Wasser rostet. Vitamin C und Kämpferol wirken für die Fettsäuren wie ein Rostschutzmittel. Dadurch schützen sie die Fettsäuren in den Zellwänden, so daß die Zellen intakt bleiben und Krebs oder Gefäßschäden vorgebeugt wird.

T!p Himbeersaft bei Fieber

Geben Sie einem Fieberkranken Himbeersaft zu trinken. Vor allem Kinder mögen ihn gern. Der Saft, möglichst frisch hergestellt, senkt die erhöhte Temperatur und gibt dem Körper einen Teil der Flüssigkeitsmenge zurück, die er mit dem Schweiß verloren hat.

Rezept: Himbeerpunsch

500 g Himbeeren pürieren, mit 1/2 l heißem Hagebuttentee mixen. Je nach Geschmack mehr oder weniger Zucker zugeben und den Himbeerpunsch mit Nelkenpulver, dem Saft und der Schale einer unbehandelten Zitrone und Zimt abschmecken.

Erste Versuche mit der in Himbeeren enthaltenen Ellagsäure zeigen, daß durch deren regelmäßige Einnahme das Risiko von Lungentumoren um 44 bis 75 Prozent zurückgeht.

Holunder heilt den Husten und mehr

> »Vor dem Holunder sollst du den Hut ziehen.«
> Bauernspruch

Schon immer nutzten Menschen Holunderbeeren als Heilmittel. Mittlerweile hat sich auch die Wissenschaft der kleinen, dunklen Früchte angenommen und Erstaunliches entdeckt. Allerdings warnt sie davor, die Holunderbeeren roh zu essen: Sie enthalten Stoffe, die Erbrechen, Übelkeit und Durchfall auslösen können. Diese Stoffe werden beim Erhitzen zerstört.

Grippeviren in der Zwangsjacke

Holunder
- wehrt Krankheitskeime ab
- stärkt das Immunsystem
- löst Darmverstopfungen
- wirkt schweißtreibend

Ob als Beerenmus, als Saft oder Suppe: Holunderbeeren wirken schweißtreibend und fiebersenkend. Kinder, die häufig unter Fieber leiden, können mit Hilfe der Beeren besser einschlafen und werden nach einem Fieberanfall schneller wieder fit. Eiweißstoffe aus dem Holunder verhindern, daß Grippeviren in Zellen eindringen. Die Eiweiße stoppen das Angriffsenzym des Grippevirus, die Neuraminidose, mit der das Grippevirus in die Zelle eindringt. Genau dieses Enzym aber legen die Holunderproteine lahm und stecken damit das gesamte Grippevirus in eine Zwangsjacke. Denn das Virus ist außerhalb der Zelle nicht handlungs- und auf Dauer auch nicht lebensfähig. Deshalb überstehen Sie eine Erkältung, einen Husten oder eine Grippe sehr viel besser und schneller. Trinken Sie also Holunderbeerensaft bei den ersten Anzeichen einer Grippe. Wenn Sie die Grippe bereits erwischt hat, können Sie mit viel Holunderbeeren verhindern, daß das Virus die Oberhand gewinnt. Auch bei starken Nervenschmerzen im Oberkieferbereich (Trigeminusneuralgie) gilt der Holunderbeerensaft als bewährtes Hausmittel.

Die Abwehrkräfte werden wachgerüttelt

Vitalcheck
1 Portion Holunderbeeren (150 g):
9,8 g Ballaststoffe
2,4 mg Eisen
0,1 mg Vitamin A
27 mg Vitamin C
Gerbstoffe
Kalorien: 81 kcal
Tagesbedarf:
→ Seite 24 bis 27

Über die von Wissenschaftlern entdeckten Anti-Grippe-Proteine hinaus finden sich die zwei Abwehrvitamine A und C in den Holunderbeeren. Beide schützen den Körper aktiv gegen Schadstoffe, die sich im Stoffwechsel bilden und zu schweren Schäden führen können. Damit nehmen die Vitamine es dem Abwehrsystem im Vorfeld ab, sich um diese Schäden sorgen zu müssen. Gleichzeitig kann insbesondere das Vitamin C das Abwehrsystem aktiv unterstützen, indem es die

Obst

Bildung von Immunzellen fördert und die erschöpften Abwehrstoffe und Zellen des Immunsystems regeneriert. Hinzu kommt das Eisen, das dank des Vitamin C besser vom Körper aufgenommen wird. Das Eisen kräftigt ebenfalls die Abwehrkraft des körpereigenen Immunsystems, und das nicht nur bei Grippe, Schnupfen oder Husten, sondern auch bei ernsteren Infekten.

Abführmittel bei Darmproblemen

Altbewährt sind Holunderbeeren bei Darmerkrankungen. Der Saft leistet gute Dienste als Abführmittel, denn die Ballaststoffe vertreiben eine Verstopfung. Doch auch bei Durchfall hilft der Holunder: Kauen Sie pro Tag 30 bis 50 Holunderbeeren, die Sie im warmen, aber nicht (!) heißen Backofen langsam getrocknet haben. Damit kurieren Sie Ihren Darminfekt. Vermutlich gehen die Gerbstoffe gegen schädliche Bakterien im Darm vor, die den Durchfall ausgelöst haben.

Weil die Holunderbeeren sowohl den Schweiß aus den Poren treiben als auch den Darm reinigen, gehören sie unbedingt in eine Aufbaukur: Alle, die dringend wieder mehr Energie brauchen, die sich lange falsch ernährt und nicht auf ihren Körper geachtet haben, sollten mit Holunder die angesammelten Abbauprodukte verstärkt ausscheiden, damit der Körper neu auflebt.

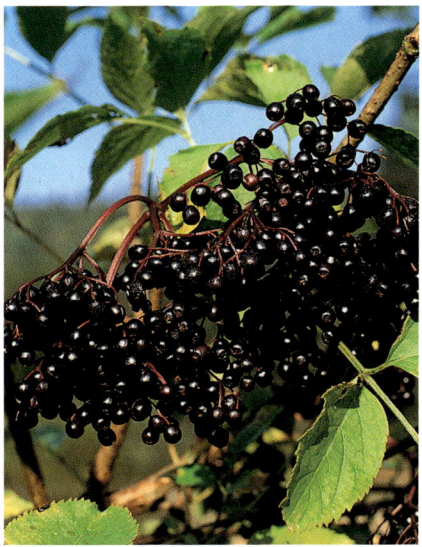

Holunderbeeren nie roh essen – das kann Übelkeit verursachen!

Tip

Holunderbeerensaft für stillende Mütter

Trinken Sie reichlich Holunderbeerensaft! Damit regen Sie den Milchfluß an und beugen gleichzeitig einer in der Stillzeit häufig vorkommenden Darmträgheit vor. Achten Sie aber darauf, ob der Holundersaft sich auf die Muttermilch auswirkt und ob Ihr Baby die Milch gut verträgt.

Rezept: Holunderbeersuppe

1 kg Holunderbeeren waschen und mit einer Gabel von den Stielen streifen, in gut 1 l Wasser mit 3 Gewürznelken, 2 Zimtstangen, 200 g Zucker und Saft und abgeriebener Schale von 1 unbehandelten Zitrone aufkochen. 30 Minuten köcheln. 5 Äpfel schälen, Kerngehäuse entfernen, achteln und in der Suppe weichkochen. Suppe pürieren, durch ein Sieb streichen, nochmals aufkochen und mit 2 EL angerührter Speisestärke binden.

Eine normale Grippe bessert sich durch Einnahme von Holunderextrakt schon nach zwei Tagen. Ohne eine solche Unterstützung braucht der Körper durchschnittlich sechs Tage, bis eine Besserung eintritt – so eine Studie der Universität Jerusalem.

Appetit auf Gesundheit

»Rote Beere schwillt am Dorn, schwer von Segen ist die Flur.«

Theodor Storm (1817–1888)

Johannisbeeren – sauer, aber gesund

Es gibt die roten, die weißen und die dunklen, fast schwarzen Johannisbeeren. Sauer sind sie alle, doch während die schwarzen Beeren mit überragenden Vitamin-C-Werten glänzen, warten die roten mit mehr Salicylsäure auf. Und ob die weißen Beeren nicht auch ihre gesundheitlichen Vorteile haben, werden Analysewerte der nächsten Jahre zeigen. Essen Sie am besten eine bunte Mischung aus allen drei Sorten – es lohnt sich!

Johannisbeeren
- stärken das Immunsystem
- beugen Darmbeschwerden und Darmkrebs vor

Ein natürliches Kosmetikum

Die schwarzen Johannisbeeren pflegen die Haut mit ihrem großen Vorrat an Vitamin C. Keine einheimische Obst- und Gemüsesorte bietet mehr von diesem Bindegewebsstraffer: Vitamin C stabilisiert die unteren Hautschichten. Das macht die Haut elastisch, beugt Falten und Cellulitis vor. Zudem trägt das ebenfalls reichlich enthaltene Vitamin E wesentlich dazu bei, daß die Haut nicht austrocknet, sondern einen natürlichen, schützenden Fettfilm entwickelt. Das erspart womöglich so manche teure Hautcreme. Allein eine Portion schwarze Johannisbeeren liefert schon ein Viertel des Tagesbedarfs vom Schönheitsvitamin E.

Vitalcheck

1 Portion rote Johannisbeeren (150 g):
5,3 g Ballaststoffe
54 mg Vitamin C
7,6 mg Salicylsäure
Kalorien: 49 kcal

1 Portion schwarze Johannisbeeren (150 g):
10,2 g Ballaststoffe
2 mg Eisen
2,9 mg Vitamin E
284 mg Vitamin C
4,5 mg Salicylsäure
10,4 mg Quercetin
Kalorien: 59 kcal
Tagesbedarf:
→ Seite 24 bis 27

Die Schwarzen für den Darm

Johannisbeeren vitalisieren mit zahlreichen Ballaststoffen den Darm, entgiften ihn und bringen die Darmflora wieder in eine natürliche Balance. Auch die Gerbsäuren in den Johannisbeeren und die desinfizierende Salicylsäure verhindern, daß sich im Darm mißliebige Keime breitmachen. So stoppen Johannisbeeren häufig durch Bakterien ausgelöste Durchfälle, Darmkoliken und Gärungsprozesse im Verdauungstrakt. Wenn Sie unter Darmproblemen leiden, dann trinken Sie am besten immer vor dem Essen ein Glas schwarzen Johannisbeersaft als Aperitif. Übrigens zeigt die Erfahrung, daß Johannisbeeren auch Rheuma und Gicht lindern. Möglicherweise baut auch hier die Salicylsäure Entzündungsherde ab. Genaue wissenschaftliche Forschungen und Erklärungen dazu fehlen bislang noch.

Obst

Kleine Beeren kontra Dickdarmkrebs

Der hohe Gehalt an Quercetin, einem der vielen neu entdeckten bioaktiven Pflanzenstoffe, läßt stark vermuten, daß schwarze Johannisbeeren dem Dickdarmkrebs entgegenwirken. Es gibt Belege dafür, daß Quercetin dem Dickdarmkrebs ebenso wie anderen Krebsarten zusetzt und die Entstehung und Ausbreitung verhindert. Die zahlreichen in Johannisbeeren vorhandenen Ballaststoffe geben ebenfalls ihr Bestes, um Krebserreger einzufangen und Darmbakterien zu fördern, die Darmkrebs verhindern können. Auch wenn es keine vergleichenden Untersuchungen gibt zwischen Menschen, die viele, und jenen, die wenige schwarze Johannisbeeren essen, spricht einiges dafür, daß die schwarzen Beeren dem Darmkrebs vorbeugen können.

Ein Vitalstoffquartett, das fit hält

Eisen und die Vitamine A, C und E bilden ein ideales Vierergespann, damit der Körper Krankheitsursachen wie Bakterien, Viren, Pilzen und freien Radikalen gestärkt entgegentreten kann. Machen Sie eine Johannisbeerkur – am besten mit frischen Früchten, ergänzend auch mit dem Saft. Dann kommen Sie leichter ohne Grippe durch den Winter oder nach einem Infekt schnell wieder auf die Beine. Ein oder zwei Wochen regelmäßig jeden Tag eine Flasche schwarzer Johannisbeersaft wirkt wie eine Vitalkur für Immungeschwächte, gestreßte und kränkliche Menschen. Sie füllt die Vorräte der vier wichtigen Immunstoffe wieder auf. Das gibt Kraft für neue Ziele. Solch eine Johannisbeerkur können Sie auch vorbeugend machen, immer dann, wenn Ihnen anstrengende Tage ins Haus stehen.

Eine Gemeinschaftsstudie von drei deutschen Instituten für Ernährungsforschung ergab, daß neben Holunderbeerensaft der Saft schwarzer Johannisbeeren den höchsten Gehalt an Schutzstoffen, etwa gegen freie Radikale, aufweist.

Tip

Johannisbeersaft als Rachenputzer
Bei rauhem Hals gurgeln Sie jeden Tag zweimal sehr gründlich mit Johannisbeersaft. Darin enthaltene Salicylsäure und Gerbstoffe vertreiben Bakterien im Rachen.

Rezept: Johannisbeerjoghurt

500 g Johannisbeeren waschen, die Beeren von den Stielen streifen und mit einer Gabel leicht zerdrücken. Die Früchte mit 500 g probiotischem Joghurt verrühren und je nach Süße der Früchte 4 bis 6 EL dünnflüssigen Honig und etwas Vanillezucker untermengen. Wenn es keine frischen Johannisbeeren gibt, verwenden Sie Johannisbeersaft.

Appetit auf Gesundheit

Kiwis – die süßen Vitamin-C-Bomben

Die Kiwis haben sich in den letzten Jahrzehnten allmählich in unseren Ernährungsalltag eingeschlichen, wie es sonst nur die Bananen geschafft haben. Ihr Geschmack, ihr Fast-food-Charakter und das ständige preisgünstige Angebot in den Lebensmittelläden sichern den Kiwis unsere Sympathie. Und uns garantieren die kleinen saftigen Früchte eine optimale Vitamin-C-Versorgung.

Hochwirksame Infektstopper

Kiwis
- **stärken das Immunsystem**
- **beugen Krebserkrankungen vor**

Streß, Schadstoffe und fehlender Schlaf fordern den Körper und hinterlassen Spuren. Wer in solchen Situationen einer nachhaltigen Schwächung vorbeugen will, der ißt nach den Empfehlungen einer internationalen Kommission anerkannter Professoren pro Tag etwa vier Kiwis, um damit drohenden Vitamin-C-Löchern vorzubeugen und fit zu bleiben. Die Wissenschaftler streiten sich zwar noch immer über die Höhe der ausreichenden Tagesmenge an Vitamin C. Einige von ihnen befürworten Vitamin-C-Konzentrationen, die nur noch mit Tabletten zu erreichen sind. Doch die Expertenkommission hat sich auf 150 Milligramm Vitamin C als Optimum für den Gesunden geeinigt und liegt damit deutlich über den offiziellen Empfehlungen (siehe Seite 24). Nur wer einer Infektion unvorbereitet begegnet, wird schnell von Fieber, Magen-Darm-Beschwerden, Schwäche, Müdigkeit oder heftigem Husten, Schnupfen und Nebenhöhlenentzündungen schachmatt gesetzt. Vitamin C sorgt dafür, daß das Immunsystem bestens gegen Angriffe von Bakterien gewappnet ist. Auf diese Weise wirft Sie so schnell keine Grippewelle oder eine andere grassierende Krankheit aus der Bahn.

Vitalcheck

1 Kiwi (50 g):
23 mg Vitamin C
19 mg Kaffeesäure
Kalorien: 25 kcal
Tagesbedarf:
→ **Seite 24 bis 27**

Kleines Gegengift zur Zigarette

Raucher brauchen mehr Vitamine, weil die Giftstoffe, vor allem die freien Radikale im Zigarettenrauch, Vitamine vernichten. Zu einer Extraportion von immerhin 50 Prozent mehr Vitaminen als Gegengift raten Gesundheitsexperten. Das macht etwa zwei Kiwis extra, Kettenraucher dürfen sie gleich kistenweise kaufen. Allerdings gleichen

Raucher damit nur ihren nikotinbedingten Vitamin-C-Verlust aus, keinesfalls aber die gravierenden Schäden an Herz, Gefäßen, Lunge und anderen Organen. Gegen die Gifte in der Zigarette ist das Vitamin C in den Kiwis leider ohnehin nur ein sehr kleines Gegengift.

Zwei starke Antikrebsstoffe

Gegen die Krebsgefahren helfen neben dem Vitamin C bestimmte Phenolsäuren. Eine davon, die Kaffeesäure, erreicht in Kiwis höchste Konzentrationen. Selbst der Kaffee, immerhin Namensgeber, kommt nur auf ein Zehntel der Kaffeesäure, die in Kiwis nachgewiesen wurde. Die Kaffeesäure kann – wie das Vitamin C – verhindern, daß sich im Magen krebsauslösendes Nitrosamin bildet. Mit dem Duo aus Vitamin C und Kaffeesäure wartet die Kiwi gleich mit zwei kräftigen Antikrebsstoffen auf.

Eine italienische Studie zeigte, daß Diabetiker, die regelmäßig hohe Mengen an Vitamin C aufnehmen, niedrigere Cholesterin- und Insulinspiegel haben. Kiwis tragen zu diesen hohen Vitamin-C-Werten bei.

Enzyme fördern die Verdauung

Kiwis enthalten Enzyme, die Eiweiße aufspalten. Leider werden diese Enzyme im Magen von der Magensäure zerstört, so daß sie in Magen und Darm nicht mehr wirken können. Allerdings wird die Magensäure nach einem üppigen, eiweißreichen Essen mit viel Fleisch und Milchprodukten etwas neutralisiert. Die Kiwi-Enzyme können daher kurze Zeit im Magen überleben. Das reicht aus, um dort große Eiweißmengen zu kleineren Bruchstücken zu spalten. Kiwis machen es Magen und Darm damit leichter, mit dem Ansturm von Nährstoffen fertig zu werden und diese schneller zu verdauen. So entlasten die Enzyme der Kiwi den Darm, ohne daß sie lebend dorthin gelangen.

Tip

Optimal: Viermal Kiwi am Tag

Essen Sie vier Kiwis pro Tag, aber gut über den Tag verteilt. Der Körper kann kein Vitamin C speichern. Deshalb sollte er gleichmäßig damit versorgt werden. Am einfachsten geht's mit einer Kiwi jeweils morgens, mittags, nachmittags und abends – zum Beispiel anstelle von Kartoffelchips.

Rezept: Exotischer Kiwi-Cocktail

4 Kiwis und 1 Banane schälen, das Fruchtfleisch grob zerkleinern, mit dem ausgekratzten Mark von 2 Vanilleschoten pürieren. Zum Püree je 300 ml Ananas- und Apfelsaft geben. Servieren Sie diesen Fruchtdrink in Gläsern, deren Rand Sie zuvor mit Ananassaft befeuchtet und dann in Kokosraspel oder Kakao getaucht haben.

Appetit auf Gesundheit

> »Mango wirkt ausgleichend auf alle Veranlagungen.«
> Ernährungslehre des Ayurveda

Mangos entspannen Haut und Darm

Mango, die Exotenfrucht mit dem harten, großen Kern, schenkt uns neben ihrem weichen, süßen Fruchtfleisch reichlich Carotinoide, die sich schon an der leuchtend gelben Farbe zeigen. Leider können Sie beim Kauf nicht erkennen, wie gelb das Fruchtfleisch ist. Denn je nach Sorte kann sich selbst unter einer grünen Mangoschale zuckersüßes und orangegelbes Fruchtfleisch verbergen. Einziger Anhaltspunkt für die Reife ist der Fingerdruck: Die Mango muß etwas nachgeben. Ist sie zu hart, hat sie nicht die gewünschte Reife. Weiche Früchte sind überreif und gehören nicht in den Einkaufskorb.

Mangos
- erneuern Haut und Schleimhäute
- beugen vorzeitigen Alterungsprozessen vor
- stärken das Immunsystem
- beugen durch zuviel Sonne ausgelösten Hautrötungen vor

Gesund durch den Sommer

Der Körper kann aus einem Teil der Carotinoide Vitamin A bilden und schützt durch diese Umwandlung die Haut vor den schädlichen Seiten der Sonne. Und weil Mangos auch Vitamin E und C mitbringen, bieten sie alle Immunvitamine auf, die nötig sind, um mit einer gestärkten Abwehr die Sonne und den Sommer zu genießen – ohne übertriebene Furcht vor schädlichen UV-Strahlen, erhöhten Smog- und Ozonwerten.

Vitamin-C-Kosmetik für die gestreßte Haut

Eine gerötete Haut nach dem Sonnenbad hat man schnell, zum Beispiel, wenn der Sonnenschutzfaktor der Sonnencreme zu niedrig war. Hier helfen Mangos mit ihrem großen Vorrat an Beta-Carotin, der Vorstufe zum Vitamin A. Kaum eine andere Frucht enthält mehr von diesem Sonnenschutzvitamin: Das Beta-Carotin der Mangos beruhigt die sonnengerötete Haut, so daß die Rötung nachweislich schneller zurückgeht. Außerdem sorgt das Beta-Carotin dafür, daß die Haut leichter bräunt und damit besser vor zu vielen UV-Strahlen geschützt ist. Zusätzlich ist durch das Vitamin E der Mangos gewährleistet, daß die Sonne die Haut nicht zu rasch austrocknet. Der dritte Helfer im Bunde, das Vitamin C, strafft zusätzlich die untere Hautschicht, damit das Bindegewebe die Feuchtigkeit besser halten kann.

Gegen erste kleine Fältchen und eine schlaffe, eingefallene Haut können Sie mit Mangos zu Felde ziehen. Gleichzeitig verhindert das Vit-

Vitalcheck

1 Mango (Fruchtfleisch, 150 g):
307 µg Vitamin A
1,5 mg Vitamin E
56 mg Vitamin C
Kalorien: 88 kcal
Tagesbedarf:
→ Seite 24 bis 27

Obst

amin C Alterungsprozesse an Fetten, die zum Beispiel in den Zellwänden als »Türsteher« unserer Körperzellen kontrollieren, was hineingeht und was herauskommt. Werden diese Fettsäuren verändert, dann verändern sich auch die Zellen, sterben ab oder entarten sogar zu Krebsvorläuferzellen. Die Vitamin-C-Kosmetik hält die Zellen frisch. Damit sehen Sie nicht nur jünger und gesünder aus, sondern Sie sind es auch!

Problemloser Fruchtgenuß auch in fremden Ländern

Sommer, Sonne, Salmonellen – so die Erfahrung vieler Touristen in fernen Ländern. Schnell reagiert der Darm auf fremde Bakterien mit Durchfall, und Sie verbringen Ihre Urlaubstage im Hotelzimmer. Damit es erst gar nicht so weit kommt, sollten Sie viele Mangos essen. Gerade an exotischen Urlaubszielen, in denen Montezumas Rache besonders hart zuschlägt, erhalten Sie auf Märkten oft frische Mangos. Hier sollten Sie zugreifen, denn durch die Mangoschale können keine Bakterien ins Fruchtfleisch eindringen. Sie können sicher sein, daß eine frische Mango Ihrem Darm nichts anhaben kann. Achten Sie beim Kauf darauf, daß die Schale intakt ist. Sie darf auch keine weichen, feuchten Stellen aufweisen. Denn dort ist die Schale durchlässig. Es setzen sich Insekten ab, und Keime können in die Mango eindringen. Halbierte Früchte sind ohnehin tabu. Der Zucker in den Mangos und die Vitamine geben Ihnen Kraft für einen aktiven Urlaub ohne Darmprobleme.

> **T!p**
>
> **Mangos schon für kleine Kinder**
> Bieten Sie Ihrem Kind, wenn es keinen Karottenbrei mehr mag, püriertes Mangofleisch an, das Sie auch mit Bananen mischen können. Mangos enthalten nämlich wie die Karotten viel Vitamin A und werden von den meisten kleinen Kindern gerne gegessen.

Rezept: Mangocreme

4 Mangos links und rechts vom Kern durchschneiden, das Fruchtfleisch aus der Schale lösen, mit 4 EL Zucker pürieren. 200 ml Sahne mit dem Mark einer Vanilleschote steifschlagen, das Mangopüree unterrühren. Vor dem Servieren kühl stellen. Die Creme kann auch als süße Gebäckfüllung oder mit Milch als Drink genossen werden.

Etliche große Vitaminstudien konnten zeigen, daß Vitamine im natürlichen Verbund der Nährstoffe besser gegen Krankheiten wirken als Vitaminpräparate. Essen Sie deshalb lieber Mangos als Vitamintabletten.

Appetit auf Gesundheit

Melonen – je süßer, desto gesünder

Es gibt eine ganze Reihe von Melonen: Wasser-, Honig-, Cantaloupe-, Galia- oder Charentais-Melonen. Zu den süßesten zählen die Cantaloupe- und die Charentais-Melone. Sie fallen schon durch ihr orangegelbes Fruchtfleisch ins Auge, dessen Farbe auf einen Schatz an abwehrstärkenden Carotinoiden hinweist.

Aktivierende Vitalstoffe

Melonen
- beugen sonnenbedingten Hautrötungen vor
- erneuern Haut und Schleimhäute
- wirken Thrombosen, Arteriosklerose und Krebs entgegen

Ein Wasseranteil von über 90 Prozent macht aus der Wassermelone einen aromatischen Durstlöscher, wie es keinen zweiten unter den Früchten gibt. Da die Wassermelone sehr wenig Natrium enthält, entwässert sie zugleich – das ist sehr günstig bei Nierenbeschwerden. Auch bei Gicht ist die Wassermelone zu empfehlen. Ihre rote Farbe rührt vom Lycopin her, einem Carotinoid, das in hohen Mengen vor Prostatakrebs schützt. Die Wassermelone trägt dazu bei.

Mit Melonen in die Sonne

Vitalcheck
1 Portion Wassermelone (Fruchtfleisch, 150 g):
9 mg Vitamin C
Kalorien: 56 kcal

1 Portion Honigmelone (Fruchtfleisch, 150 g):
1,2 mg Vitamin A
48 mg Vitamin C
Kalorien: 81 kcal
Tagesbedarf:
→ Seite 24 bis 27

Die grün-, honig- und orangegelben Zuckermelonen enthalten reichlich Carotinoide, die bei Bedarf vom Körper in Vitamin A umgewandelt werden können. Sonst schützen diese Carotinoide die Haut vor Sonnenschäden und beschleunigen das Bräunen. Mit ihrem Wasseranteil von immerhin noch 85 Prozent sind Zuckermelonen der ideale Snack beim Sonnenbaden. Denn so können Sie den Flüssigkeitsverlust sofort ausgleichen.

Die Haut bleibt länger jung

Erwähnenswert ist auch der Vitamin-C-Gehalt der Honigmelonen: Eine Portion davon deckt allein die Hälfte des täglichen Bedarfs. Damit wird zusätzlich die Haut vor dem Austrocknen bewahrt. Vitamin C festigt das Bindegewebe der Haut und bildet mit Vitamin A, das den Hautstoffwechsel anregt, eine hochwirksame und preisgünstige Kosmetik, die die Haut aktiviert und sie von innen heraus über viele Jahre jung erhält.

Gegengifte bauen Streßfolgen ab

Auch für Zuckermelonen gilt, daß ihre Kombination von Vitamin C, Vitamin A und dessen Vorstufe, dem Beta-Carotin, die Schäden verringert, die Streß, Zigarettenrauch, Umweltgifte und Medikamente anrichten. Dazu zählen auch viele Zivilisationskrankheiten wie Arteriosklerose und Krebs und Alterserscheinungen wie der graue Star, die Alzheimer-Krankheit und Parkinson. Freie Radikale gelten als mögliche Verursacher dieser Erkrankungen. Die Melonenvitamine puffern deren gefährliche Angriffe auf unsere Körperzellen ab, und sie schützen uns damit vor den Hauptübeln unserer streßreichen Zeit.

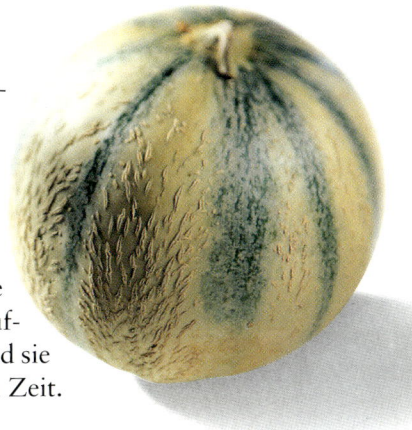

Hilfe bei Hämorrhoiden

Durchblutungsstörungen in den Venen führen zu Hämorrhoiden und Krampfadern, der schmerzhaften Schaufensterkrankheit, einem Raucherbein oder einer schweren Thrombose. Sie entstehen, wenn das Blut nicht mehr schnell fließen kann, sondern leichter verklumpt und ins Stocken gerät. In Honigmelonen fanden Mediziner an der Universität von Buenos Aires Stoffe, die das Blut daran hindern zu verklumpen und damit einem Blutstau vorbeugen.

Tip

Melonen mit der Nase kaufen

Sie finden die besten Melonen mit den meisten bioaktiven Stoffen mit der Nase. Riechen Sie an der hellen Stelle oben auf der Melone. Ihr muß ein feiner, gut wahrnehmbarer, angenehmer Melonengeruch entströmen.

Forscher der Universität Boston entdeckten, daß Lycopin, der Farbstoff in der Wassermelone, die Haut vor UV-Strahlung schützt.

Rezept: Melonen-Frucht-Salat

2 unterschiedliche Melonen (Charentais, Ogen, Cantaloupe oder Galia) halbieren und die Kerne entfernen, Fruchtfleisch herauslösen und in kleine Würfel schneiden. 250 g rote Johannisbeeren waschen und Beeren von den Rispen lösen. 1 Banane und 2 Kiwis schälen und in Scheiben schneiden. Alles in den 4 Melonenhälften anrichten, etwa 30 Minuten ziehen lassen und mit Vanilleeis oder Schlagsahne servieren. Anstelle von Johannisbeeren können Sie auch anderes Beerenobst verwenden. Im Winter passen auch filetierte Orangenstückchen anstelle von Beeren zum Melonen-Frucht-Salat.

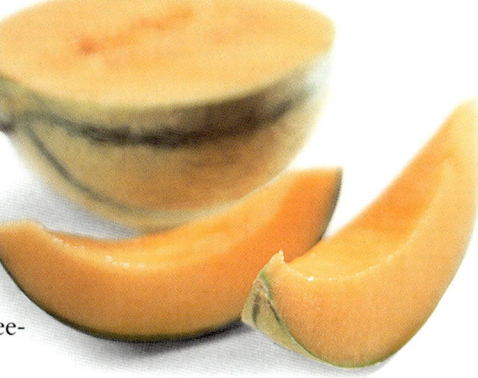

Appetit auf Gesundheit

> »Papaya wärmt, süßt und versorgt uns mit Feuchtigkeit.«
> Ernährungslehre des Ayurveda

Papayas machen aktiv und beleben

Die großen exotischen Früchte mit den vielen kleinen Kernen passen sehr gut zu pikanten Gerichten und ebensogut in einen süßen Obstsalat. Sie enthalten ähnlich wie Mangos ein eiweißspaltendes Enzym, das in der Küche häufig als Weichmacher für Fleisch benutzt wird. Früher meinte man, daß das Papayaenzym Papain auch im Körper wirke und dort zum Beispiel Entzündungsherde abbaue. Mittlerweile weiß man, daß das Papain an der Magensäure nicht vorbeikommt, ohne seine Wirkkraft einzubüßen. Für unsere Gesundheit bewirken Papayas mit wichtigen Vitalstoffen dennoch viel Gutes.

Papayas
- **helfen bei Erschöpfung und Streßbeschwerden**
- **beugen Arteriosklerose und Krebs vor**
- **erleichtern die Verdauung**

Ein Fitmacher nach kurzen Nächten

Haben Sie die Nacht durchgearbeitet oder durchgefeiert, quälen Sie jetzt ein Kater, dumpfe Kopfschmerzen und tonnenschwere Glieder? Der Genuß von Papayas hilft Ihnen, wieder fit zu werden. Denn was Sie brauchen, ist hinreichend Magnesium und Vitamin C, um die durch Streß, zuviel Alkohol und zuwenig Schlaf aufgebrauchten Vorräte wieder aufzufüllen. Pürieren Sie eine Papaya mit einer Banane, mixen Sie das Püree mit Mineralwasser, und trinken Sie die Mischung langsam. Dann melden sich die Lebensgeister bald wieder.
Ihr sehr hoher Vitamin-C-Gehalt und ihr Antistreßmineral machen Papayas auch für Streßraucher zum bevorzugten Obst, um einem Herzinfarkt vorzubeugen. Gleichzeitig bauen das Vitamin C und die reichlich vorhandenen Carotinoide einen Schutzschild gegen freie Radikale auf, die bei Streß und durch Nikotin die Körperzellen milliardenfach attackieren und Krebs und Arteriosklerose auslösen. Auch das in Papayas reichlich vorhandene Lycopin, ein bislang zu wenig beachtetes Carotinoid, senkt das Risiko für Herzerkrankungen.

Vitalcheck
1/2 Papaya (Fruchtfleisch, 150 g):
60 mg Magnesium
0,2 mg Vitamin A
120 mg Vitamin C
5,1 mg Carotinoide
Kalorien: 48 kcal
Tagesbedarf:
→ Seite 24 bis 27

Lycopin – wichtig für Männer

Papayas enthalten ungewöhnlich hohe Lycopinmengen. Obgleich dieses in höheren Konzentrationen im Blut vorkommt als das Beta-Carotin, ist es kaum bekannt, weil unser Körper daraus kein Vitamin A herstellen kann. Die meisten Wissenschaftler nahmen noch vor eini-

Obst

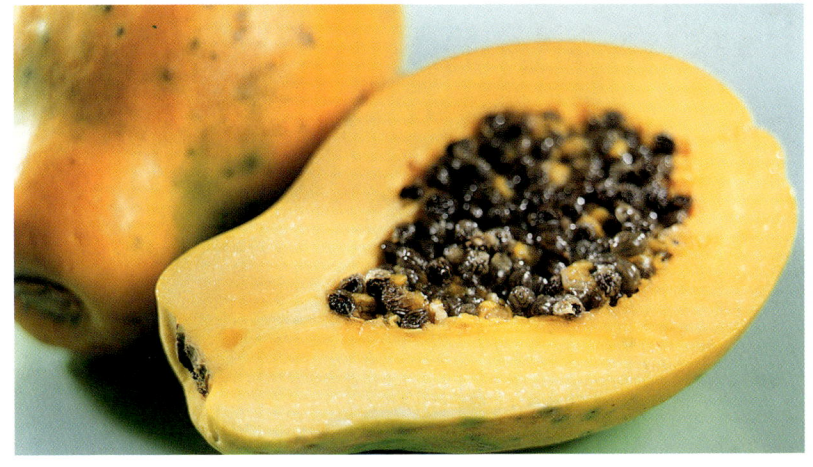

Müde und abgespannt? Die Vitalstoffe der Papaya wecken die Lebensgeister

gen Jahren an, daß es dann auch keine Bedeutung für unseren Körper haben könne. Jetzt erst zeigt sich der wahre Wert des Lycopins: Es konzentriert sich nämlich in der Prostata und im Hoden des Mannes. Wissenschaftliche Studien der Harvard-Universität in Boston-Cambridge bewiesen, daß Männer mit einer hohen Aufnahme an Lycopin das Risiko für Prostatakrebs senken konnten.

Vitamine für werdende Mütter

Schwangere sollten mehr Papayas essen, so eine Empfehlung der Universität Boston, um ausreichend Vitamin C und Carotinoide aufzunehmen. Auch die Deutsche Gesellschaft für Ernährung empfiehlt werdenden Müttern ein Drittel mehr Vitamin A und C als anderen Frauen. Mit 150 bis 200 Gramm Papaya pro Tag decken Schwangere problemlos auch diesen erhöhten Bedarf.

Enzympräparate, die Papayaenzyme enthalten, werden mit wachsendem Erfolg zum Beispiel gegen Entzündungen eingesetzt. Diese Tabletten werden – anders als die Papaya – vom Magensaft nicht angegriffen, weil sie in einer magensaftresistenten Kapsel eingeschlossen sind.

> **Tip**
>
> **Papaya nach einem schweren Essen**
> Ein reichhaltiges Essen beschließen Sie am besten mit einem Papayadessert. Eiweißspaltende Papayaenzyme legen im Magen den Turbogang ein und regen die Verdauung an.

Rezept: Exotische Papayasuppe

1 Knoblauchzehe schälen, durchpressen und in 2 EL Butter glasig dünsten. Kleingeschnittenes Fruchtfleisch von 2 Papayas und 1 zerdrückte Banane hinzugeben, mit 500 ml Geflügelbrühe ablöschen, aufkochen, pürieren, nochmals erhitzen und mit Jodsalz und mildem Curry abschmecken. Je nach Bedarf mit Crème fraîche andicken.

Appetit auf Gesundheit

Weintrauben – der Herz-Kreislauf-Schutz

»*Freude sprudelt in Pokalen, in der Traube goldnem Blut.*«
Friedrich Schiller
(1759–1805)

In Frankreich essen die Menschen mehr Fleisch und Fett als etwa in Deutschland, leiden aber weniger an Herz-Kreislauf-Erkrankungen. Lange dachten Wissenschaftler darüber nach, warum das so ist. In den Weintrauben entdeckten sie schließlich die Lösung. Denn Franzosen trinken viel Wein, in dem die Gerbstoffe der Weintrauben enthalten sind. Diese Phenole schützen die Gefäße vor Arterienverkalkung.

Viele Schutzstoffe in den Trauben

Weintrauben
• **wehren Zivilisationskrankheiten wie Thrombosen und Arteriosklerose ab**
• **verringern Risiken bei einer Schwangerschaft**

Keine Frucht hat mehr Kaffeesäure als rote Weintrauben. Neben ihr gehören auch einige Farbstoffe der Weintrauben, das Quercetin und das Myricetin, zu den Anti-Tumor-Stoffen, die die Natur uns Menschen anbietet. Die Lebensmittelchemiker rechnen die Kaffeesäure, das Quercetin und Myricetin zu den Phenolen. Diese stoppen die freien Radikale und damit auch deren Zerstörungswerk an Gefäßen, Zellen und Zellkernen. So beugen Phenole nachweislich Krebs und Herz-Kreislauf-Erkrankungen vor. Daneben bringt die in Weintrauben enthaltene Folsäure mehr Sicherheit für werdende Mütter. Folsäure braucht der Organismus, um Zellen zu bilden. Schwangere haben hier einen stark erhöhten Bedarf.

Ein Hoch auf den Rotwein

Bei einem Vergleich der Phenolgehalte von Rotwein und dunklem Traubensaft finden sich in Rotwein 50 bis 100 Prozent mehr Phenole als in rotem Traubensaft. Die Erklärung liefern die Schalen der Trauben, in denen sich viele Phenole verbergen. Beim Entsaften werden die Schalen sofort entfernt, während sie beim Rotwein für dessen rote Farbe verantwortlich sind.

Vitalcheck
**1 Portion Weintrauben (150 g):
65 µg Folsäure
105 mg Kaffeesäure (rote Trauben)
Kalorien: 102 kcal
Tagesbedarf:
→ Seite 24 bis 27**

Pflanzenöstrogene schützen Gefäße und Zellen

Einer anderen Substanz in Weintrauben sagen die Ernährungsforscher ebenfalls eine große Zukunft als Krebsbekämpfer und Gefäßschoner voraus: dem Resveratrol. Es gehört unter den bioaktiven Substanzen zu den Pflanzenöstrogenen, also zu den Stoffen, die dem

Obst

weiblichen Geschlechtshormon ähneln. Wie Resveratrol im Körper genau wirkt, daran forschen die Experten. Bislang wissen sie, daß diese neuentdeckte Substanz die Schäden durch freie Radikale vermindert, Blutverklumpungen reguliert, Entzündungen in den Gefäßen hemmt und Zellen bekämpft, die sich zu Krebszellen verändern. Außerdem senkt Resveratrol den Cholesterinspiegel. Ein Trost für alle Antialkoholiker: Forscher der Cornell-Universität fanden Resveratrol auch in rotem Traubensaft.

Wie gesund ist Wein?

Alkohol wurde noch vor wenigen Jahren von den Ernährungswissenschaftlern rundum abgelehnt. Heute fragen sie sich, ob sie damit recht hatten. So zeigen gemäßigte Weintrinker, daß ihre Gefäße und ihr Herz gesünder sind, sie seltener an Arteriosklerose und Herzinfarkt leiden. Verschiedene Untersuchungen fanden heraus, daß bei etwa 15 bis 20 Gramm Alkohol pro Tag – enthalten in einem Glas Wein (150 Milliliter) oder Bier (300 Milliliter) – Herzinfarkt und Schlaganfall seltener auftreten, bei mehr Alkohol aber oft rapide ansteigen. Tabu ist das Gläschen allerdings für alle Alkoholkranken, Schwangere, Stillende und für Menschen, die sich gut konzentrieren müssen: Wer noch Auto fahren muß, sollte auf jeden Fall verzichten!

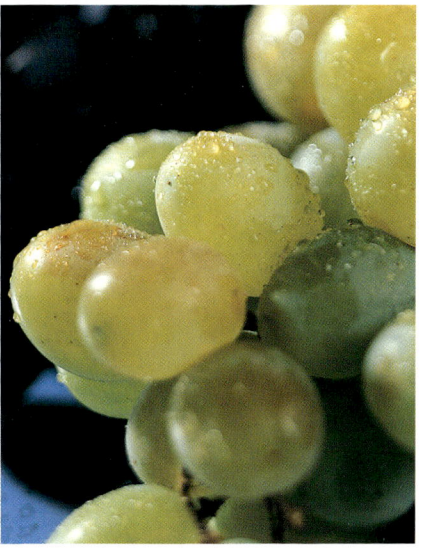

Weintrauben vor dem Essen gut waschen, sie sind oft stark gespritzt

T!p

Traubensaft statt Multivitamindrink
Wollen Sie etwas für Ihre Gefäße und gegen Krebsgefahren tun, trinken Sie lieber roten Traubensaft als Multivitaminsaft. Eine Bonner Untersuchung bewies, daß der Traubensaft rund 60 Prozent besser vor freien Radikalen schützt.

Rezept: Trauben unter Blätterteig

1 Scheibe Tiefkühlblätterteig auftauen lassen. 400 g Weintrauben waschen, von den Stengeln zupfen, halbieren. Mit 100 g Quark, 1 Ei, 3 EL Zucker und etwas Zimt verrühren. Eine flache Auflaufform fetten, mit Semmelbröseln und Zucker ausstreuen. Die Quark-Weintrauben-Masse einfüllen und mit 3 EL Mandelblättchen bestreuen. Die Blätterteigscheibe zu einer großen Fläche ausrollen, mit einer Gabel einstechen, über die Quarkmasse in der Auflaufform legen. Mit 1 Eigelb bepinseln und im Ofen bei 200 Grad etwa 30 Minuten backen. Den Traubenkuchen mit geschlagener Sahne servieren.

Kopenhagener Forscher untersuchten Menschen, die gelegentlich ein Glas Alkohol trinken: Sie stellten fest, daß Weintrinker seltener an Dünndarmkrebs leiden als Menschen, die sich hin und wieder ein Glas Bier oder andere Alkoholika gönnen.

Appetit auf Gesundheit

> »Preßt der Zitrone Saftigen Stern, Herb ist des Lebens Innerster Kern.«
> Friedrich Schiller
> (1759–1805)

Zitrusfrüchte – der gesunde Frischekick

Was die Vielfalt an Nährstoffen angeht, können die Zitrusfrüchte nicht unbedingt mit anderen Obstsorten konkurrieren. Dennoch: Ein Blick in die Nährwerttabelle zeigt, daß Zitronen, Orangen & Co. vor allem wegen ihres hohen Vitamin-C-Gehalts sehr zu schätzen sind – und das nicht nur im Winter. Die Grapefruit bringt darüber hinaus noch reichlich Vitamin A mit.

Viel Vitamin C hinter harter Schale

Zitrusfrüchte
- wehren Krankheitskeime ab
- schützen Haut und Schleimhäute
- beugen vielen Zivilisationskrankheiten vor
- entgiften den Körper

Die meisten Tiere stellen das Vitamin C selbst her. Nur wir Menschen, die Affen und die Meerschweinchen müssen es mit der Nahrung aufnehmen – der Mensch sogar in größeren Mengen: Vitamin C brauchen wir mehr als alle anderen Vitamine zusammen.
Der Vitamin-C-Gehalt der einzelnen Zitrusfrüchte ist sehr unterschiedlich. Und bei der Zitrone ist zu bedenken, daß wohl niemand gleich 100 Gramm von dieser Frucht ißt. So gebührt ohne Zweifel der Orange der erste Vitamin-C-Platz unter den uns bekannten Zitrusfrüchten.

Die Abwehr wird stabilisiert

Jeder weiß, daß Vitamin C vor allem im Winter gute Dienste leistet, weil es die angeschlagene Abwehr stärkt und uns vor Bakterien und Viren schützt. Mit Vitamin C entwickeln sich Abwehrzellen innerhalb unseres Immunsystems zu Killerzellen und greifen alles an, was sich ihnen als Fremdkörper in den Weg stellt. Außerdem hilft Vitamin C der Haut und den Schleimhäuten, die Kälte besser zu überstehen, ohne auszutrocknen.

Vitalcheck
1 Grapefruit (Fruchtfleisch, 200 g):
0,2 mg Vitamin A
88 mg Vitamin C
Kalorien: 90 kcal
Tagesbedarf:
→ Seite 24 bis 27

Im Sommer wie im Winter zu empfehlen

Seit etlichen Jahren wissen nicht nur die Experten, daß Vitamin C auch die zellschädigenden freien Radikale unschädlich macht, die uns durch Nikotin und Gifte, bei Streß und Sonnenlicht überfluten und zu Krankheiten wie Arteriosklerose, Krebs oder auch Parkinson und Alzheimer führen. Es lohnt sich also, die Vitamin-C-reichen Zitrusfrüchte nicht nur im Winter als natürlichen Grippeschutz zu nutzen, sondern sich diesen Gesundheitsgenuß das gesamte Jahr über zu gönnen.

Obst

Zitrusfrüchte in Zahlen (pro 100 g)

	Vitamin C (mg)	Kalorien (kcal)		Vitamin C (mg)	Kalorien (kcal)
Orange	50	42	Zitrone	53	36
Mandarine	32	46	Limette	44	39
Grapefruit	44	45	Kumquat	38	61

Zuwenig Vitamin C im Blut erhöht das Risiko eines Herzinfarktes. Zu diesem Ergebnis kamen Wissenschaftler, die mehr als 1500 Menschen aus Ostfinnland untersucht haben.

Aromastoff als Entgifter

Alle Zitrusfrüchte zeichnet ein besonderer Aromastoff aus: das Limonen. Es unterstützt Leber und Dünndarm bei der Entgiftungsarbeit. Dort kann das Limonen ein bestimmtes Enzym aktivieren, das im Körper Giftstoffe, insbesondere Schwermetalle, bindet und sie ausleitet. Außerdem beugt das Limonen Magen-, Brust- und Lungenkrebs vor. Es konnte im Tierversuch sogar Tumore zurückbilden.

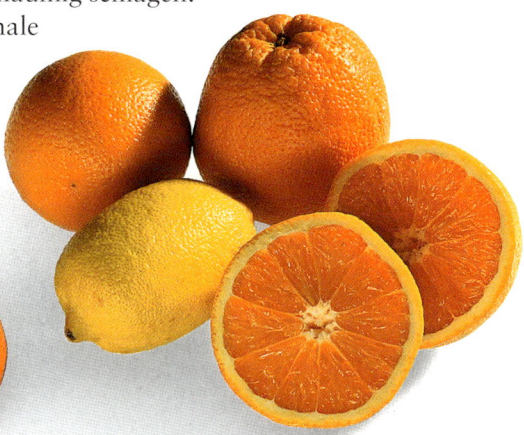

Tip

Grapefruit – in der Farbe liegt die Kraft
Kaufen Sie Grapefruits mit rosarotem Fruchtfleisch. Darin verbergen sich Carotinoide, die wie das Vitamin C den Einfluß freier Radikale hemmen. Diese Carotinoide beugen Krebs und Herz-Kreislauf-Erkrankungen vor.

Rezept: Zitronencreme

Die Dotter von 4 frischen Eiern mit 250 g Zucker schaumig schlagen. Den Saft von 3 Zitronen und die abgeriebene Schale von 1 unbehandelten Zitrone unter die Eiercreme geben. 4 Blätter Gelatine quellen lassen, erhitzen und schnell unter die Eiercreme rühren. Die 4 Eiweiß steif schlagen, vorsichtig unter die Creme heben und etwa 2 Stunden kalt stellen, dabei immer wieder durchrühren. Wegen der rohen Eier muß die Creme nach der Zubereitung sofort gegessen werden. Sie können die Zitronencreme mit Schlagsahne servieren und mit Zitronenmelisseblättchen garnieren. Gut schmeckt auch eine Traubensauce dazu.

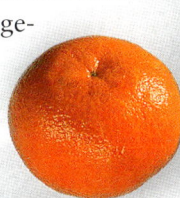

Appetit auf Gesundheit

Wichtige Vitalstoffe in Fleisch und Fisch

Leider hat Fleisch heute oft eine zweifelhafte Qualität. Schnelle, billige Aufzucht und Mast führten zu wäßrigen Fleischstücken, haben uns BSE beschert und verursachen auch den Hormoneinsatz bei der Mast. Suchen Sie sich einen guten Fleischer, der noch weiß, woher er seine Ware bezieht. Sicher verlangt er andere Preise, als Sie sie für fertig abgepackte Ware aus der Kühltheke bezahlen. Doch essen Sie lieber weniger Fleisch, dafür aber solches von hoher Qualität. Ihrer Gesundheit wird es guttun, denn zuviel Fleisch belastet den Körper mit Cholesterin und reichlich Purinen, die zu Gichtproblemen führen können.

Warum nicht wie zu Großelterns Zeiten nur am Sonntag einen Braten essen? Dann darf das Bratenfleisch auch etwas mehr kosten, weil es von guter Qualität ist!

Fleisch – weniger ist mehr

Verteufeln sollten wir das Fleisch allerdings auch nicht: Fleisch beschenkt uns unter allen Lebensmitteln mit dem meisten Vitamin B_1 und B_6, mit viel Zink und Eisen, das wir beim Fleisch optimal aufnehmen können. Hin und wieder ein gutes Stück Fleisch zu essen wäre daher ideal.

Die wichtigsten Nährstoffe einiger Fleischsorten (pro 100 g)
(weitere Angaben → Seite 126, Seite 132, Seite 136, Seite 138)

	Eisen (mg)	Zink (mg)	Vitamin B_1 (mg)	Vitamin B_2 (mg)	Vitamin B_6 (mg)	Fett (g)	Kalorien (kcal)
Ente	2,5	1,8	0,3	0,2	-	17	227
Gans	1,9	1,3	0,1	0,3	0,6	31	342
Lammkotelett	2,2	-	0,1	0,2	0,3	32	348
Kalbskeule	2,3	-	0,2	0,3	0,4	2	97
Kalbsschnitzel	3,0	2,3	0,2	0,3	-	2	99
Rinderhack	2,4	-	0,1	0,2	-	14	216
Rinderschlegel	2,6	3,3	0,1	0,2	-	7	148

- = es liegen keine Daten vor

Fleisch und Fisch

Fisch bringt das notwendige Jod

Auch Fisch versorgt uns mit wichtigen Nährstoffen, allen voran mit Jod. Die Schilddrüse stellt daraus Hormone her, die für zentrale Regler unseres Stoffwechsels zuständig sind. Fehlt Jod, reagiert die Schilddrüse mit ihrer Vergrößerung, damit sie genügend Hormone produzieren kann – ein Kropf entsteht. Da bei uns 90 Prozent aller Menschen unter Jodmangel leiden, zählt das Spurenelement zu den Mangelmineralstoffen. Jeder sollte mit zwei Portionen Seefisch pro Woche plus Jodsalz ein Defizit vermeiden.

Zu den jodreichen Seefischen gehören Schellfisch, Seelachs, Kabeljau und Rotbarsch.

Das Jod bei der Fischzubereitung erhalten

Unter allen Lebensmitteln versorgen uns nur die Seefische und Meeresfrüchte mit größeren Jodmengen. Damit das wasserlösliche Jod beim Kochen nicht ins Kochwasser übergeht, sollten Sie Fischfilets lieber in wenig Flüssigkeit dünsten, als sie in viel Wasser zu garen. Fisch läßt sich allerdings auch sehr gut in einem Bratschlauch zubereiten oder in einer Suppe garen. Ganze Fische, die nicht gehäutet wurden, können Sie auch in heißem Wasser garziehen. Die Haut verhindert, daß größere Jodmengen ins Kochwasser übertreten.

Neben dem Jod ist Fisch vor allem ein Lieferant wichtiger Omega-3-Fettsäuren und des Vitamin D. In den Abschnitten über die Fettfische Hering (Seite 128), Lachs (Seite 130) und Makrele (Seite 134) können Sie mehr darüber lesen.

Die wichtigsten Nährstoffe einiger Fischarten (pro 100 g)
(weitere Angaben → Seite 128, Seite 130, Seite 134)

	Jod (µg)	Selen (µg)	Vitamin D (µg)	Omega-3-Fettsäure (g)	Fett (g)	Kalorien (kcal)
Forelle	3	25	-	0,5	3	102
Grönland-Heilbutt	20	-	15	0,8	10	141
Heilbutt	52	-	5	0,5	2	101
Rotbarsch	99	44	2	0,5	4	105
Schellfisch	243	29	-	+	0,6	77
Scholle	52	33	-	-	2	86
Seelachs	200	31	-	+	0,8	80

- = es liegen keine Daten vor, + = in Spuren vorhanden

»Junge Hähnchen, sanft gebraten, dazu kann man dringend raten.«
Wilhelm Busch
(1832–1908)

Geflügelfleisch – die leichte Alternative

Wer fettarmes Fleisch bevorzugte, griff schon immer gern zu Huhn und Pute. Seitdem aber auch Rind und Schwein dem Verbraucherwunsch entsprechend fettarm angeboten werden, unterscheidet sich Geflügelfleisch in seinen Fettwerten kaum noch von anderen mageren Fleischsorten. Seine Vorzüge sind daher heute eher anhand anderer Eigenschaften herauszustellen. Da Ente und Gans zu den fettreichen Sorten zählen und auch sehr viel seltener gegessen werden, bleiben sie hier außen vor, und es soll vor allem um Huhn und Pute gehen.

Geflügel
- verhilft nach längerer Krankheit zu neuen Kräften
- unterstützt das Abwehrsystem

Mehr Vitalstoffe pro Kalorie

Der Gehalt an B-Vitaminen, an Zink und Eisen liegt beim Geflügelfleisch – bezogen auf den Kaloriengehalt – höher als bei anderen Fleischsorten. Pro Kalorien kommen Huhn und Pute auf beachtliche Nährwerte, insbesondere bei einigen B-Vitaminen und Zink.

Aufbaustoffe zur Stärkung

Wer längere Zeit wenig gegessen hat, beispielsweise weil er krank war, den kräftigt eine Suppe mit viel Geflügel darin. Denn das fettarme Fleisch belastet den Körper nicht, und die B-Vitamine füllen die oft ausgeraubten Speicher langsam wieder auf. Zink und Eisen stär-

Wichtige Nährstoffe in Geflügelfleisch (pro 150 g)

	Eisen (mg)	Zink (mg)	Vitamin E (mg)	Vitamin B_2 (mg)	Niacin (mg)	Vitamin B_6 (mg)	Pantothensäure (mg)	Kalorien (kcal)
Huhn, Brust mit Haut	1,7	-	0,5	0,14	15,7	0,79	1,3	218
Huhn, Keule mit Haut	2,7	-	-	0,36	8,4	0,37	1,3	261
Pute, Brust ohne Haut	1,5	2,7	1,4	0,12	16,9	0,69	0,9	158
Pute, Keule ohne Haut	3	3,6	1,8	0,27	7	-	1,7	171

- = es liegen keine Daten vor

Fleisch und Fisch

ken das Immunsystem und helfen dabei, die Krankheit zu überwinden. Auch bei Erkältungen gilt Hühnersuppe als ein altes Hausmittel.

Die Hühnersuppe ist auch in der asiatischen Küche als Haus- und Heilmittel sehr beliebt. Hier findet sich oft noch ein feingeschnittenes Stückchen Ingwer in der Brühe. Das schmeckt nicht nur sehr gut, sondern der Ingwer – frisch in die Suppe gegeben – steigert noch den Anti-Grippe-Effekt.

Neue Energie durch Niacin

Erstaunlich hoch fällt der Niacin-Gehalt von Geflügelfleisch aus. Niacin benötigt jede Zelle, um Energie zu gewinnen. Normalerweise bietet unsere Ernährung genügend Niacin, zumal der Körper es aus einem Eiweißbaustein aufbauen kann. Doch Fieber, Infektionen und auch längeres Fasten können schnell zu einem Niacin-Mangel führen. Der Körper hat nur einen begrenzten Vorrat, der in zwei bis sechs Wochen restlos aufgebraucht ist, was sich in Energielosigkeit, Müdigkeit und Kopfschmerzen bemerkbar macht. Lassen Sie es nicht dazu kommen! Gerade wenn eine Krankheit Sie ans Bett fesselt und Sie keinen Appetit haben, kann eine leichte Mahlzeit mit Geflügelbrust helfen. Außerdem sollten Sie immer viel trinken, um den Schweiß- beziehungsweise Wasserverlust bei Fieber auszugleichen (siehe Seite 55).

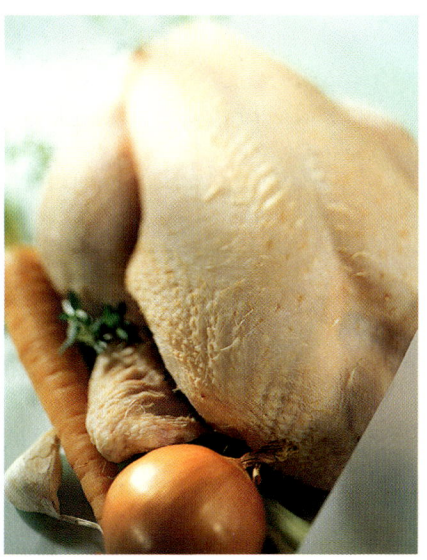

Bei der Zubereitung von Geflügel ist sehr sorgfältig auf Hygiene zu achten

Tip: Mit Haut braten, ohne Haut servieren

Geflügel sollten Sie ohne Haut essen, denn in ihr ist das Fett gebunden. Sie können das Fleisch geschmackvoll und doch fettarm zubereiten, wenn Sie Brust und Keule zwar mit der Haut anbraten, damit die Geschmacksstoffe ins Fleisch wandern; vor dem Servieren trennen Sie die Haut aber vom Fleisch ab: Der Geschmack bleibt erhalten, das Fett geht.

Rezept: Putengeschnetzeltes

2 Zwiebeln schälen und kleinschneiden, in 2 EL heißem Pflanzenöl dünsten. 600 g Putenbrust ohne Haut in große Stücke schneiden und in dem Öl anbraten. 400 g in kleine Würfel geschnittene Karotten zugeben und mit 300 ml Geflügelfond ablöschen. 10 Minuten köcheln lassen, so daß die Flüssigkeit einkocht. 100 g Erbsen zugeben und noch etwa 5 Minuten mitgaren. Mit gehackter Petersilie bestreut servieren. Dazu passen Nudeln oder Kartoffeln.

Der deutsche Ernährungsbericht 2000 zeigt, daß Frauen ihren Pantothensäure-Bedarf nur zu 76 Prozent decken. Mehr Geflügelfleisch kann einem Mangel vorbeugen.

Appetit auf Gesundheit

Hering für das Herz

»Hering – der Weizen der Meere«
Redensart

Ob als Bismarck- oder Brathering, Bückling, Matjes oder Rollmops – jeder kennt den Hering als einen der beliebtesten Fische aus dem Nordatlantik. Der Hering allein macht ein Drittel des gesamten Weltfischfangs aus und zählte schon im Mittelalter zu einem der Hauptwirtschaftsgüter der Hanse.

Hering
- beugt vielen Herz-Kreislauf-Beschwerden vor
- senkt einen leichten Bluthochdruck
- härtet die Knochen
- beugt einem Kropf vor
- wirkt entzündlichen Erkrankungen entgegen

Guter Fang für Herz und Gefäße

Mit knapp 27 Gramm Fett pro 150-Gramm-Portion gehört der Hering nach dem Aal zu den fettreichsten Fischen. Wer unter Gewichtsproblemen leidet, sollte sich nicht unbedingt Hering als Lieblingsspeise herausfischen. Trotzdem machen Sie mit einem Heringshappen einen guten Fang für Ihren Blutkreislauf: Kaum ein Fisch bringt Ihnen so viele mehrfach ungesättigte Fettsäuren, die den Cholesterinspiegel senken können und damit Herz und Gefäße jung halten. Mediziner und Ernährungswissenschaftler begeistert, daß mehr als ein Zehntel der Heringsfette aus höheren Omega-3-Fettsäuren besteht. Diese speziellen mehrfach ungesättigten Fettsäuren finden sich in größeren Mengen nur in fetten Fischen. Der Körper baut daraus bestimmte Reglerstoffe auf, die in der Muskulatur der Blutgefäße für Entspannung sorgen. Ein leicht erhöhter Blutdruck kann dadurch möglicherweise wieder zurückgehen. Außerdem drosseln die Reglerstoffe die Tendenz der Blutplättchen, sich zu verklumpen. Wer unter Thrombosen leidet, also Blutgerinnseln in den Gefäßen, und einem Arterienverschluß vorbeugen will, dem helfen neben notwendigen Medikamenten die natürlichen Blutverdünner im Hering.

Vitalcheck

1 Portion Atlantik-Hering (150 g):
6,3 g mehrfach ungesättigte Fettsäuren
6,0 g Omega-3-Fettsäuren
60 µg Jod
65 µg Selen
40 µg Vitamin D
2,2 mg Vitamin E
0,3 mg Vitamin B_2
0,7 mg Vitamin B_6
Kalorien: 350 kcal
Tagesbedarf:
→ Seite 24 bis 27

Schutz vor Allergien und Entzündungen

Mit weitem Abstand vor allen anderen Fettfischen sticht der Hering mit dem hohen Gehalt einer einzigen Omega-3-Fettsäure, der Eicosapentaensäure, hervor, der die Wissenschaft eine antiallergische Wirkung nachgewiesen hat. Auch diese Fettsäure bildet Reglerstoffe. Sie wirken Entzündungen entgegen und verdrängen konkurrierende Reglerstoffe, die zu Allergien führen können. Herzinfarkte, rheumatische Erkrankungen und multiple Sklerose treten nicht so häufig auf. Das zeigen auch wissenschaftliche Studien an Finnen und Eskimos, die sich sehr fischreich ernähren.

Fleisch und Fisch

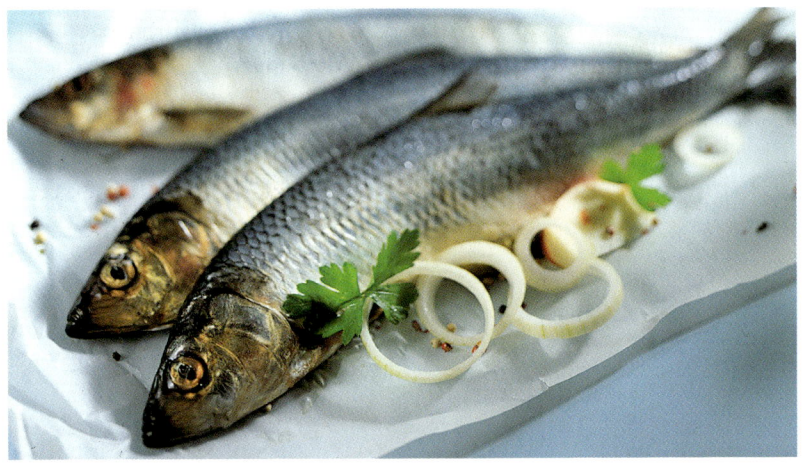

Einen frischen Hering erkennen Sie an seinen glänzenden Augen

Bunte Mischung aus Aktivstoffen

Auf das Jod im Hering ist unsere Schilddrüse angewiesen, die die Aktivität des Körpers regelt. Mit viel Seefisch können wir einen Jodmangel ausgleichen und damit Müdigkeit und einem Kropf vorbeugen. Auch die B-Vitamine im Hering regen den Stoffwechsel an, Energie bereitzustellen. Das Vitamin D im Hering kommt vor allem älteren und bettlägerigen Menschen zugute: Eine 150-Gramm-Portion des Fisches deckt mehr als den Wochenbedarf dieses knochenaufbauenden Vitamins. Normalerweise bildet der Körper es mit Hilfe des Sonnenlichtes selbst. Doch wer selten in die Sonne kommt, dem hilft der Hering. Uns allen beschert diese leckere Medizin aus dem Meer zudem reichlich Selen und Vitamin E. Damit kann der Körper aggressive freie Radikale besser abwehren und Gifte ausleiten.

Studien zeigen, daß bereits 1 Portion fetter Seefisch wie Hering pro Woche das Risiko eines plötzlichen Herztodes um bis zu 50 Prozent senkt. Weitere Informationen über Fettfische finden Sie auf Seite 134.

> **Tip**
>
> **Atlantikheringe bevorzugen**
>
> Kaufen Sie Atlantikheringe und nicht ihre Kollegen aus der Ostsee. Ostseeheringe enthalten weit weniger gesunde Fette.

Rezept: Roter Heringssalat

200 g Kartoffeln und 200 g rote Bete putzen und in Salzwasser etwa 20 Minuten garen. 4 EL Rapsöl, 4 TL Rotweinessig, 2 EL Apfelsaft, 2 TL Senf, Jodsalz und Pfeffer verrühren. 1 Zwiebel schälen, mit 4 Essiggurken würfeln. 1 Apfel schälen, Kerngehäuse entfernen und in kleine Würfel schneiden. Alles in die Essig-Öl-Sauce geben. 4 filetierte Salzheringe waschen, mit den gegarten und geschälten Kartoffeln und roten Beten in Würfel schneiden. Gut mit der Sauce verrühren und 30 Minuten durchziehen lassen.

Lachs – Apotheke aus dem Meer

»Ist der Lachs nicht frisch, taugt er auf keinem Tisch.«

Altes Sprichwort

Es gab Zeiten, da war Lachs selten und kostbar, er hatte rotes, feines Fleisch und schmeckte nach Meer. Heute ist er günstig und in jedem Supermarkt zu haben, seine Farbe ist eher weiß als rot und der Geschmack fade. Der Grund: Der Fisch wird in Lachsfarmen gemästet, setzt viel Fett an und kann dann als Massenware billig verkauft werden. Ob bei solchen Zuchtlachsen aus Meereskäfigen noch die früheren Nährwerte gelten, nach denen der Lachs mehr gesunde Fettsäuren enthält als Makrele und Hering, darf bezweifelt werden. Besser ist, Sie greifen tiefer in die Tasche und zum Ökowildlachs. Für ihn gilt jedenfalls das folgende Lob auf den Lachs.

Lachs
- beugt vielen Herz-Kreislauf-Beschwerden vor
- senkt einen leichten Bluthochdruck
- härtet die Knochen
- beugt einem Kropf vor

Herz und Gefäße profitieren von Omega-3-Fettsäuren

Wie Hering und Makrele weist auch der Lachs Omega-3-Fettsäuren auf, die für unsere Gesundheit wertvoll sind. Aus diesen Fettsäuren bildet der Körper bestimmte Reglerstoffe. Sie sind mit dafür verantwortlich, daß zwei große Fischmahlzeiten in der Woche den Cholesterinspiegel senken können, das Blutfett regulieren und den Blutdruck in die Balance bringen. Gleichzeitig mindern sie die Gefahr, daß sich kleinste Blutgerinnsel bilden, die sich an den Wänden der Blutgefäße absetzen und diese langsam verstopfen.

Lachsöle und vermutlich auch andere Fischöle können einigen Migränepatienten langfristig helfen. Vermutlich wirken die Fettsäuren gegen die Migräne, indem die Omega-3-Fischfette die Gefäße entspannen. Damit senken sie nicht nur den Blutdruck, sondern verbessern anscheinend auch die Gehirndurchblutung, so daß sich die Migräne nicht festsetzen kann.

Vitalcheck
1 Portion Lachs (150 g):
3,9 g mehrfach ungesättigte Fettsäuren
5 g Omega-3-Fettsäuren
51 µg Jod
39 µg Selen
24 µg Vitamin D
1,4 mg Vitamin E
0,3 mg Vitamin B_1
0,2 mg Vitamin B_2
1,5 mg Vitamin B_6
4,4 µg Vitamin B_{12}
Kalorien: 303 kcal
Tagesbedarf:
→ Seite 24 bis 27

Freie Radikale werden abgefangen

Mittlerweile diskutieren Experten, ob das Cholesterin nicht erst aufgrund der freien Radikale an Arteriosklerose, Herzinfarkt und Schlaganfall schuld ist, weil sie das an sich harmlose Cholesterin erst aktivieren, so daß es Gefäße und Herz angreift. Auch eine Substanz namens Homocystein steht im Verdacht, die Herz-Kreislauf-Erkrankungen auszulösen. Doch gleichgültig, wie die Ergebnisse in den nächsten Jahren ausfallen werden und wem die Schuld an der Todesursache Nummer eins gegeben wird – mit Lachs können Sie schon heute den potentiellen Übeltätern zu Leibe rücken: Vitamin E und Selen – von beiden hat Lachs reichlich zu bieten – unterstützen den Körper darin, sich gegen freie Radikale zur Wehr zu setzen. Und Homocystein baut der Organismus mit genügend Vitamin B_6, B_{12} und Folsäure ab. Lachs bietet Ihrem Körper zumindest reichlich Vitamin B_6 und B_{12}.

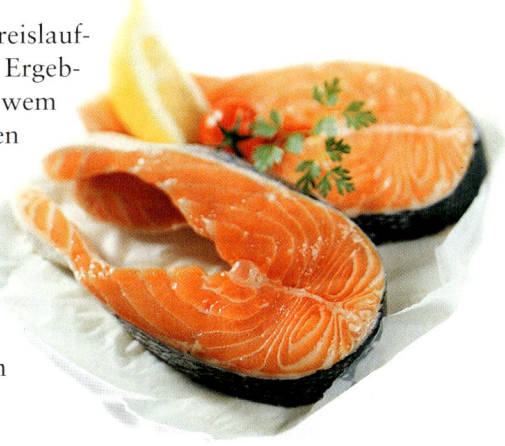

Lachs füllt Nährstofflücken

Trotz eines großen Angebots an Lebensmitteln leiden viele von uns, ohne es zu wissen, unter einem Nährstoffmangel. Hier kann eine lachsreiche Ernährung Abhilfe schaffen. Denn der Fisch enthält einige der Vitamine und Mineralstoffe, von denen wir im Schnitt zu wenig aufnehmen. Dazu zählen die Vitamin B_1, B_2 und B_6, die wichtig sind, um Nährstoffe zu verarbeiten und aus ihnen Energie zu erzeugen. Das Vitamin D zur Knochenhärtung brauchen vor allem Menschen, die gebrechlich sind und die selten in die Sonne gehen. Vom Jodmangel sind wir fast alle betroffen: 90 Prozent leiden unter einem Defizit, vermutlich auch Sie! Lachs kann wie andere Meeresfische diesen Mangel zum Teil beheben und einem Kropf vorbeugen.

Lachsfette machen glücklich. Wissenschaftler der Universität Antwerpen vermuten, daß die langkettigen Omega-3-Fettsäuren im Lachs über Reglerstoffe schlechte Laune und depressive Stimmungen vertreiben können.

> **Tip**
>
> **Gabeltest für Räucherlachs**
>
> Einen qualitativ schlechten, zu fetten Räucherlachs, der in einer Farm überfüttert wurde, können Sie mit dem Gabeltest erkennen: Heben Sie eine Lachsscheibe mit der Gabel an. Zerfällt die Scheibe, ist sie zu fett. Bleibt sie ganz, wird sie von genügend Eiweiß zusammengehalten, und dies ist ein Zeichen für eine weitgehend natürliche Aufzucht des Lachses.

Rezept: Lachs mit Bandnudeln

400 g Bandnudeln in Salzwasser garen. 600 g Lachs in einem Sud aus 100 ml Wasser, 100 ml Weißwein und 1 EL Zitronensaft dünsten, mit 200 g Schmand oder Crème fraîche ablöschen und 10 Minuten einkochen lassen. Lachs kleinschneiden und unter die abgetropften Bandnudeln geben. Mit 2 EL Kapern, Pfeffer und 1 Bund gehacktem Dill würzen.

»Geflügelleber taugt gegen alle inneren Krankheiten.«
Hildegard von Bingen
(1098–1179)

Leber – wenig Fett, viele Nährstoffe

Sämtliche Innereien sind in den letzten Jahrzehnten in Verruf geraten, weil sie sehr viele Schadstoffe und Schwermetalle speichern. Dabei wurde meist nicht zwischen Niere, Leber, Lunge und Herz unterschieden. Denn Leber enthält oft nur ein Zehntel der Schadstoffmengen, die sich in Nieren verbergen. Trotzdem sollten wir Leber nur einmal pro Woche essen, dann haben wir etwa ein Prozent der erlaubten Schadstoffmenge aufgenommen – also ist nichts zu befürchten. Und freuen dürfen wir uns über den würzigen Geschmack, die unvergleichlich vielen Vitamine und die zahlreichen Mineralstoffe.

Leber
- stärkt den Körper nach einer Krankheit
- erneuert Haut und Schleimhäute
- unterstützt die Abwehr
- hilft gegen Blutarmut
- gleicht mögliche Nährstofflücken im Alter aus

Zuviel Vitamin A – keine Leber für Schwangere!

Wichtig: Schwangere sollten Leber nicht essen, weil sie so überreichlich viel Vitamin A besitzt, daß es dem Embryo schaden kann. Auch Gicht- und Rheumakranke sollten auf alle Innereien verzichten; sie können die darin enthaltene Harnsäure nur schwer ausscheiden. Leider belastet auch das hohe Cholesterin den Stoffwechsel all jener Menschen, die ohnehin einen hohen Cholesterinspiegel haben. Verbieten brauchen sie sich die Leber allerdings nicht, denn sie enthält nur sehr wenig Fett. Allerdings fällt die sonst eventuell übliche gebräunte Butter zur Leber der fettarmen Cholesterindiät zum Opfer.

Vitalcheck
1 Portion Schweineleber (100 g):
15,8 mg Eisen
6,3 mg Zink
58 µg Selen
39,1 mg Vitamin A
0,3 mg Vitamin B_1
3,2 mg Vitamin B_2
0,6 mg Vitamin B_6
39 µg Vitamin B_{12}
136 µg Folsäure
Kalorien: 124 kcal
Tagesbedarf:
› Seite 24 bis 27

Konzentrierte Vitalstoffe

Schon mit einer kleinen Portion (100 Gramm) Schweineleber decken Sie weit mehr als Ihren Monatsbedarf an Vitamin A, nehmen eine 14-Tage-Ration an Vitamin B_{12} auf und kommen beim Vitamin B_2 auf den doppelten Tagesbedarf. So können Sie manche Fast-food-Nährstofflücke auffüllen, dank der vielen B-Vitamine etwas für Ihre gute Laune tun oder in Streßphasen Ihren ausgelaugten Stoffwechsel schnell mit natürlichen Powerstoffen wieder stärken. Denn die B-Vitamine setzen im Körper die einzelnen Nährstoffe in Energie und wichtige Wirksubstanzen um. Das Vitamin A macht die Schleimhäute widerstandsfähig gegen Krankheitskeime und beugt Nachtblind-

Fleisch und Fisch

heit vor. Auch Zink und Selen unterstützen das Immunsystem. Von beiden Spurenelementen decken 100 Gramm Leber jeweils die Hälfte des Tagesbedarfs. Auch um Ihren Eisenwert brauchen Sie sich an einem Tag mit Leber nicht zu sorgen. Leber kann den gerade bei Frauen oft zu niedrigen Eisengehalt des Blutes normalisieren. Ausreichend Eisen trägt dazu bei, daß die Zellen optimal mit Sauerstoff versorgt werden.

Für Kranke und Kalorienbewußte

Gerade Menschen, die sich erholen oder nach einer Krankheit neue Kräfte schöpfen müssen, hilft die Leber als Nährstoffkonzentrat. Wer Fieber hatte, unter einer Magen-Darm-Grippe gelitten oder bei schwereren Erkrankungen wenig gegessen hat, sollte in Absprache mit dem Arzt die wöchentliche Portion Leber nicht vergessen. Vorausgesetzt, Sie haben keine hohen Cholesterin- oder Harnsäurewerte und leiden nicht unter Leber-, Nieren- oder Stoffwechselbeschwerden, können Sie mit Leber Ihre während der Krankheit aufgebrauchten Vitalstoffvorräte gut wieder auffüllen. Auch wenn Sie Ihren Pfunden den Kampf angesagt haben und weniger essen, aber trotzdem alle Nährstoffe aufnehmen wollen, hilft Ihnen Leber aus der Nährstoff-Diätfalle heraus. Denn Leber hat weniger Kalorien und Fett als die meisten Fleischstücke, aber viel mehr Nähr- und Fitneßstoffe, die Lust auf Bewegung machen.

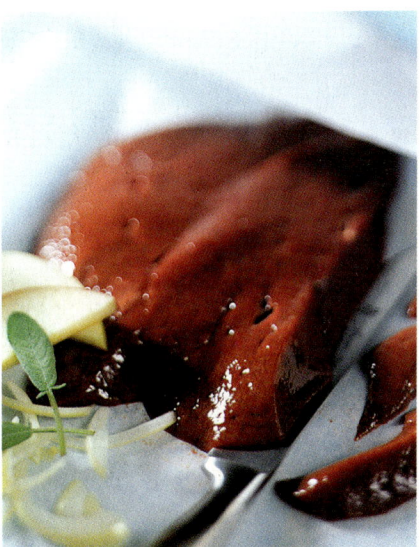

Leber ist, hin und wieder genossen, durchaus gesund

> **Tip**
>
> **Ältere Menschen sollten häufiger Leber essen**
> Lebergerichte sind für ältere Menschen ideal, da sie leicht zuzubereiten sind, viele Nährstoffe, aber wenig Kalorien haben. Mit den Jahren läßt der Appetit nach, und der Kalorienbedarf sinkt, nicht aber das Tagessoll an Vitaminen und Mineralstoffen. So müssen ältere Menschen nährstoffreiche und kalorienarme Lebensmittel bevorzugen. Leber gehört unbedingt dazu.

Derzeit untersuchen viele Wissenschaftler, ob der in Leber vorkommende Fettbegleitstoff Cholin die Gedächtnisleistung insbesondere bei älteren Menschen anregen kann.

Rezept: Leber in Apfelsauce

4 kleine Leberstücke (je 100 g) putzen, mit Mehl bestäuben und in heißer Butter von beiden Seiten anbraten. 1 in Ringe geschnittene Zwiebel zugeben und dünsten. Leber aus der Pfanne nehmen und warm stellen. 1 Apfel schälen, entkernen und reiben, mit in die heiße Pfanne geben und mit 3 EL Cidre oder Weißwein ablöschen. Kurz einkochen lassen, Leber zugeben, mit Pfeffer und Salz abschmecken und mit Kartoffelpüree servieren.

Appetit auf Gesundheit

Makrele für Körper und Geist

Ernährungsexperten und Mediziner schätzen die Makrele wegen einer speziellen langkettigen Omega-3-Fettsäure mit dem komplizierten Namen Docosahexaensäure. Der Stoffwechsel baut sie in hocheffektive Reglerstoffe um, die sich in wissenschaftlichen Studien als Fitmacher für Herz und Gehirn, Blutdruck und Sehkraft erwiesen haben. Kein Wunder also, daß Mediziner für viele ihrer Patienten bereits eine spezielle Makrelendiät entwickelt haben.

Makrelen
- können einen leichten Bluthochdruck senken
- helfen gegen einen erhöhten Cholesterinspiegel
- wirken einer Thrombose entgegen
- helfen bei einer Schwangerschaft

Makrelenfett für Babys Entwicklung

Wie stark die Fettsäuren der Makrele das Denken beeinflussen, weiß niemand genau. Sicher ist nur, daß die Nerven diese Fettsäuren zum Aufbau ihrer Fasern brauchen. Vor allem Kinder im Mutterleib können von dieser Erkenntnis profitieren – so die Theorie führender Ernährungswissenschaftler. Sie konnten zeigen, daß sich Tiere, die viele Omega-3-Fettsäuren der Makrele zu essen erhielten, intelligenter verhalten haben.

Gehirnnahrung aus dem Meer

Vitalcheck
1 Portion Makrele (150 g):
3,9 g mehrfach ungesättigte Fettsäuren
3,5 g Omega-3-Fettsäuren
77 µg Jod
2,0 mg Vitamin E
1 mg Vitamin B_6
Kalorien: 270 kcal
Tagesbedarf:
→ Seite 24 bis 27

Wie gut das Kind im Mutterleib und später über die Muttermilch mit diesen gehirnaktiven Fettsäuren versorgt wird, hängt davon ab, wieviel die Mutter von diesen speziellen Fettsäuren gespeichert hat. Führende Kinderärzte empfehlen daher werdenden Müttern, viele langkettige Omega-3-Fettsäuren aus Fischen wie der Makrele zu essen. Wissenschaftler konnten nachweisen, daß die speziellen Makrelenfettsäuren die Gehirnreifung und das Sehvermögen des Kindes bereits im Mutterleib vorantreiben. Auch die Muttermilch sollte eine hinreichende Menge dieser Fettsäuren enthalten. Kinder, die von Beginn an reichlich Fischölfette erhalten, sehen früher schärfer und haben eine bessere Auffassungsgabe. Eine Untersuchung der Münchner Universität stellte fest, daß Kinder im ersten Lebensjahr komplexe Aufgaben schneller lösen konnten, wenn sie mit ihrer Nahrung viele langkettige Omega-3-Fettsäuren aufnahmen.

Fleisch und Fisch

Runter mit dem Blutdruck!

Nicht nur dem Baby, auch der werdenden Mutter nützt die Makrele, indem die Fischfette einen in der Schwangerschaft oft etwas erhöhten Blutdruck ohne Medikamente senken können. Diesen blutdrucksenkenden Effekt sollten auch Menschen nutzen, deren Blutdruck leicht über 120:80 mm Hg liegt und denen der Arzt zwar keine Blutdrucksenker verschreibt, aber ein streßfreies Leben. Allerdings schaffen viele es nicht, ihr Leben zu ändern – doch zweimal pro Woche Makrele zu essen, das sollte möglich sein! Die Reglerfette in der Makrele lassen die Wände der Blutgefäße relaxen und damit sinkt der Blutdruck. Sollten Sie bereits Medikamente nehmen, um den Blutdruck zu regulieren, helfen Makrelen, daß die Gefäße nicht vorzeitig altern. Ersetzen können sie die Medikamente aber nicht!

Wie bereits beim Hering beschrieben, drosseln die Fischfette nicht nur den Blutdruck, sondern auch die Blutfette. Daher raten Mediziner Patienten, die einen Herzinfarkt erlitten haben, zum Genuß von Makrelen und anderen Fettfischen. Sie konnten zeigen, daß die Omega-3-Fettsäuren die Überlebensrate bei Patienten in den zwei Jahren nach einem ersten Herzinfarkt deutlich erhöhen.

Aufgrund neuester Ergebnisse über die gesundheitlichen Vorteile der Omega-3-Fettsäuren empfiehlt die Deutsche Gesellschaft für Ernährung, den Anteil dieser Fette zu Lasten anderer Fette wie Sonnenblumen- oder Maiskeimöl fast zu verdoppeln.

Vielseitig heilsame Makrelendiät

Während einer Makrelendiät stehen jeden Tag 100 bis 200 Gramm Makrele auf dem Speiseplan. Es darf statt Makrele auch einmal Lachs oder Hering sein. Empfohlen wird diese Diät bei einem erhöhten Cholesterinspiegel, leichtem Bluthochdruck und Thrombose. Einzelne gute Erfahrungen, aber keine wissenschaftlichen Beweise zeigen, daß die Makrelendiät auch Menschen mit Rheuma, Neurodermitis und Schuppenflechte helfen kann.

> **Tip**
>
> **Bei erhöhtem Blutdruck Vorsicht bei Makrelenkonserven**
>
> Auch wenn Makrelen einen erhöhten Blutdruck senken können, sollten Menschen mit Bluthochdruck Makrelenkonserven mit Vorsicht genießen. Sie enthalten oft eine Menge Salz, das bei vielen den Blutdruck in die Höhe treibt. Daher ist es besser, Makrelen roh einzukaufen und sie selbst zuzubereiten.

Rezept: Makrelentoast

300 g Räuchermakrele häuten, Filets entgräten, mit 3 EL Magerquark, 1 zerdrückten Knoblauchzehe, 2 EL Zitronensaft, Jodsalz und Pfeffer pürieren und auf 8 getoastete Weißbrotscheiben streichen.

Rindfleisch stärkt die Abwehrkraft

»Fleisch, Wein und Brot machen den Hunger tot.«
Redensart

Rindfleisch
- gleicht einen Eisenmangel aus
- steigert die Abwehrkraft
- aktiviert das Immunsystem
- gleicht mögliche Nährstofflücken in der Schwangerschaft aus

Früher wurden der Geschmack und der Nährstoffgehalt des Rindfleischs dem des Schweinefleischs vorgezogen. Entsprechend teuer ließ sich der Metzger den Rinderbraten auch bezahlen. Heute verunsichern die BSE-Fälle den Rindfleischkäufer, erst recht seitdem auch in Deutschland immer mehr Rinder von dieser Seuche betroffen sind. Mittlerweile gilt als sicher, daß sich über Risikomaterial, also Gehirn und Rückenmark infizierter Rinder, BSE auf den Menschen übertragen läßt und eine tödliche Gehirnerkrankung auslösen kann.

Biofleisch bietet nicht nur in bezug auf BSE größtmögliche Sicherheit, sondern enthält auch keine gefährlichen Rückstände von Antibiotika und Futterhilfsmittel. Vielleicht finden Sie in Ihrer Nähe einen Biobauern, der Fleisch anbietet. Auch einzelne Supermärkte verkaufen Fleisch von Ökobetrieben. Je besser es einem Tier ergeht und je artgerechter die Lebensbedingungen sind, desto gesünder ist sein Fleisch.

Ein Top-Eisenlieferant

Fleisch gehört zu den wichtigsten Eisenquellen. Unser Körper kann das Eisen aus Fleisch doppelt so effektiv verwerten wie Eisen aus Gemüse oder Getreide. Damit kann er einer Blutarmut vorbeugen. Wer also unter Eisenmangel leidet und deshalb müde, unkonzentriert und schwach ist, eine blasse Haut hat und eventuell ständig krank ist, kann mit Rindfleisch seine Eisendepots wieder auffüllen: Die Körperkraft steigt, die Immunzellen gewinnen wieder an Stärke und Energie, und selbst die geistigen Leistungen erleben ein Hoch.

Vitalcheck
1 Portion Rindfleisch (Roastbeef-Stück, 150 g):
3,8 mg Eisen
6,1 mg Zink
1,7 mg Vitamin E
Kalorien: 195 kcal
Tagesbedarf:
→ Seite 24 bis 27

Wichtig für Kleinkinder und werdende Mütter

Wissenschaftler konnten beweisen, daß Kinder sich sowohl geistig als auch in ihrem Verhalten und Bewegungsvermögen weniger gut entwickeln, wenn sie über die Muttermilch und über die Breinahrung nicht genügend mit Eisen versorgt werden. Die werdende Mutter kann vorbauen und in der Schwangerschaft ihren auf das Doppelte angestiegenen Eisenbedarf unter anderem mit zwei bis drei Rindfleischmahlzeiten pro Woche decken. Dabei sollte sie aber ganz besonderen Wert auf Bio-Fleisch legen. Bei Kindern mit leichtem Eisen-

Fleisch und Fisch

mangel hilft – wie heute bekannt ist – Spinat nicht. Deshalb sollten Sie Ihrem Kind im Alter ab einem Jahr püriertes Rindfleisch mit in den Brei geben. Ein schwerer Eisenmangel muß mit Präparaten behandelt werden, hier kann die Ernährung eine Behandlung durch den Arzt nur unterstützen.

Zink stärkt das Immunsystem

Unschlagbar ist Rindfleisch beim Spurenelement Zink. Der Körper braucht es, um Abwehrzellen aufzubauen, mit diesen Antikörpern auf Angreifer zu reagieren und sie schachmatt zu setzen. Von keinem anderen Lebensmittel erhalten wir mehr Zink als vom Rindfleisch. Wer häufig unter Infekten leidet, sollte beim leisesten Anflug einer Grippe sofort mit Rindfleisch sein Immunsystem gegen Viren fit machen.

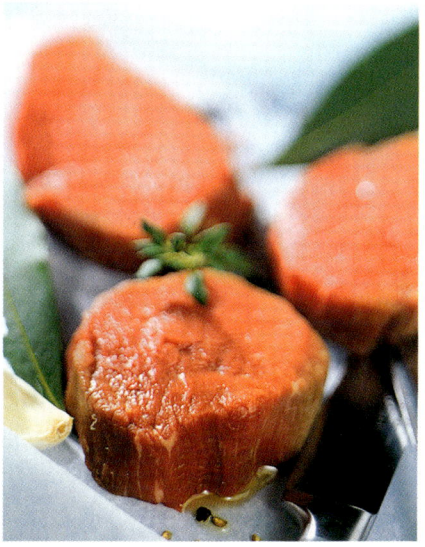

Bei Rindfleisch besser mehr Geld ausgeben und dafür ein kleineres Stück wählen

Viel Zink für Schwangere und Stillende

Nicht nur Eisen brauchen das Kind im Mutterleib und der Säugling an der Brust, sondern auch viel Zink. Denn Zink gibt den Startschuß, wenn sich neue Zellen bilden sollen. Deshalb benötigen Schwangere und erst recht Stillende eine große Extraportion Zink, am besten in Form von Rindfleisch. Denn aus dem Fleisch kann der Körper das Zink besonders gut aufnehmen.

Tip

Eisen- und Zinkgehalt je nach Fleischstück verschieden
Verlangen Sie beim Metzger – je nach Rezept – Hochrippe, Filet oder Roastbeef. Diese Teilstücke enthalten das meiste Zink. Lende und Keule weisen das meiste Eisen auf.

Rezept: Roastbeef mit Kräuterkruste

800 g Roastbeef mit Öl einreiben, salzen und pfeffern. 2 Knoblauchzehen schälen und durchpressen, 1 Zwiebel schälen und kleinschneiden, mit Knoblauch, 2 TL Senf und 4 EL gehackten Kräutern verrühren. Die Kräuter-Senf-Paste dünn auf das Fleisch streichen. Roastbeef im vorgeheizten Backofen bei 250 Grad etwa 20 Minuten anbraten, dabei regelmäßig mit etwas Bratenfond begießen. Bei 180 Grad in etwa 10 Minuten fertigschmoren. Das Roastbeef etwa 15 Minuten lang ruhen lassen und mit Kartoffeln und Gemüse servieren.

Ernährungswissenschaftler an der Universität in Jena stellten fest, daß vor allem frei weidende Rinder in Ökobetrieben bestimmte Antikrebsfettsäuren bilden, weil sie viel frisches Gras und Heu erhalten (→ Seite 149).

Appetit auf Gesundheit

»Schwein muß man haben!«
Redensart

Schweinefleisch – oft besser als sein Ruf

Schweinefleisch
- **gleicht einen Eisenmangel aus**
- **steigert die Abwehrkraft**
- **aktiviert das Immunsystem**

Schweine, die sich angeblich wegen Juckreizes an Bäumen reiben, sich im Schlamm suhlen oder träge vor sich hin dösen, haben zu der Theorie geführt, daß Schweinefleisch Allergien, Bakterien und schlechte Stimmungen übertrage. Doch Schweinefleisch gefährdet unsere Gesundheit nicht, schon gar nicht, wenn es von einem Schwein stammt, das sich noch an Bäumen reiben konnte, Auslauf hatte und Schlammlöcher zum Suhlen fand. Leider werden die meisten Schweine heute nicht mehr derart artgerecht gehalten. Darunter leiden Ansehen und Qualität des Schweinefleischs. Geben Sie ihm trotzdem eine Chance, denn es enthält gesunde Nährstoffe und kann ausgezeichnet schmecken. Sicher gibt es auch in Ihrer Nähe einen Metzger, der Qualitätsschweinefleisch anbietet. Suchen Sie Angebote von Betrieben, die auf eine weitgehend artgerechte Schlachttierhaltung Wert legen.

Viel Energie durch Vitalstoffe

Das Schwein hat abgespeckt, weil neue Züchtungen und eine andere Fütterung es weniger Fett ansetzen lassen. Auch der Metzger schnei-

Wichtige Nährstoffe in Schweinefleisch (pro 150 g)

	Eisen (mg)	Zink (mg)	Vitamin B_1 (mg)	Vitamin B_2 (mg)	Niacin (mg)	Vitamin B_6 (mg)	Kalorien (kcal)
Filet	4,5	-	1,7	0,5	9,8	-	156
Kamm	3,3	4,2	1,4	0,3	5,9	-	287
Keule	2,6	3,9	1,2	0,3	6,4	0,6	411
Kotelett	2,7	2,1	1,2	0,3	6,4	0,8	225
Schnitzel	3,1	-	1,2	0,3	6,4	0,6	159
Schulter (Bug)	2,7	-	1,3	0,3	6,7	-	407

- = keine Daten vorhanden

Fleisch und Fisch

det heutzutage mehr Fett als früher von den Fleischstücken ab. Weniger Fett bedeutet zugleich mehr Nährstoffe pro Kalorien: Schweinefleisch beschert uns besonders viel Vitamin B_1 und ist auch bei Eisen und Zink unsere wichtigste Quelle. Eine einzige 150-Gramm-Portion Schweinefilet enthält genug Vitamin B_1 für den ganzen Tag, dazu etwa den halben Tagesbedarf an Eisen, Vitamin B_2 und B_6 sowie Niacin. Damit können die Körperzellen neue Energie schöpfen, denn das Eisen bringt lebenswichtigen Sauerstoff in die Zellen, und die Vitamine aktivieren Enzyme, um den Stoffwechsel anzukurbeln. Zusammen mit dem Zink übernimmt das Eisen zusätzlich die Aufgabe, die Zellen vor Angriffen auf das Immunsystem zu schützen. Im Schweinefleisch und in anderen Fleischarten sind diese beiden Mineralstoffe enthalten, die der Körper dringend braucht.

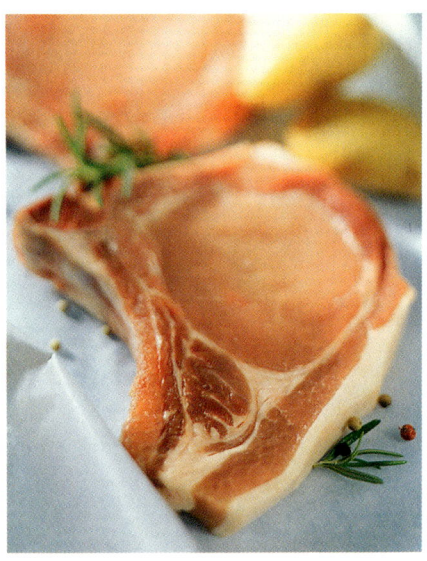

Zink unterstützt die Wundheilung

Zink läßt Wunden schneller abheilen, so daß Bakterien, Pilze und Viren keine Eintrittspforte mehr finden. Das ist wichtig für jeden, der an kleinen offenen Wunden leidet, die sich immer wieder entzünden. Da Zink auch das Zellwachstum aktiviert, brauchen insbesondere Schwangere ab dem vierten Schwangerschaftsmonat und stillende Mütter für ihre Kinder sehr viel Zink. Der Bedarf steigt um etwa 50 Prozent an. Mehr dazu können Sie unter anderem beim Thema Rindfleisch (Seite 136) nachlesen.

Ein saftiges Stück Schweinefleisch erkennen Sie an den Fettadern

Tip

Kaßler nicht braten

Das beliebte Kaßler ist gepökeltes und geräuchertes Schweinefleisch, meist ein Kotelettstück. Sie sollten es nicht scharf anbraten oder grillen. Denn durch das Pökeln enthält es Nitritsalze, die sich bei höheren Temperaturen mit Eiweißstoffen in krebsverdächtige Nitrosamine umwandeln können.

Rezept: Schweinegeschnetzeltes

600 g Schweinefleisch in Streifen schneiden, in 3 EL heißem Öl anbraten, 2 Knoblauchzehen hineinpressen und 1 feingewürfelte Zwiebel zugeben. 2 in sehr dünne Streifen geschnittene Karotten zugeben, mit 150 ml Fleischbrühe ablöschen, kurz köcheln lassen. Eine Mischung aus 5 EL Tomatenmark, 1 Bund feingehackter Petersilie und 4 EL Dosenmais zugeben. Das Schweinegeschnetzelte mit Paprikapulver, Jodsalz und Pfeffer abschmecken.

Die tierärztliche Hochschule in Hannover warnt vor den möglichen Folgen von Antibiotika in der Tiermast. Wer regelmäßig mit Antibiotika angereichertes Fleisch ißt, kann eine Antibiotikaresistenz entwickeln.

Milchprodukte machen fit!

Milch und die aus ihr hergestellten Produkte versorgen uns weit mehr als alle anderen Lebensmittel mit knochenstärkendem Kalzium und sind die besten Vitamin-B_2-Lieferanten. Trotzdem gibt es immer wieder Vorurteile der Milch gegenüber – hier werden sie ausgeräumt.

Nicht nur gut für kleine Kälber

Vermutlich kennen Sie die Behauptung, daß Milch von der Natur nur für Kälbchen vorgesehen sei und daß wir Menschen von Magen und Darm her gar nicht in der Lage seien, sie sinnvoll zu verdauen. Manche selbsternannten Experten sprechen sogar davon, daß die Milch unseren Darm verklebe.

Kein natürliches Lebensmittel hat den ursprünglichen Zweck, den Menschen zu ernähren. Wer nicht nur von Tabletten leben will, wird immer Lebensmittel »zweckentfremden«. Das ist bei der Milch nicht anders als bei Kartoffeln, die von der Natur vorgesehen sind, um neue Kartoffelpflanzen zu bilden, und nicht, um unsere Mägen zu füllen. Viele werten die Milch auch deshalb ab, weil vor allem sehr junge und ältere Menschen sie häufig schlecht vertragen. Sie reagieren darauf allergisch, oder ihnen fehlen bestimmte Verdauungsenzyme. Wer deshalb aber die Milch gleich für jedermann verdammt, müßte auch Erdbeeren, Paprika, Kiwis, Weizenmehl verurteilen, weil es immer einzelne Menschen gibt, die auf bestimmte Lebensmittel empfindlich reagieren. Lassen Sie sich also nicht verunsichern. Wenn Sie Milch vertragen, wird sie Ihnen sehr guttun.

Da Milch wie Fleisch und Fisch, Getreide und Hülsenfrüchte aus Eiweiß besteht, kann der Darm sie sehr gut verdauen.

H-Milch – haltbar und trotzdem wertvoll

Ultrahocherhitze H-Milch (das H steht für »haltbar«) können Sie verpackt monatelang auch ohne Kühlschrank lagern. Sie paßt daher ideal in jeden Vorratsschrank. Über ihren Geschmack kann man streiten, nicht aber über ihren Nährwert. Es wird immer wieder behauptet, daß die Hitze alle Vitamine, das wertvolle Eiweiß und sämtliche Vitalstoffe zerstöre. Ein Blick in die Nährwerttabelle offenbart jedoch, daß die wesentlichen B-Vitamine der Milch recht hitzestabil sind und daß das Kalzium als Mineralstoff ohnehin jeder Temperatur trotzt. Bleibt allein das Eiweiß, das beim Erhitzen »denaturiert« wird. Das klingt schlimmer, als es ist: Unsere Verdauung macht genau das gleiche mit dem Eiweiß.

Milchfett ist entbehrlich

Milchfett können wir besonders gut verdauen. Es liegt nicht so schwer im Magen. Doch das sollte nicht darüber hinwegtäuschen, daß es genauso dick macht wie anderes Fett auch. Wer mit seinem Körperfett auf Kriegsfuß steht, sollte mit dem Milchfett geizen. Aber schließlich gibt es ja viele fettreduzierte Milchprodukte. Die Warnungen, daß fettarme Milch kaum noch Vitamine enthalte, wird wiederum durch einen Blick in die Tabellen widerlegt: Milch enthält insgesamt nur wenige fettlösliche Vitamine. Wer fettarme Milch trinkt (1,5 % Fett) oder sogar Magermilch (0,1 % Fett), hat viel Fett gespart, doch nur wenige Vitamine verloren.

Nährstoffe einiger Milchsorten (pro 100 g)

	Kalzium (mg)	Vitamin A (mg)	Vitamin B_2 (mg)	Fett (g)	Kalorien (kcal)
Vollmilch	120	0,03	0,2	3,5	64
fettarme Milch	123	0,01	0,2	1,5	47
Magermilch	125	+	0,2	0,1	35
H-Vollmilch	120	0,03	0,2	3,5	64

+ = in Spuren vorhanden

Kein Rohmilchkäse für Abwehrschwache

Ein letzter, ernstzunehmender Verdacht betrifft den Rohmilchkäse: Rohmilch kann gefährliche Bakterien enthalten, die sich in Rohmilchkäse entwickeln und tödliche Infektionen hervorrufen können. In den letzten Jahren wurde aber dank der strengen Rohmilchkontrolle in Deutschland niemand durch Rohmilchkäse ernsthaft gefährdet. Vorsichtshalber sollten jedoch Kinder, ältere und abwehrgeschwächte Menschen auf Rohmilchkäse verzichten.

Der Fettgehalt in Käse wird immer als »Fett in der Trockenmasse« angegeben, als hätte der Käse all sein Wasser verloren. Deshalb gilt: Je cremiger und damit wasserreicher ein Käse ist, desto mehr müssen Sie vom angegebenen Fettgehalt abziehen, um den tatsächlichen Fettgehalt zu schätzen. So enthält ein Weichkäse etwa nur die Hälfte des angegebenen Fettgehaltes in der Trockenmasse.

Appetit auf Gesundheit

Joghurt hält den Körper jung

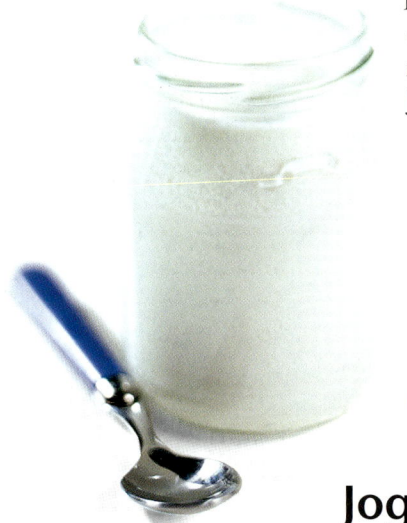

Der russische Nobelpreisträger Ilja Metschnikow hat zu Beginn des 20. Jahrhunderts den Joghurt als Jungbrunnen gefeiert. Er meinte, die Bulgaren würden oft über 100 Jahre alt, weil sie viel Joghurt essen. Heute stehen die Bulgaren auf der Liste der langlebigen Europäer ganz hinten, und der damalige Joghurt wurde von der modernen Wissenschaft entlarvt: Seine gesunden Milchsäurebakterien können sich nicht im Darm ansiedeln. Heute bevorzugen wir meist mildere Joghurts mit geringerem Säuregehalt, die von anderen Milchsäurebakterien erzeugt werden. Diese Bakterien gelangen besser in den Darm und können dort aktiv werden. Noch geschickter schaffen dies die Milchsäurebakterien der dritten Joghurtgeneration, des »probiotischen Joghurts«.

Joghurt der dritten Generation

Joghurthersteller haben viele Milchsäurebakterien getestet: Welche halten der Magensäure am besten stand und können sich im Darm gut ansiedeln? Aus diesen Bakterien haben sie die probiotischen Joghurtsorten entwickelt und können damit bestimmte Gesundheitswirkungen garantieren, die sie für normale Joghurts nicht versprechen können – vielleicht auch nur, weil diese Joghurts nicht so genau untersucht wurden.

Joghurt
- **beugt der Osteoporose vor**
- **hilft bei vielen Darmbeschwerden**
- **aktiviert das Immunsystem**
- **hilft bei Milchunverträglichkeit**

Aktivstoff für den Darm

Die Milchsäurebakterien aus den milden und probiotischen Joghurts können sich, wenn sie die Magensäure überleben, in die Darmflora integrieren. Dort wirken sie gegen Verstopfung und Krankheitskeime, bilden Vitamine und beugen dem Dickdarmkrebs vor.
Vor allem bei Kleinkindern, die häufig unter Durchfall leiden, können die Milchsäurebakterien im Joghurt heilsam wirken. Diese Bakterien siedeln sich im Darm an und beruhigen die Darmflora. Solch ein Joghurt kann allerdings eine Durchfallbehandlung nur ergänzen, und Sie sollten unbedingt einen Arzt aufsuchen, wenn Ihr (Klein-)Kind schweren Durchfall hat!

Vitalcheck
1 Becher fettarmer Joghurt (200 g):
245 mg Kalzium
0,4 mg Vitamin B_2
Kalorien: 88 kcal
Tagesbedarf:
→ Seite 24 bis 27

Milchprodukte

Eine Darmsanierung sollten sich auch Menschen gönnen, denen eine längere Antibiotikumtherapie oder Strahlenbehandlung die Darmflora zerstört hat. Joghurt hilft, gesunde Bakterien im Darm anzusiedeln, die Krankheitskeime, Blähungen und Durchfall vertreiben. Mancher Joghurt erweist sich daher auch als gutes Gegenmittel bei einem Reisedurchfall.

Doch nicht nur der Darm bleibt mit Joghurt fit, auch die Gefäße profitieren von dem frischen Milchprodukt. Ein erhöhter Cholesterinspiegel wird gesenkt und damit einer Arteriosklerose vorgebeugt. Wie der Joghurt das macht, darüber spekulieren die Experten noch. Übrigens: Einig ist man sich darüber, daß es in wärmebehandelten Joghurts keine lebenden Milchsäurebakterien samt ihrem Gesundheitswert mehr gibt. Greifen Sie deswegen bevorzugt zu anderen Sorten!

Milchsäurebakterien können das Immunsystem stimulieren: Zahl und Aktivität der Abwehrfaktoren steigen, wenn lebende Milchsäurebakterien in den Darm gelangen. Dies belegten internationale Forschungsgruppen.

Ein Kalziumspender für alle, die keine Milch vertragen

Jeder sechste reagiert auf alles, was Milch enthält, mit Blähungen und Darmschmerzen. Denn ob Käse oder Milchmixgetränk – zahlreiche Lebensmittel enthalten Milchzucker. Um ihn zu verdauen, ist ein Verdauungsenzym notwendig, das der Darm mit zunehmendem Alter oft nicht mehr bildet. Doch wer keine Milchprodukte mehr zu sich nimmt, dem fehlt die wichtigste Kalziumquelle. Kalzium aus Milch, Joghurt, Kefir & Co. hält die Knochen stabil und damit jung. Trotzdem muß niemand auf das Kalzium verzichten: Die Milchsäurebakterien des Joghurts bilden nämlich genau das manchen Menschen fehlende Verdauungsenzym. Siedeln sich die Milchsäurebakterien im Darm an, dann können sie dort den Milchzuckerabbau übernehmen. Deshalb vertragen Menschen trotz Milchsäureunverträglichkeit den Joghurt in der Regel sehr gut.

> **Tip**
>
> **Bei probiotischen Joghurts lohnt sich die Treue**
> Damit sich wirkungsvolle Mengen eines Milchsäurebakteriums aus probiotischem Joghurt im Darm ansiedeln, sollten Sie jeden Tag 200 Gramm Joghurt essen – allerdings immer den gleichen, denn jede Sorte enthält andere Milchsäurekeime.

Rezept: Joghurt-Erdbeer-Creme

500 g Erdbeeren (oder andere Beeren) pürieren, mit 400 g Joghurt (probiotisch) und 4 EL Waldhonig verrühren. 1 Becher Sahne steif schlagen und unter die Joghurtmasse heben. Die Creme mit halbierten Erdbeeren servieren.

Appetit auf Gesundheit

»Guter Käse, Butter und Brot sind der wahre Schutz vorm Tod.«

Redensart

Käse und Quark – Quellen der Kraft

Je höher die Lebenserwartung steigt, desto mehr Menschen leiden unter Knochenabbau. Dieser kommt unweigerlich mit dem Alter, wenn Geschlechtshormone fehlen und es vielfach an regelmäßiger Bewegung mangelt. Ärzte nennen diese Entmineralisierung der Knochen Osteoporose. Vorbeugen sollten Sie schon in jungen Jahren, wenn die Knochen noch bereitwillig Kalzium aufnehmen.

Nahrung für Knochen, Augen und Körperzellen

Käse und Quark
- bauen die Knochen auf
- beugen der Nachtblindheit vor
- erneuern Haut und Schleimhäute

Wer früh seine Knochen als wichtigste Kalziumspeicher füttert, kann im Alter lange davon zehren, wenn immer mehr Kalzium abgebaut wird. Käse enthält von allen Lebensmitteln das meiste Kalzium, und dank des im Käse enthaltenen Milchzuckers kann der Körper das Kalzium auch optimal ausnutzen – besser als jedes Kalzium, das aus Hülsenfrüchten oder Gemüse stammt.

Mit dem Käse nehmen wir auch reichlich Vitamin A auf. Damit beugen wir nicht nur der Nachtblindheit vor, sondern sorgen auch für eine gesunde Haut und intakte Schleimhäute. Wichtiger noch ist der Gehalt an Vitamin B_2: Etwa ein Drittel der Bevölkerung – das zeigen Untersuchungen – nimmt nicht die von der Deutschen Gesellschaft für Ernährung empfohlene Vitamin-B_2-Menge auf. Doch jede einzel-

Die wichtigsten Nährstoffe in Quark und Käse (pro 100 g)

	Quark 20 % F.	Bergkäse 45 % F. i. Tr.	Brie 50 % F. i. Tr.	Camembert 45 % F. i. Tr.	Emmentaler 45 % F. i. Tr.	Gouda 40 % F. i. Tr.	Harzer	Tilsiter 45 % F. i. Tr.
Kalzium (mg)	85	1100	400	570	1029	800	125	843
Vitamin A (mg)	+	0,3	0,2	0,4	0,3	0,3	+	0,1
Vitamin B_2 (mg)	0,3	0,3	0,3	0,6	0,3	0,3	0,4	0,4
Kalorien (kcal)	109	386	345	285	398	300	126	358

+ = in Spuren vorhanden

Milchprodukte

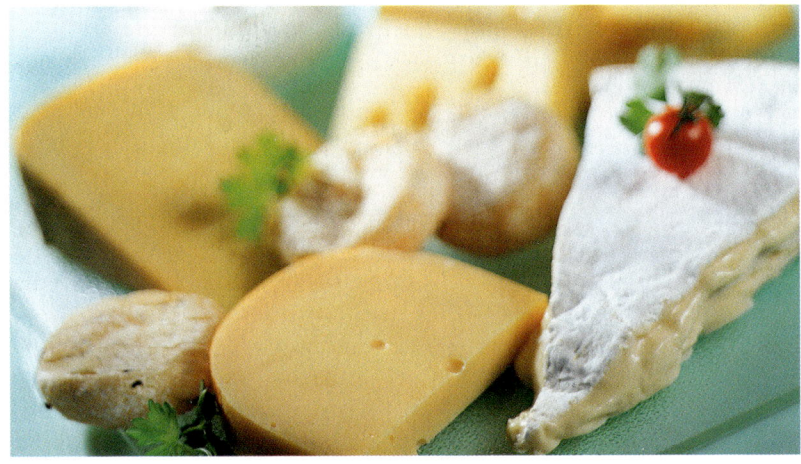

Käse versorgt uns optimal mit Kalzium

ne Zelle braucht dieses Vitamin, um viele Stoffwechselprozesse anzuregen und Energie zu gewinnen. Übrigens führt die Antibabypille zu einem Mehrbedarf an Vitamin B_2, den Sie am besten mit Käse und Quark decken können.

Magerquark im Kampf gegen Kalorien

Wenn Sie in der Tabelle den Vitamingehalt von Quark mit dem von Käse vergleichen, wird Ihnen auffallen, daß Käse oft die dreifache Menge an Kalorien, aber nicht mehr Vitamin B_2 enthält als der Quark. Noch besser steht der Magerquark da, der es mit nur 73 Kalorien auf mehr als 0,3 mg Vitamin B_2 bringt, etwa soviel wie der Gouda, der allerdings die Hüften mit 300 Kalorien belastet.

Asiaten, die sich den westlichen Lebensgewohnheiten mehr und mehr angepaßt haben, jedoch traditionsgemäß keine Milch trinken, erleiden häufiger Knochenbrüche.

> **T!p**
>
> **Käse contra Karies**
> Käse nach dem Essen hebt den Säurewert im Mund und stoppt damit den Angriff der Kariesbakterien auf den gesunden Zahnschmelz. Gouda, Blauschimmel und Brie sollen Karies besonders gut vertreiben.

Rezept: Champignons mit Käsefüllung

8 Riesenchampignons putzen, Stiele abtrennen und kleinschneiden. 2 Bund Petersilie sehr fein schneiden und mit den geschnittenen Pilzstielen und 200 g geriebenem Schnittkäse, 1 geschälten und durchgedrückten Knoblauchzehe und 4 EL Sahne verrühren. Die Masse mit Pfeffer und etwas Jodsalz pikant abschmecken und in die Pilze füllen. Auf ein mit Backpapier ausgelegtes Blech legen und bei 180 Grad im Backofen etwa 15 Minuten überbacken. Dazu paßt Reis.

Appetit auf Gesundheit

Kefir – Jungbrunnen aus dem Kaukasus

»Kefyr: Getränk aus Milch, welches durch Kefyrpilz in Gärung versetzt wird. Mildes Abführmittel.«
Schulkochbuch
Dr. Oetker, 1910

Früher mußte Kefir mit Hilfe eines Kefirpilzes aus Milch selbst hergestellt werden. Heute kann man dieses spritzige, frische, leicht saure Milchgetränk kaufen. Der Pilz, der die Milch in Kefir verwandelt, ist eigentlich kein Pilz, sondern eine Kombination aus Hefepilz und Milchsäurebakterien, die zusammen diese eigenartige Knolle bilden. Das Kefirgetränk stammt aus dem Kaukasus und gilt dort als Garant eines langen Lebens, weil viele Kaukasen ein stattliches Alter erreichen. Dazu ist aber zu sagen: Kefir allein sichert noch kein langes Leben, aber er hält fit. Denn seine speziellen Milchsäurebakterien, der geringe Alkoholgehalt, das Kalzium und die B-Vitamine bilden ein Vitalstoff-Kombipack, das vielen Altersbeschwerden vorbeugt.

Kefir
• hilft bei Darmträgheit
• beugt der Osteoporose vor
• steigert die Abwehrkraft
• wirkt Herz-Kreislauf-Erkrankungen entgegen

Mix von Milchsäurebakterien

Damit die Milchsäurebakterien im Darm wirken, müssen sie sich dort ansiedeln können. Der Kefir besitzt eine ganze Reihe unterschiedlicher Typen von Milchsäurebakterien. Da wächst die Chance, daß die eine oder andere Bakterienart die Magensäure überlebt und unversehrt in den Darm gelangt. Dort angekommen, können sich die Bakterien in die Darmflora integrieren und Milchsäure sowie Abwehrstoffe bilden, die gegen Krankheitskeime wirken.

Die Abwehr im Darm wird aktiviert

Vitalcheck
1 Glas fettarmer Kefir (200 g):
240 mg Kalzium
0,4 mg Vitamin B_2
Kalorien: 98 kcal
Tagesbedarf:
→ Seite 24 bis 27

Bei Tieren wurden mit Kefirbakterien schon erfolgreich Krankheiten bekämpft. So gibt es gute Gründe anzunehmen, daß die Bakterien auch den Menschen vor Krankheiten schützen. Denn sie regen im Darm die Abwehrzellen an, den Körper in Alarmbereitschaft zu halten. So kann er einer Infektion schnell begegnen. Wer häufig unter Erkältungen leidet und seine Abwehr kräftigen möchte, sollte jeden Morgen ein Glas Kefir trinken oder ins Müsli geben. Wie schon beim Joghurt beschrieben (Seite 142), regen die Milchsäurebakterien auch die Verdauung an, können den Cholesterinspiegel leicht senken und nach einem Durchfall die Darmflora wieder aufbauen. Auch wer unter einer Pilzinfektion der Darmflora leidet, darf Kefir essen. Der Kefirpilz hat keine Ähnlichkeit mit den schädlichen Pilzen im Darm.

Milchprodukte

Wenig Alkohol für den Kreislauf

Durch die Gärung im Kefir entstehen Kohlensäure und Alkohol. Doch keine Angst: Die Mengen sind zu gering, als daß Kefir Gesundheit oder Führerschein gefährden könnte. Nur Alkoholkranke müssen den Kefir unbedingt meiden, weil sie selbst durch kleinste Alkoholmengen die Kontrolle verlieren können. Sonst fördert nach neuesten Einschätzungen von Fachwissenschaftlern wenig Alkohol die Gesundheit. Die Betonung liegt auf »wenig« – und gibt keinen Freibrief für Mengen, die über das kleine Glas Wein oder ein Glas Bier hinausgehen. Das Risiko von Herz-Kreislauf-Erkrankungen sinkt, das positive HDL-Cholesterin steigt an, der Blutdruck geht herunter, und das Herz wird besser durchblutet, wenn sehr wenig Alkohol regelmäßig getrunken wird. Dies haben langjährige wissenschaftliche Studien ergeben. Und die Erfahrung zeigt, daß Kefir genau diesen positiven Effekt auf den Kreislauf hat! Vermutlich macht unter anderem der minimale Alkoholgehalt den Kefir so gesund. Dies ist mit ein Grund dafür, sich den Kefir selbst herzustellen, denn die meist angebotene Kefirsorte »Kefir mild« enthält keinen Alkohol.

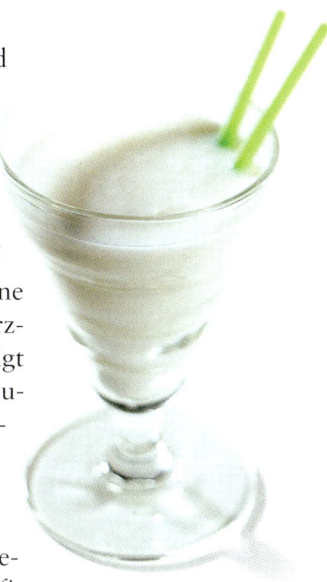

Vorteile der Milch auch im Kefir

Das Stoffwechselvitamin B_2 und der Knochenstärker Kalzium leisten auch im Kefir ihre Dienste für einen intakten Stoffwechsel und zur Osteoporose-Vorsorge (mehr dazu lesen Sie beim Thema Milch, Seite 148). Vorteil des Kefirs der Milch gegenüber: Auch Menschen mit Milchunverträglichkeit können Kefir in der Regel gut verdauen.

> **Tip**
>
> **Kefir nur aus H-Milch**
>
> Wenn Sie Kefir selbst ansetzen, verwenden Sie besser H-Milch als pasteurisierte Milch. Je weniger Bakterien in der Milch sind, desto schneller können die Hefepilze und Milchsäurebakterien des Kefirpilzes die Milch umwandeln, weil sich keine anderen, störenden Bakterien in der Milch entwickeln.

Rezept: Pikante Kefir-Paprika-Creme

4 Paprika waschen, entkernen und mit 4 EL Magerquark pürieren. 200 ml Kefir unter das Paprikapüree rühren und sehr pikant mit Paprikapulver, Pfeffer und Jodsalz abschmecken. Je nach Reifegrad des Kefirs kann die Mischung zu flüssig sein, dann entweder noch 1 Tag fest werden lassen oder mehr Quark unterrühren.

Neben dem Kefir aus Milch gibt es auch den Wasserkefir. Wissenschaftler der Universität Gießen widersprechen allerdings der These, daß Wasserkefir gegen Geschwüre, Kreislauf- und Darmprobleme wirken soll.

Appetit auf Gesundheit

»... ein Land, in dem Milch und Honig fließen ...«
Altes Testament, 4 Moses 16, 14

Milch – ein Leben lang wichtig

Milch zählt zu unseren Grundnahrungsmitteln. Wir beziehen 40 Prozent unseres Kalziums aus der Milch, und wir erhalten auch das meiste Vitamin B_2 von ihr. Außerdem trägt die Milch dazu bei, daß wir reichlich Eiweiß, ausreichend Magnesium und eine gute Portion Vitamin B_6 erhalten.

Kalzium gibt den Knochen Kraft

Milch
- baut die Knochen auf
- beugt Gallensteinen vor

Daß das Kalzium als Grundgerüst der Knochen für uns wichtig ist, wurde schon beim Joghurt (Seite 143) erwähnt. Jeder hat es in der Hand, einer im Alter drohenden Entmineralisierung der Knochen (Osteoporose) frühzeitig vorzubeugen. Denn der junge Knochen nimmt das Kalzium aus der Nahrung noch bereitwillig auf. Und je mehr er speichert, desto mehr kann er später verlieren, ohne daß Verluste in Form von häufigen Knochenbrüchen spürbar werden. Nach den Wechseljahren können nämlich die Geschlechtshormone den Knochen nicht mehr vor einem Kalziumabbau schützen. Auch vertragen wir in diesem Alter oft keine Milch mehr, unsere Hauptkalziumquelle. Und weil man sich in der Regel mit zunehmendem Alter immer weniger bewegt, fangen die Knochen an zu »rosten«. Frauen betrifft dieser hormonbedingte Knochenabbau besonders. Zwar kommen auch die Männer in die Wechseljahre, nur ist der Abfall ihrer Geschlechtshormone nicht so einschneidend, so daß sich der Knochenabbau langsam vollzieht. Männer sind von der Osteoporose seltener betroffen, sollten sich aber auch kalziumreich ernähren.

Kalziummangel – blaue Flecken als Warnsignal

Vitalcheck
1 Glas Vollmilch (200 ml):
240 mg Kalzium
0,4 mg Vitamin B_2
Kalorien: 128 kcal
Tagesbedarf:
→ Seite 24 bis 27

Dank Kalzium brauchen wir uns nicht in Watte zu packen, sondern können aktiv sporteln. Kleine Schrammen sind kein Problem, weil Kalzium die Blutgerinnung regelt. Wer einen Kalziummangel hat, der merkt es unter anderem an blauen Flecken, die scheinbar ohne Grund entstehen. Denn schon ein leichtes, kaum wahrgenommenes Anrempeln kann dazu führen, daß eine kleine Ader reißt und die Blutung nur langsam wieder aufhört. Der entstehende blaue Fleck ist nicht nur häßlich, er zeigt auch, daß der Körper dringend Kalzium benötigt.

Milchprodukte

Milch macht munter

Nicht nur die Knochen, sondern auch die Nerven brauchen das Kalzium der Milch. Sie können sonst ihre Impulse nicht zu den Muskelfasern übertragen. Außerdem erneuert das Vitamin B_2 die Schutzhülle, in der die Nervenfasern verlaufen. Milch liefert mit dem Vitamin B_2 auch den Energieanzünder für die Körperzellen: Erst mit diesem Milchvitamin können die Körperzellen Energie gewinnen. So macht Milch nicht nur Männer munter.

Dazu ein Hinweis: Wer seine Milch in Flaschen kauft, sollte nur dunkle Flasche nehmen. Das helle Licht der Milchregale zerstört in der Milch das lichtempfindliche Vitamin B_2. Dunkle Flaschen halten das Licht ab, und das Muntermacher-Vitamin bleibt erhalten.

Erhalten Jugendliche reichlich Milch und Milchprodukte, dann erhöht sich der Zuwachs ihrer Knochendichte um 50 bis 80 Prozent, verglichen mit einer Kontrollgruppe ohne Extraportion Milch – so Ergebnisse von Milchwissenschaftlern aus Gießen.

Antikrebsstoff in der Milch

Im kompliziert gebauten Magen der Kuh entsteht eine krebshemmende Fettsäure mit dem Namen »konjugierte Linolsäure«. Wir nehmen sie mit der Milch zu uns sowie mit allen aus Milch hergestellten Lebensmitteln und mit Rindfleisch. Vermutlich unterdrückt diese Fettsäure die Krebsentstehung in der Brust und in der Haut. Tierversuche bestätigen diese Vermutung. Doch ob die in Milch und Rindfleisch enthaltenen Mengen der konjugierten Linolsäure auch für den Menschen als Krebsschutz ausreichen, ist noch unbekannt. Was die Forscher allerdings wissen: Je frischer das Gras ist, das die Kühe fressen, desto mehr Antikrebsfett bilden die Tiere. Ökologisch gehaltene Weidekühe geben im Sommer mit ihrer Milch bis zu viermal mehr Antikrebsfette ab als konventionell gehaltene Kühe aus dem Stall.

> **Tip**
>
> **Milch vor dem Schlafen schützt vor Gallensteinen**
> Milch reizt die Gallenblase, sich zu entleeren. Wer am Abend Milch trinkt, dessen Galle fließt in den Darm, anstatt im Schlaf einzudicken und eventuell Gallensteine zu bilden.

Rezept: Zwei belebende Milchshakes »Vitalis«

▶ **Bunte Frische:** 1 rote und 1 gelbe Paprikaschote waschen, halbieren und entkernen. Zusammen mit 1 Bund Schnittlauch und den Blättchen von 1 Kästchen Kresse kleinschneiden und alles mit 800 ml Milch käftig pürieren.

▶ **Süßer Kraftprotz:** 2 Bananen schälen und grob zerkleinern, 250 g Beeren putzen und waschen. Die Früchte mit 800 ml Milch pürieren, mit Zucker und Zimt abschmecken.

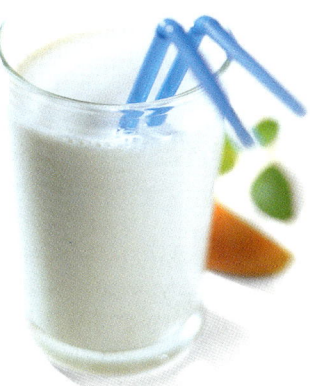

Appetit auf Gesundheit

Molke – mehr als nur ein saurer Drink

»Molke ist eines der größten Heilmittel.«
Samuel-Auguste Tissot, berühmter Schweizer Arzt (1728–1797)

An der Molke scheiden sich die Geister. Manche finden ihren Geschmack muffig, viel zu sauer und ungenießbar, andere mögen die frische Säure und loben die Molke als Fitmacher und idealen Einstieg in den Tag. Molke bildet sich als Flüssigkeit beim Dicklegen der Milch, wenn aus ihr Quark oder Käse gewonnen wird. Dabei bleibt das Eiweiß im Käse, aber viele Vitalstoffe werden an das Wasser, die Molke, abgegeben. Um Geschmack und Haltbarkeit zu verbessern, wird die Molke in der Regel weiterverarbeitet. Oft nehmen die Milchsäurebakterien dabei Schaden. Doch manche Hersteller setzen ihren Molkedrinks auch lebende Bakterien zu.

Molke
- verhindert Verstopfung
- ist eine gute Eiweißquelle bei Nierenproblemen
- aktiviert Immunzellen

Die Kraft der Mineralien und Vitamine

Da in der Molke kaum Fett und Eiweiß, aber viele Mineralstoffe, insbesondere Kalzium, und alle wasserlöslichen Vitamine wie B_2 und B_6 zurückbleiben, hat sich in der Molke verglichen mit der Milch der Anteil der wertvollen Inhaltsstoffe pro Kalorien erhöht. Gerade wer auf Fett und Eiweiß, nicht aber auf Mineralien und Vitamine in Lebensmitteln verzichten will, sollte häufig Molke trinken. Sie belastet weder die Nieren mit den Abbauprodukten des Eiweißes noch Hüfte, Po oder Bauch mit ungeliebten Fettpölsterchen.

Ideal bei Nierenproblemen

Nieren, die aus gesundheitlichen Gründen geschont werden müssen, vertragen nur wenig Eiweiß. Denn die Eiweißabbaustoffe erhöhen den Druck in der Niere und führen zu einer weiteren Zerstörung der geschädigten Nierensubstanz, so daß die Nieren noch empfindlicher werden. Fast alle Milchprodukte, die uns mit Kalzium und Vitamin B_2 versorgen, enthalten sehr viel Eiweiß – mit Ausnahme der Molke: Sie enthält wenig Eiweiß, aber dieses wenige Eiweiß kann vom Körper optimal verwertet werden. Und die Molke liefert auch die wichtigen Vitalstoffe der Milch. Damit bietet sich Molke als Milchersatz für alle Menschen an, die die Milch aufgrund ihres hohen Eiweißgehaltes nicht trinken dürfen.

Vitalcheck
1 Glas Molke (200 ml):
136 mg Kalzium
0,3 mg Vitamin B_2
Kalorien: 48 kcal
Tagesbedarf:
→ Seite 24 bis 27

Milchprodukte

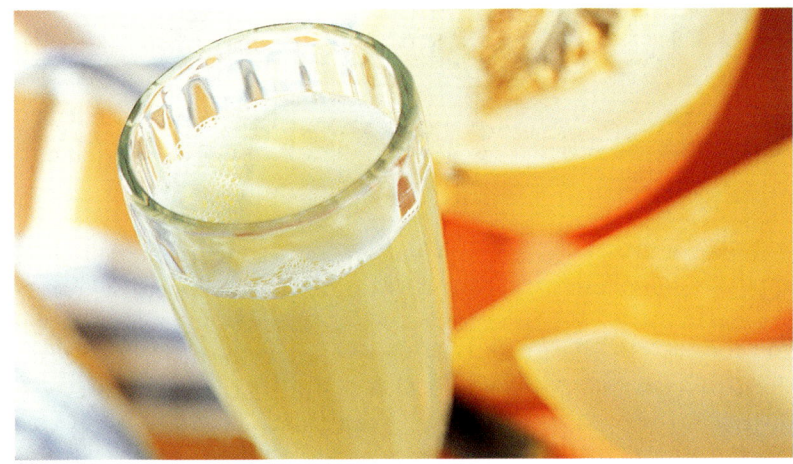

Molke mit Fruchtsäften: ein frischer Genuß

Mit Molkedrinks gegen Fettzellen

Mit einer Molkekur bekämpfen viele Menschen ihr Übergewicht. Das fehlende Fett, der geringe Kaloriengehalt und die hohen Vitamin- und Mineralstoffwerte der Molke machen das Abnehmen ohne Nährstoffmangel leichter. Außerdem regt Molke die Verdauung an, so daß Übergewichtige, die oft unter einem trägen Darm leiden, schon eine »Erleichterung« verspüren, auch wenn sie mit einer verbesserten Verdauung noch kein Gramm Fett verlieren.

Molkeneiweiße fürs Immunsystem

Neben den in frischer Molke enthaltenen Milchsäurebakterien werden auch spezielle Molkeneiweiße dafür verantwortlich gemacht, daß Molke dem Immunsystem mehr Power gibt. Immunstoffe in der Molke schützen den Körper vor Krankheitskeimen und können eventuell auch Immunzellen in eine Art Alarmbereitschaft bringen.

Das deutsche Institut für Ernährungsforschung prophezeit der Molke, daß ihre Inhaltsstoffe künftig vermehrt als Heilmittel bei Magen-Darm-Infekten eingesetzt werden.

> **Tip**
>
> **Molke hilft auch bei Verstopfung**
>
> Wer öfter unter Verstopfung leidet, kann dies mit Molke kurieren: Trinken Sie dazu ein Glas pro Tag. Milchsäure und Milchsäurebakterien der Molke regen den Darm auf sanfte Weise an.

Rezept: Molkedrink mit Honigmelone

1 Honigmelone halbieren, beide Hälften von den Kernen befreien, Fruchtfleisch aus der Schale lösen und mit 500 ml Molke pürieren, nach Geschmack mit Vanillezucker und Zucker süßen.

Getreideprodukte geben Energie

Das volle Getreidekorn liefert dem Organismus fast alles, was er braucht.

Getreide und alles, was daraus hergestellt wird, also Brot und Brötchen, Pudding und Pasta, Mehlspeisen und Milchreis, all das macht etwa 20 Prozent der Kalorien aus, die wir pro Tag zu uns nehmen. Auf diesen Wert bringt es keine andere Lebensmittelgruppe. Doch diese Kalorien gehen auf Kohlenhydrate und Eiweiß zurück und so gut wie nie auf den Dickmacher Fett. Denn Getreideprodukte tragen nur mit minimalen drei Prozent zu unserem Fettkonto bei. Zusätzlich läßt das Getreide äußerst viele Ballaststoffe, reichlich Magnesium, Eisen und B-Vitamine auf die Positivseite unseres Ernährungsplans wandern. Getreide und Getreideprodukte bilden die Grundbausteine einer gesunden Ernährung. Keiner sollte darauf verzichten.

Vollkorn ist gesünder als Weißmehl

Seit dem 19. Jahrhundert haben sich in Europa Weißbrot, raffiniertes Weißmehl, später auch geschälter, weißer Reis und andere helle Getreideprodukte als besser, weil angeblich leichter verdaulich durchgesetzt. Sie verdrängten langsam das grobe Vollkorn. Zwar ist heute belegt, daß Weißmehl weniger Ballaststoffe enthält und damit weniger verdauungsaktive Fitneßstoffe für den Darm. Doch damals galt es als schick und vornehm, Weißmehl zu verwenden. Das Fehlurteil, daß helles Mehl leichter verdaulich sei, muß erst langsam abgebaut werden, denn noch heute verkaufen die Bäcker nur jedes vierte Brot in Vollkornqualität.

Möglicherweise ist die Abneigung auch darin begründet, daß im 20. Jahrhundert aus der Farbe des Mehls eine Ideologie gemacht wurde: Der Reformgedanke »Zurück zur Natur« äußerte sich auch darin, daß es in den neu entstandenen Reformhäusern grobe Vollkornbrote zu kaufen gab. Die Wahl der Brotsorte wurde zu einer Frage der grundsätzlichen Lebenseinstellung gemacht.

Dabei braucht niemand ins Philosophieren zu geraten, um die Vorteile des vollen Korns zu erkennen. Vollkornprodukte enthalten ein Vielfaches an Mineralstoffen, Vitamin B und Ballaststoffen, weil ihnen mit dem Keim und den Randschichten genau die Anteile des Getreidekorns geblieben sind, die besonders viele Vitalstoffe enthalten. Dem Weißmehl fehlen sie.

Getreideprodukte

Vitalstoffräuber in den Randschichten?

Auch heute noch führen einige Wissenschaftler Argumente gegen das volle Korn an: Die Randschichten des Getreides enthalten einen Stoff, der Mineralstoffe so stark an sich bindet, daß der Körper sie nicht nutzen kann. Diese »Phytine« werden erst nach längerer Gärung, zum Beispiel beim Sauerteig, abgebaut. Doch selbst, wenn dieser Abbau nicht stattfindet, können die Phytine dem Körper nicht so viele Mineralstoffe rauben, wie er durch Umstellung auf Vollkornbrot zusätzlich aufnimmt.

Gewöhnungsphase für den Darm

Wer eine strapazierte Verdauung oder eine schlecht entwickelte Darmflora hat, dem kann es schwerfallen, von heute auf morgen das Müsli zum Frühstück und das grobe Körnerbrot am Abend zu verkraften. Das gilt auch für Menschen, die nie Vollkornbrot gegessen haben. Der Darm streikt. Blähungen, Bauchkrämpfe, Verstopfung und andere Beschwerden können folgen. Dazu muß es nicht kommen, wenn Sie sich langsam an Vollkornprodukte gewöhnen. Außerdem heißt Vollkorn nicht, daß sich in Ihrem Brot ganze, halbe oder nur sehr grob geschrotete Getreidekörner finden müssen, die den Darm völlig unnötig belasten. Auch Vollkornmehl läßt sich sehr fein mahlen und verbacken. Suchen Sie nach einem Bäcker, der feines Vollkornbrot anbietet.

Nüsse und Samen, die kleinen Kraftpakete

Weil wir wenig Nüsse und Samen essen, tauchen sie trotz wertvoller Fette, blutbildenden Eisens, des Schutzvitamin E und aktivierender B-Vitamine nicht unter den 50 gesündesten Lebensmitteln in diesem Buch auf. Da Nüsse und Samen oft auch in Broten mit eingebacken werden, werden diese Lebensmittel hier aber kurz angesprochen. Es sind mit 500 bis 700 Kalorien pro 100 Gramm und vielen Vitaminen und Mineralstoffen sehr reichhaltige Kraftpakete.
Ihr hoher Gehalt an Vitamin E und wertvollen Fettsäuren zeichnet sie aus, so daß sie auch als Rohstoffe für bestimmte Öle dienen (Walnuß, Sonnenblumen, Sesam). Vitamin E und die Nußfette schützen unter anderem Herz und Gefäße. Trotzdem sollten Sie nicht zu viele Nüsse essen, denn der hohe Fettgehalt macht sich schnell auf der Waage bemerkbar. Am besten kaufen Sie Nüsse immer mit Schale: Wer sie erst knacken muß, ißt automatisch weniger davon.

Amaranth und Quinoa, die traditionellen Körner aus Südamerika, gehören botanisch nicht zum Getreide, werden aber genauso verwendet. Sie enthalten weit mehr Eisen als unsere herkömmlichen Getreidearten. Vegetarierinnen können damit einem bei ihnen häufigen Eisenmangel vorbeugen.

Appetit auf Gesundheit

> »Hafergrieß und Graupengerste immer auf dem Tisch das erste.«
>
> Friedrich Rückert
> (1788–1866)

Haferflocken – Topstarter in den Tag

Haferflocken liefern die richtige Treibstoffladung für Energie und Konzentration – nicht nur Kindern! Deshalb sollte sich möglichst jeder ab und zu ein Haferflockenmüsli gönnen. Seine herzschützenden und darmaktivierenden Ballaststoffe helfen vor allem gegen die Folgen von Streß, wenig Bewegung und fettreicher Ernährung.

Die Cholesterinbremse im Müsli

Hafer
- senkt den Cholesterinspiegel
- hilft bei Darmträgheit
- beugt Hämorrhoiden vor
- fördert die körperliche und geistige Leistungsfähigkeit

Nicht nur die Menge, auch die Art der Haferballaststoffe macht ein Morgenmüsli zur Cholesterinbremse: Haferflocken enthalten viele lösliche Ballaststoffe, die sich besonders effektiv an die Gallensäuren binden, so daß diese vom Darm nicht mehr wie üblich recycelt werden und zur Leber zurückfließen können. Die Leber muß neue Gallensäuren bilden, wozu sie Cholesterin benötigt. So senkt sich langsam ein zu hoher Cholesterinspiegel, Herz und Gefäße werden geschont. Ihr Arzt kann den Erfolg nach einigen Monaten an Ihren Blutwerten feststellen. Wer unter einem erhöhten Cholesterinspiegel leidet, sollte sich die Hilfe der Haferflocken nicht entgehen lassen, auch wenn diese weder Arztbesuch noch Arzneimittel ersetzen können.

Ballaststoffe schützen den Darm

Indem die Haferflockenballaststoffe die Gallensäuren binden, verhindern sie von vornherein, daß sich diese Gallensäuren im Darm abbauen und dabei möglicherweise krebsauslösende Stoffe bilden. Auch andere Schadstoffe werden von den Ballaststoffen abgefangen und unschädlich gemacht. Zudem lassen die Ballaststoffe den Darminhalt aufquellen; Schadstoffe gelangen vermehrt ins Innere des von den Ballaststoffen vergrößerten Nahrungsbreis und seltener an die Darmwand. So verringert sich das Risiko, daß sie die Darmschleimhaut schädigen und einen Darmkrebs auslösen können.

Auch wer unter Hämorrhoiden leidet, braucht viele Ballaststoffe. Haferflocken weichen besonders effektiv einen verhärteten Darminhalt auf. So können sich die Hämorrhoiden leichter wieder zurückbilden, und die Schmerzen verschwinden.

Vitalcheck
4 EL Haferflocken (50 g):
5 g Ballaststoffe
67 mg Magnesium
2,3 mg Eisen
0,3 mg Vitamin B_1
Kalorien: 177 kcal
Tagesbedarf:
→ Seite 24 bis 27

Getreideprodukte

Die Flocken für mehr Energie

Die Kohlenhydrate in den Haferflocken, gekoppelt mit den Ballaststoffen, garantieren einen gleichmäßig hohen Blutzuckerspiegel. Er versorgt die Körperzellen mit Energie und bildet die einzige Kraftquelle der Nerven. Denen verhilft zusätzlich das Vitamin B_1 zu mehr Konzentration. Hin und wieder kommt es bei einigen Menschen, vor allem bei jungen Frauen, zu einem Vitamin-B_1-Mangel. Dabei konnten Ernährungswissenschaftler beobachten, daß Konzentration, Aktivität, aber auch Selbstsicherheit und die gute Laune litten, wenn der Vitamin-B_1-Wert niedrig war. Denn Vitamin B_1 braucht der Stoffwechsel, um die Nährstoffe in der Nahrung umzubauen in unterschiedliche Wirkstoffe und um daraus Energie zu gewinnen. Haferflocken decken mit einer 50-Gramm-Portion ein Viertel des Tagesbedarfs und mindern so recht effektiv die Gefahr von Energielöchern.

Mineralstoffe sorgen für Power

Auch Eisen und Magnesium in den Haferflocken verhindern, daß der Körper schnell schlappmacht: Das Eisen transportiert den Sauerstoff zu den Zellen, und das Magnesium hält die Muskeln bei Kräften. Ein Magnesiummangel mit Wadenkrämpfen oder leichtem Zittern bleibt mit einem Haferflockenmüsli eine Seltenheit: Eine 50-Gramm-Portion deckt bereits ein Fünftel des Tagesbedarfs.

T!p — Haferkleie – das Ballaststoffkonzentrat

Um Ihren Cholesterinspiegel zu senken, müßten Sie regelmäßig große Mengen an Haferballaststoffen essen. Mit Haferkleieprodukten geht das etwas leichter. Haferkleie ist in speziellen Müslis, Flocken und Brotsorten enthalten. Begleitend sollten Sie viel trinken, damit die Ballaststoffe im Darm gut aufquellen können. Andernfalls riskieren Sie eine Verstopfung.

Rezept: Muntermachermüsli

1 Banane schälen, grob zerkleinern und mit 200 ml Milch pürieren. 200 g Weintrauben waschen und die Trauben halbieren. Das Fruchtfleisch von 1/2 Ananas kleinschneiden. 3 Äpfel waschen, entkernen, ebenfalls kleinschneiden. Die geschnittenen Früchte mit der Bananenmilch und 8 EL Haferflocken verrühren. Das Müsli mit Honig süßen und mit leicht gerösteten Kokosflocken servieren.

Ernährungswissenschaftler der Universität Gießen empfehlen Sportlern Haferflocken als ideale Vitamin-B_1-Quelle, um genügend Energie zu erhalten.

Hirse glänzt durch ihre Mineralstoffe

> »Abends, wenn er heimkam, kochte ihm die Mutter einen köstlichen Brei aus Hirse.«
> Adalbert Stifter
> (1805–1868)

Während Hirse in den letzten Jahrhunderten aus den Küchen Europas verdrängt wurde, ernähren sich in anderen Kontinenten täglich Milliarden von Menschen mit diesem mineralstoffreichen Getreide. Sein hoher Eisengehalt stellt sicher, daß ein schwerer Eisenmangel auch ohne Fleisch die Ausnahme bleibt. Gerade für Vegetarier ist die Hirse daher sehr zu empfehlen.

Hirse füllt das Eisenloch

Hirse
- verhindert durch Nährstoffmangel bedingte Alltagsbeschwerden
- macht wach
- wirkt gegen Kopfschmerzen
- verhindert Infektanfälligkeit
- ist geeignet bei Zöliakie

Eisen gehört vor allem bei Frauen, die sich vegetarisch ernähren, zu den Mangelnährstoffen. Da der Körper Eisen zur Bildung von roten Blutkörperchen benötigt, kann Eisenmangel zu Blutarmut führen. Wenn Sie wenig Fleisch essen, sollten Sie schon vorbeugend mehr Hirse zu sich nehmen. Denn Fleisch ist der wichtigste Eisenlieferant, und wer darauf verzichtet, braucht gute pflanzliche Eisenquellen. Hirse nimmt dabei einen der ersten Plätze ein.

Damit der Körper das Eisen aus Getreide optimal verwerten kann, sollten Sie zur Hirse immer ein Vitamin-C-reiches Lebensmittel essen. Das kann Paprika sein, Rosenkohl, eine Kiwi oder viel Orangensaft. Das Vitamin C wandelt das Eisen in eine Form um, die vom Darm besser aufgenommen wird. Vor allem Frauen sollten diesen Vitamin-C-Tip beachten. Sie verlieren mit der Regelblutung monatlich viel Eisen. Manche sind müde, unkonzentriert, schnell erkältet oder leiden unter Kopfschmerzen. Stark betroffen sind auch Schwangere und Stillende, deren Eisenbedarf um bis zu 100 Prozent steigt.

Vitalcheck
1 Portion Hirse (100 g):
4 g Ballaststoffe
123 mg Magnesium
6,9 mg Eisen
0,4 mg Vitamin B_1
0,5 mg Vitamin B_6
Kalorien: 354 kcal
Tagesbedarf:
→ Seite 24 bis 27

Aktivstoffe für den Stoffwechsel

Doch nicht nur das Eisen, sondern auch die Vitamine B_1 und B_6 und der Mineralstoff Magnesium in der Hirse aktivieren Reaktionen im Körper. Sie sind die Katalysatoren für zentrale Stoffwechselreaktionen, ohne die niemand leben könnte. Sie sorgen dafür, daß genügend Energie zur Verfügung steht. Wer zuwenig von ihnen erhält, der fühlt sich oft abgeschlagen und leistungsschwach, seine Schleimhäute reißen ein, und die Muskelkraft läßt schnell nach.

Getreideprodukte

Als Sportlernahrung geeignet

Ob Sportler Vitamine und Mineralstoffe zusätzlich brauchen und wie viele, darüber streiten die Experten. Daß Magnesium, Eisen und die Vitamine B_1 und B_6 zu den »sportlichen« Nährstoffen zählen, das steht aber außer Zweifel. Mit ihrem natürlichen Mix an Inhaltsstoffen und reichlich Kohlenhydraten präsentiert sich Hirse als Fitneßlebensmittel für Sportkanonen.

Silizium für die Schönheit

Hirse zählt zu den siliziumreichsten Lebensmitteln, auch wenn sehr unterschiedliche Mengen angegeben werden, so daß dieses Buch aus gutem Grund keine Zahl nennt. Silizium benötigt der Körper für die Knochen, für Haut, Haare und Nägel. Auch das Bindegewebe direkt unter der Haut verdankt dem Silizium seine Elastizität. Bekannt ist das Silizium auch unter dem Namen seiner wichtigsten Verbindung, der Kieselsäure (Siliziumoxid). Wer regelmäßig Hirse ißt, kann auf Kieselsäureprodukte für die Schönheit getrost verzichten. Kieselsäure soll angeblich auch Magen und Darm beruhigen, wenn Streß oder ungewohnte Lebensmittel die Verdauungsorgane reizen. Obgleich das wissenschaftlich nicht belegt ist, sollte es eine Hirsemahlzeit wert sein, diese These einmal praktisch zu überprüfen.

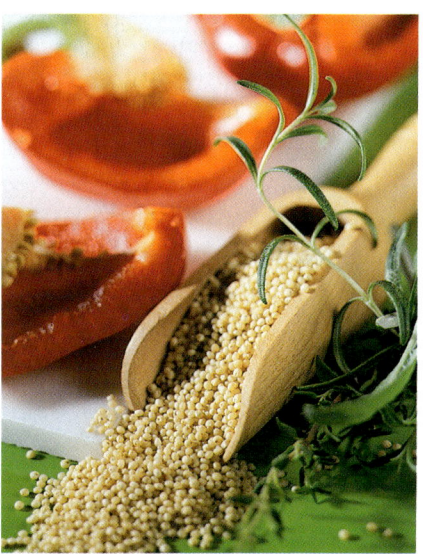

Hirse und Paprika bilden eine ideale Kombination

Tip

Hirse nur geschält und nicht für Kleinkinder
Gerbstoffe in der Hirse beeinträchtigen die Aufnahme von Nährstoffen. Da sich diese Vitalstoffräuber fast nur in der Schale befinden, sollten Sie immer geschälte Hirse verwenden, wie sie auch meist angeboten wird. Eltern wird empfohlen, Kindern erst vom dritten Lebensjahr an Hirse zu geben, damit eventuelle Unverträglichkeiten nicht zu Verdauungsproblemen führen, die bei Kleinkindern gefährlich werden können.

Rezept: Hirse-Paprika-Risotto

1 Zwiebel schälen, kleinschneiden und in 2 EL Pflanzenöl anbraten. 400 g Hirse zugeben und dünsten. Nach und nach 1 l Brühe zugießen, bei geringer Hitze kochen, bis die Hirse gar ist. 6 rote Paprikaschoten waschen, entkernen, kleinschneiden und in der Hirse dünsten. 6 EL geriebenen Parmesan, 4 EL Tomatenmark und reichlich gehackte Kräuter der Provence unterrühren.

Hirse kann mit ihrem Gehalt an Eisen das Lernen leichter machen: Mediziner aus Baltimore stellten fest, daß Tests bei optimaler Eisenversorgung besser ausfielen als bei Eisenmangel.

Mais – von Popcorn bis Cornflakes

»Das Korn der Neuen Welt«
Redewendung

Als Polenta oder gegrillter Kolben ist der Mais heute jedem bekannt. Doch Mais ist nicht gleich Mais, und generell unterscheidet man mehrere Sorten: Gemüse- oder Zuckermais gehören zu einer schnell reifenden Sorte; die anderen, langsamer wachsenden, harten Sorten sind nur in Form der aus ihnen hergestellten Produkte wie Maisgrieß oder Popcorn bekannt. In Deutschland wird vor allem Futtermais angebaut. Zucker- oder Gemüsemais stammt größtenteils aus den USA.

Mais
- erhält die Sehkraft
- beugt Herz-Kreislauf-Erkrankungen vor
- aktiviert den Darm und beugt Darmkrebs vor
- ist geeignet bei Zöliakie

Das Gelbe vom Mais – ein Schutzschild für das Auge

Bislang galten vor allem grüne Gemüse als optimale Quelle für die beiden Carotinoide Lutein und Zeaxanthin. Erst seit kürzerer Zeit weiß die Wissenschaft, daß sich auch in gelben Pflanzenfarbstoffen diese besonderen Carotinoide verbergen. Lutein und Zeaxanthin finden sich in der Netzhaut des Auges, um es gegen die zerstörende Kraft des Lichtes zu schützen und die Sehkraft möglichst lange zu erhalten. Vor allem ältere Menschen sollten zu carotinoidreichen Lebensmitteln greifen. Denn diese schützen vor einem Abbau der Sehkraft, der Maculadegeneration, die im Alter häufiger auftritt.

Stopp für die freien Radikale

Vitalcheck
1 Portion Gemüsemais (100 g):
4 g Ballaststoffe
Kalorien: 86 kcal

1 Portion Popcorn (40 g):
4 g Ballaststoffe
1 mg Vitamin E
Kalorien: 146 kcal
Tagesbedarf:
→ Seite 24 bis 27

Gleichzeitig stoppen diese Carotinoide auch die freien Radikale, die unter anderem Krebs begünstigen können, das Risiko für Herzinfarkt und Schlaganfall erhöhen und vermutlich auch für Parkinson und Alzheimer mitverantwortlich sind. Zusätzlich wirkt das Vitamin E im Mais gegen freie Radikale. Größere Vitamin-E-Mengen finden sich allerdings nur in ausgewachsenem Mais, der zu Popcorn, Maisflocken oder -grieß verarbeitet wurde. Der Gemüsemais ist bei der Ernte noch zu jung, um größere Vitamin-E-Mengen zu enthalten. Auch die Carotinoidwerte von ausgewachsenem Mais übertreffen bei weitem die Werte, die in den Nährwerttabellen für den Gemüse- oder Zuckermais angegeben werden. Allerdings werden neue Analyseverfahren sicher andere Werte ans Licht bringen, so daß dieses Buch bewußt keine Carotinoidangaben beim Mais macht.

Getreideprodukte

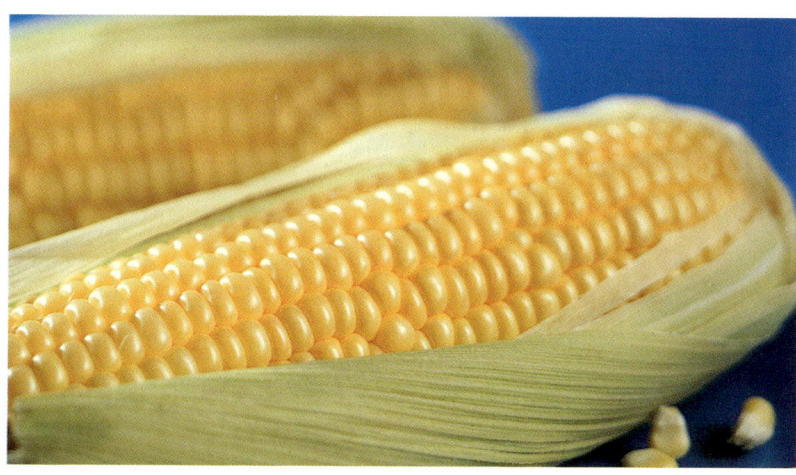

Das Gelb des Maiskolbens zeigt seine wertvollen Carotinoide

Ballaststoffe mindern Krebsrisiko

Der hohe Ballaststoffgehalt vor allem beim Getreidemais löst im Darm große Aktivität aus. Die Darmbakterien vermehren sich und bilden krebsverhindernde Darmgase. Gleichzeitig binden die Ballaststoffe Giftstoffe aus der Nahrung und Abbauprodukte des Körpers, die sich auch zu Krebserregern hätten entwickeln können. Jetzt werden sie ausgeschieden, fest an unverdauliche Maisballaststoffe gebunden. Somit können natürlich die Ballaststoffe auch eine Darmverstopfung wieder flottmachen. Nur müssen Sie dafür oft und viele Ballaststoffe essen. Bei einem Verwandlungskünstler wie dem Mais, der mal als Gemüsebeilage und mal als Cornflakes schmeckt, dürften Sie damit aber kein Problem haben.

Tip

Zum Knabbern Popcorn statt Chips

Egal ob Sie es lieber süß oder salzig mögen: Die Zeiten der fetten Dickmacher-Fernsehsnacks sind vorbei. Machen Sie mit Popcorn, das Sie in jedem Topf mit Salz oder Zucker selbst zubereiten können, Ihre Knabberei zum fettarmen Vergnügen.

Amerikanische Forscher machen Allergiker darauf aufmerksam, daß Mais neben Milch, Weizen, Soja und Eiern zu den häufigsten Allergieauslösern zählt.

Rezept: Überbackene Polenta

1 l Wasser mit Jodsalz aufkochen, 200 g Maisgrieß einstreuen, unter ständigem Rühren etwa 45 Minuten quellen lassen, bis sich die Masse vom Topf löst. 2 Eier unterrühren, auf ein Backblech streichen und abkühlen lassen. Mit 5 EL Tomatenpüree bestreichen, mit gehacktem Salbei bestreuen und im Backofen bei 150 Grad etwa 15 Minuten erhitzen. In Rauten schneiden. Paßt zu Fleisch oder Salat.

Appetit auf Gesundheit

»Möge dein Reis niemals anbrennen!«
Neujahrsgruß in China

Reis für den sensiblen Darm

Natur- oder Parboiled-Reis
• **hilft bei gereiztem Magen und Darm**
• **aktiviert einen trägen Darm**
• **ist geeignet bei Zöliakie**

Anhand der Werte in der Tabelle unten kann man deutlich erkennen, wie viele Nährstoffe verlorengehen, wenn Reis nur als weißer, geschälter Reis auf den Tisch kommt. Bei vielen Völkern, die Reis als Grundnahrungsmittel jeden Tag essen, stellten sich Nährstoffdefizite ein, nachdem es als modern galt, nur noch weißen, geschälten Reis zu verwenden. Denn die meisten Nährstoffe stecken in den dunklen Reisschalen. Werden sie abgetrennt, damit die Körner ihre schöne weiße Farbe erhalten, verschwinden auch die Vitalstoffe. Heute gibt es aber eine Alternative zu dem vitalstoffarmen weißen Reis und dem dunklen Naturreis: Parboiled-Reis. Durch ein raffiniertes Dampfdruckverfahren werden Vitamine und Mineralstoffe ins Innere des Reiskorns gepreßt, so daß beim Schälen weniger verlorengeht.

Reis reinigt und beruhigt den Darm

Vielen Menschen, denen Sodbrennen, Blähungen, schmerzhafte Darmgase und kullernde Darmgeräusche zu schaffen machen, geht es besser, wenn sie regelmäßig Reis essen. Vermutlich sind es Ballaststoffe und Kohlenhydrate, vielleicht auch die leichtverdaulichen Eiweiße, die die Magensäure neutralisieren und die Darmflora sanieren, so daß die Darmbakterien keine quälenden Gase mehr bilden. Zugleich wird einer Verstopfung vorgebeugt, die der gestreßten Verdauung zusätzlich schaden und die Darmbakterienflora stören könnte.

Wichtige Nährstoffe in Reis (pro 70 g Rohgewicht)

	Ballaststoffe (g)	Eisen (mg)	Vitamin B_1 (mg)	Vitamin B_6 (mg)	Niacin (mg)	Kalorien (kcal)
Reis, geschält	1	0,6	0,04	0,1	0,9	243
Naturreis	1,5	2,2	0,29	0,2	3,6	243
Parboiled-Reis	1	2,0	0,31	-	2,5	241

- = keine Daten vorhanden

Getreideprodukte

Alternative bei Zöliakie

Laut Statistik leidet unter 1 200 Menschen einer an Zöliakie. Diese Darmerkrankung verbietet ihm, selbst kleinste Mengen von Weizen, Roggen, Hafer oder Gerste zu essen. Getreidebreie, Müsliriegel, Hamburger, normales Brot sind von frühester Kindheit an verboten, weil der Darm auf das Klebereiweiß (Gluten) im Getreide allergisch reagiert. Reis enthält, ähnlich wie Mais, Buchweizen oder Hirse, kein Gluten. So können Menschen mit dieser schweren Darmerkrankung zumindest mit Reisgerichten, Reiswaffeln und Reisflocken die benötigten Kohlenhydrate aufnehmen und sich »normalen« Ernährungsgewohnheiten annähern.

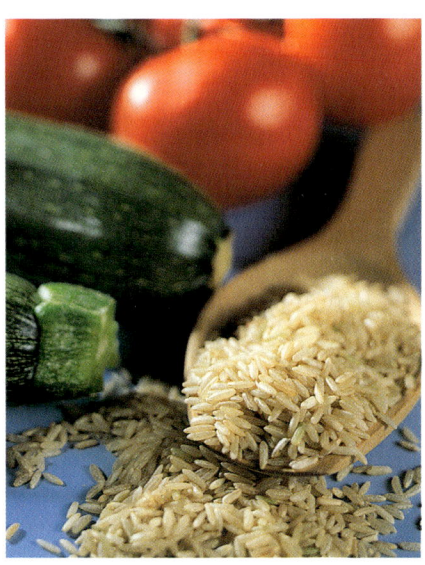

Wildreis ist reich an Mineralstoffen

Ein Reis, der gar keiner ist, machte in den letzten Jahren Karriere in unseren Küchen: Der Wildreis ist ein Rispengras, das an den Ufern nordamerikanischer Seen und Flüsse wächst. Seine länglichen, dunklen Früchte werden vom Wasser aus geerntet. Der große Aufwand bedingt den hohen Preis. Mittlerweile wird Wildreis auch in großen überfluteten Bassins angebaut. Er enthält mehr Eisen, Magnesium und Zink als Naturreis und kann daher noch besser als dieser den Stoffwechsel aktivieren.

In den Schalen von Naturreis stecken viele Vitalstoffe

> **Tip**
>
> **Bei Eisenmangel Parboiled-Reis**
>
> Wenn Sie unter Eisenmangel leiden, dann sollten Sie bei der Reisauswahl zum Parboiled-Reis greifen. Er hat zwar etwas weniger Eisen als der Naturreis, allerdings auch sehr viel weniger Ballaststoffe, die Eisen binden.

Rezept: Bunte Reispfanne

300 g Naturreis oder Parboiled-Reis in 600 ml Gemüsebrühe in etwa 20 bis 30 Minuten garen. 3 Zwiebeln schälen, würfeln und in 3 EL Olivenöl dünsten. 2 rote Paprikaschoten, 2 Zucchini und 4 Tomaten putzen und kleinschneiden, zu den Zwiebeln geben und einige Minuten mitschmoren. Den gegarten Reis zugeben, und die bunte Reispfanne mit viel gehackter Petersilie, etwas Paprikapulver, Pfeffer und Jodsalz pikant abschmecken.

Ernährungswissenschaftler und Genforscher stellen derzeit gentechnisch eine neue Reissorte her, die auch Vitamin A enthält. Dieser Reis könnte in vielen Entwicklungsländern verhindern, daß dort Menschen wegen schweren Vitamin-A-Mangels erblinden.

Appetit auf Gesundheit

»Brot und Salz – Gott erhalt's.«
Sprichwort

Vollkornbrot – Fitneß für den Darm

Brot zählt seit Jahrtausenden zu den Grundnahrungsmitteln der Menschen. Die Deutsche Gesellschaft für Ernährung empfiehlt Erwachsenen, jeden Tag mehr als ein halbes Pfund Brot oder Brötchen zu essen, um fit und gesund zu bleiben. Die vielen wertvollen Inhaltsstoffe des Brotes stecken vor allem im Vollkornbrot.

Vollkornbrot
- hilft bei Darmträgheit
- stärkt die Abwehr
- beugt Darmkrebs vor
- senkt einen leicht erhöhten Cholesterinspiegel

Vorzüge gegenüber hellem Brot

In Vollkornbrot finden sich im Schnitt doppelt so viele Vitamine, Mineralien und Ballaststoffe wie in hellem Brot. Doch ein paar Körner machen noch kein Vollkornbrot: Fragen Sie Ihren Bäcker, ob er reines Vollkornmehl verwendet hat. Erst dann haben Sie die gesamte Körnerkraft im Brot. Wer ganze Getreidekörner im Brot nicht mag oder nicht verträgt, braucht deshalb nicht auf Vollkorn zu verzichten. Denn Vollkorn muß nicht »Ganzkorn« sein. Es gibt auch Vollkornbackwaren, die aus feingemahlenem Mehl bestehen.

Brot macht rundum gesund

Vitalcheck
2 große Scheiben Weizenvollkornbrot (insgesamt 100 g):
8,4 g Ballaststoffe
60 mg Magnesium
31 mg Kalzium
2 mg Eisen
0,2 mg Vitamin B_2
3,3 mg Niacin
Kalorien: 204 kcal
Tagesbedarf:
→ Seite 24 bis 27

Die Ballaststoffe im Vollkornbrot sind Staulöser im verstopften Darm. Außerdem zählen sie zur Lieblingsspeise unserer Darmbakterien, die gegen Krankheitskeime vorgehen – und das stärkt wiederum das Immunsystem. Zudem können die Ballaststoffe im Brot das Cholesterin und dessen giftige Abbauprodukte binden. Ein leicht erhöhter Cholesterinspiegel läßt sich also mit Ballaststoffen regulieren. Und der Gefahr, daß die gefährlichen Cholesterin-Abbauprodukte Dickdarmkrebs auslösen, wird ebenfalls vorgebeugt.

Unterstützung erhält der Darm auch durch das in Vollkornbrot enthaltene Magnesium. Es hält die Darmmuskeln bei Kräften, so daß die Verdauung nicht schlappmacht. Vor allem Freizeitsportler wissen die Extraportion Magnesium im Vollkornbrot zu schätzen, denn Magnesium beugt schmerzhaften Muskelkrämpfen vor. Daß auch Kopfarbeitern das Vollkornbrot schmeckt, liegt an dem hohen Gehalt an Vitamin B_2 und Niacin. Diese Vitamine steigern die Konzentrationskraft und vertreiben gleichzeitig schlechte Laune.

Getreideprodukte

Wichtig für Kinder: Solange sich ihre Nervenzellen noch ausdehnen und verknüpfen, kann Eisen dafür sorgen, daß sich Intelligenz und Verhalten bestens entwickeln. Und weil Vollkornbrot voller Eisen steckt, machen verantwortungsvolle Eltern ihren Kindern das Brot mit einem leckeren Belag schmackhaft.

Brottrunk aktiviert den Organismus

Er ist sauer und nicht unbedingt jedermanns Geschmack, aber sehr gesund: der aus Vollkornbrot und Wasser gewonnene Brottrunk. Es gibt ihn in Reformhäusern und Naturkostläden. Viele Menschen schätzen ihn wegen seines frischen Geschmacks und seiner verschiedenen aktiven Milchsäurebakterien. Diese helfen gegen zahlreiche Beschwerden, heilen Darmerkrankungen und lindern Hautprobleme wie Akne und Schuppenflechte, auch wenn Wissenschaftler die Heilerfolge nicht genau erklären können.

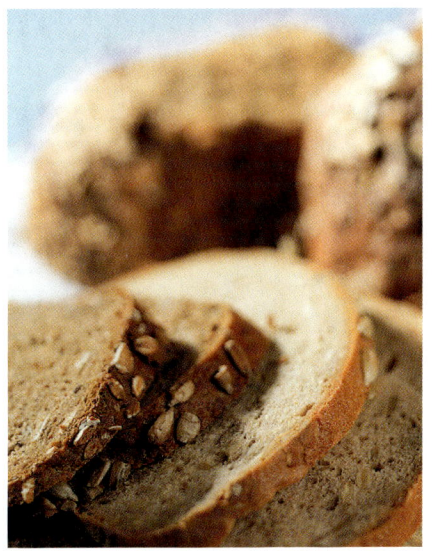

Vollkornbrot gibt unserem Körper reichlich Energie

> **Tip**
>
> **Bei Vollkorn besser Sauerteig**
>
> Greifen Sie beim Vollkornbrot lieber zu einem Brot aus Sauerteig als zu einem aus Hefeteig. Denn das Vollkornmehl enthält Phytin – eine Substanz, die Mineralstoffe wie Eisen, Magnesium oder Kalzium bindet, so daß der Körper sie schlecht aufnehmen kann (siehe auch Seite 153). Während des längeren Sauerteigansatzes wird das schädliche Phytin von Enzymen im Getreide abgebaut. Beim schnell zubereiteten Hefebrot dagegen findet der Phytin-Abbau kaum statt.

Rezept: Sauerteigbrötchen

1 Würfel Hefe in Wasser auflösen und mit 200 ml Wasser, 3 TL Jodsalz, 1/2 Packung Natursauerteig (75 g) und 200 g Roggen- und 200 g Weizenvollkornmehl sehr gut verkneten. Den Teig mit bemehlten Händen zu einer Kugel formen, abgedeckt mindestens 3 Stunden an einem warmen Ort gehen lassen. Erneut verkneten und nochmals mindestens 1 Stunde gehen lassen, dann zu großen Brötchen formen. Die rohen Brötchen unter einem feuchten Tuch nochmals 1 Stunde gehen lassen. Anschließend im Backofen bei 180 Grad etwa 20 Minuten backen. Während des Backens eine Wasserschale in den Ofen stellen. Dann bleiben die Brötchen innen saftig und werden außen trotzdem schön kroß.

Norwegische Forscher entdeckten, daß Menschen, die sehr viel Roggenbrot essen, seltener an Brust- und Prostatakrebs erkranken. Sie wiesen im Roggenbrot Lignane, hochwirksame Antikrebsstoffe, nach.

Appetit auf Gesundheit

Weizen – der tägliche Fitmacher

»Von selbst bringt die Erde Frucht, erst den Halm, danach die Ähre, danach den vollen Weizen.«
Neues Testament, Markus 4, 28

Weizen steht unter allen Getreidesorten auf Rang eins, was Anbaufläche und Ertrag angeht. Kein Getreide auf der Erde wird in größeren Mengen erzeugt. Der Weizen sichert das Überleben vieler Millionen von Menschen. Schon Hildegard von Bingen lobte eine seiner Urformen, den Dinkel, als besonders heilsam.

Weizen
- hilft bei Darmträgheit
- beugt Darmkrebs vor
- stärkt die Abwehr
- beugt Streßbeschwerden vor
- senkt einen leicht erhöhten Cholesterinspiegel
- verringert den Blutzuckeranstieg

Oft gegessen, kaum gewürdigt

Ohne daß wir es beachten, essen wir jeden Tag im Schnitt über 200 Gramm Brot, Brötchen, Gebäck und viele andere Getreideprodukte. Größere Mengen von Nahrungsmitteln nehmen wir nur mit Gemüse, Milch und Wasser zu uns. Da der Weizen das wichtigste Getreide in Mitteleuropa ist, verdanken wir ihm den größten Teil unseres Eisens und Magnesiums, der Ballaststoffe und über 40 Prozent aller Kohlenhydrate.

Die hohen Werte bei Eisen, Magnesium und Ballaststoffen erreichen wir allerdings nur, wenn wir Weizenprodukte aus Vollkorn bevorzugen. Denn Vollkornmehl enthält drei- bis achtmal mehr Nährstoffe als ein Weißmehl der Type 405.

Weizenschrot ins Müsli

Vitalcheck
3 EL Weizenvollkornmehl (50 g):
5,8 g Ballaststoffe
65 mg Magnesium
2,4 mg Eisen
0,2 mg Vitamin B_1
0,2 mg Vitamin B_6
Kalorien: 151 kcal
Tagesbedarf:
→ Seite 24 bis 27

Wie sehr der Körper von den einzelnen Inhaltsstoffen des Getreides profitiert, das konnten Sie bereits beim Thema Vollkornbrot lesen (Seite 162). Wenn Sie die volle Kraft der Vitamine und Mineralstoffe genießen wollen, dann essen Sie nicht nur Weizenvollkornbrot, sondern auch das aus dem Korn geschrotete Weizenmüsli. Beim Backen des Brotes gehen nämlich die wichtigen B-Vitamine zum Teil verloren, weil sie bei den hohen Temperaturen zersetzt werden. Anders ist es beim Müsli: Wenn Sie das Getreidekorn möglichst frisch schroten und das grob gemahlene Schrot mit Wasser über Nacht im Kühlschrank ansetzen, dann entwickeln sich Enzyme, um das Getreide aufzuschließen. Am Morgen können Sie das Weizenschrot mit Früchten, Gewürzen, Milch oder Sahne nach Lust und Laune verfeinern – ein echter Genuß!

Getreideprodukte

Phytoöstrogene beugen Krebs vor

In Weizenkleie finden sich viele Phytoöstrogene, die ähnlich aufgebaut sind wie die weiblichen Geschlechtshormone, die Östrogene. Die Phytoöstrogene haben eine weitaus schwächere Wirkung als die Östrogene, verdrängen aber einen Teil von diesen und belegen Stellen, an die sich sonst Östrogenhormone binden würden. So erklären sich die Fachleute, daß die Phytoöstrogene das Risiko für hormonell bedingte Krebsarten wie Brust- oder Gebärmutterkrebs verringern können. Zusätzlich begünstigt die Weizenkleie als Ballaststoff eine krebsfeindliche Darmbakterienflora, so daß auch dem Darmkrebs vorgebeugt wird.

Weizenkeime für Schwangere

Besonders nährstoffreich sind die Weizenkeime. Sie bringen es auf Spitzenwerte bei vielen Vitaminen und Mineralstoffen. Insbesondere Schwangere und Stillende können damit ihren enorm gestiegenen Bedarf an Vitalstoffen decken. Weizenkeime bieten sich auch als Kraftnahrung für alle an, denen viel Leistung abverlangt wird. Ihr hoher Magnesiumgehalt, kombiniert mit reichlich B-Vitaminen, hilft über Streßsituationen besser hinweg. Und wer als älterer Mensch weniger ißt, aber mehr Vitamine und Mineralien braucht, beugt einem Nährstoffdefizit mit Weizenkeimen vor.

Darmprobleme vom Müsli?

Bekommen Sie nach dem Müsli Blähungen, Bauchschmerzen oder andere Darmprobleme? Dann gewöhnen Sie Ihren Darm langsam an diese Kost, und beginnen Sie mit einem einfachen Müsli aus Haferflocken und Milch. Viele vertragen die Kombination aus Getreide und säurereichen Früchten nicht. Dann schneiden Sie nur Bananen ins Müsli, oder probieren Sie mit geraffelten Karotten, Radieschen- und Zucchinischeiben einmal die pikante Müslivariante aus!

Rezept: Weizenmüsli »Sonnengruß«

200 g Weizen schroten, mit Wasser bedecken und im Kühlschrank über Nacht quellen lassen. Das Fruchtfleisch von 3 Bananen und 1 Melone kleinschneiden, mit 2 EL gemahlenen Mandeln unter das gequollene Weizenschrot geben, mit etwas Milch auffüllen und mit Honig oder Rosinen süßen.

Getreideexperten aus Berlin und Potsdam stellten fest, daß Weizenballaststoffe es vor allem für Diabetiker einfacher machen, Kohlenhydrate im Stoffwechsel umzusetzen.

Appetit auf Gesundheit

Lebensmittel gezielt auswählen

- 50 Lebensmittel – von Gemüse und Obst über Fleisch und Fisch bis hin zu Milch- und Getreideprodukten – sind Ihnen auf den Seiten 54 bis 165 ausführlich vorgestellt worden mit vielen Informationen zu den heute bekannten Inhaltsstoffen und deren Wirkungen. Diese Übersicht führt Sie zu jenen Lebensmitteln, die Sie bei bestimmten Beschwerden oder zur Vorbeugung von Krankheiten bevorzugt essen sollten.
- Wenn Sie die jeweils gemeinsam aufgeführten Lebensmittel miteinander kombinieren, steigern Sie die Wirksamkeit.
- Auch andere Lebensmittel enthalten die hier angegebenen Inhaltsstoffe, die in bestimmten Situationen helfen. Informationen dazu finden Sie in den jeweiligen ausführlichen Beschreibungen.
- Bedenken Sie bitte:
– Ein Lebensmittel wirkt vor allem durch die natürliche Kombination aller seiner Inhaltsstoffe. Auch die in dieser Übersicht angegebenen Wirkstoffe stellen sicher nur einen Teil der (teilweise noch unbekannten) wirksamen Substanzen dar. Deshalb nützt es in der Regel nichts, eine Substanz in Tablettenform einzunehmen.
– Die Behandlung von Beschwerden oder Erkrankungen ist selbstverständlich Sache des Arztes. Lebensmittel können eine ärztliche Behandlung jedoch sinnvoll unterstützen, vor allem wirken sie vorbeugend.

Lebensmittel gezielt auswählen

Häufige Beschwerden – wirksame Lebensmittel

Krankheit/Beschwerden	wichtige Lebensmittel	wichtige Wirkstoffe	Seite
Augen			
Nachlassende Sehkraft (Maculadegeneration)	Mais	Carotinoide	158/159
Nachtblindheit	Aprikosen	Beta-Carotin	98/99
	Karotten	Beta-Carotin	70/71
	Leber	Vitamin A	132/133
Bewegungsapparat			
Gicht	Erdbeeren	Kämpferol und weitere, noch unbekannte Wirkstoffe	104/105
	Johannisbeeren	Wirkstoff noch unbekannt	110/111
Knochenabbau (bei Sonnenmangel)	Champignons	Vitamin D	62/63
	Lachs	Vitamin D	130/131
	Shiitake-Pilze	Vitamin D	82/83
Knochenentkalkung (Osteoporose)	Brokkoli	Kalzium	60/61
	Grünkohl	Kalzium	66/67
	Hülsenfrüchte	Kalzium	68/69
	Milchprodukte	Kalzium	140-151
Muskelkrämpfe	Bananen	Magnesium	102/103
	Haferflocken	Magnesium	154/155
Rheuma	Erdbeeren	Kämpferol und weitere, noch unbekannte Wirkstoffe	104/105
	Hering	Omega-3-Fettsäuren	128/129
	Johannisbeeren	Wirkstoff noch unbekannt	110/111
Frauenspezifische Beschwerden			
Milchmangel bei stillenden Müttern	Holunderbeeren	Wirkstoff noch unbekannt	108/109
Prämenstruelles Syndrom (PMS)	Spargel	B-Vitamine, Magnesium, Eisen	86/87
Schwangerschaftsbeschwerden	Karotten	Ballaststoffe, Kalzium, Folsäure	70/71
Schwangerschaftsrisiken: offener Rücken des Fetus mit Risiko der Fehlgeburt (vorbeugend)	Brokkoli	Folsäure	60/61
	Erdbeeren	Folsäure	104/105
	Spargel	Folsäure	86/87
	Spinat	Folsäure	88/89
Haut			
Allgemein: Hautprobleme	Honigmelone	Beta-Carotin	116/117
	Karotten	Beta-Carotin	70/71
	Leber	Vitamin A	132/133
	Mangos	Beta-Carotin	114/115
Akne	Brottrunk	Wirkstoff noch unbekannt	163
Hautrötungen durch zuviel Sonnenlicht	Karotten	Beta-Carotin	70/71
	Aprikose	Beta-Carotin	98/99
	Honigmelone	Beta-Carotin	116/117
Schwer heilende Wunden	Sauerkraut	Vitamin B_6, Kalzium	78/79
Trockene Haut und Schleimhäute	Feldsalat	Vitamin C, E, Beta-Carotin	64/65

Appetit auf Gesundheit

Häufige Beschwerden – wirksame Lebensmittel

Krankheit/Beschwerden	wichtige Lebensmittel	wichtige Wirkstoffe	Seite
Herz-Kreislauf-Beschwerden			
Allgemein: Herz-Kreislauf-Beschwerden (Arteriosklerose, Arterienverkalkung)	Avocados	B-Vitamine, Folsäure, ungesättigte Fettsäuren	100/101
	Grünkohl	Vitamin C, E, Beta-Carotin, Kalium	66/67
	Hering	ungesättigte Fettsäuren	128/129
	Himbeeren	Vitamin C, Beta-Carotin, Salicylsäure	106/107
	Lachs	ungesättigte Fettsäuren, Vitamin E, Beta-Carotin	130/131
	Spinat	Vitamin C, E, Carotinoide	88/89
	Tomaten	Vitamin C, Carotinoide (Lycopin)	90/91
	Weintrauben	Phytoöstrogene (Resveratrol)	120/121
Bluthochdruck	Hering	Omega-3-Fettsäuren	128/129
	Hülsenfrüchte	Kalium	68/69
	Knoblauch	Sulfide	74/75
	Lachs	Omega-3-Fettsäuren	130/131
	Makrele	Omega-3-Fettsäuren	134/135
	Shiitake-Pilze	Eritadenine	82/83
	Spargel	Kalium	86/87
Erhöhte Blutfette	Knoblauch	Sulfide	74/75
Erhöhter Cholesterinspiegel	Artischocken	Cynarin	58/59
	Haferflocken	lösliche Ballaststoffe	154/155
	Makrele	Omega-3-Fettsäuren	134/135
	Shiitake-Pilze	Eritadenine	82/83
	Soja	ungesättigte Fettsäuren	84/85
Herzinfarkt → Allgemein: Herz-Kreislauf-Beschwerden			
Schlaganfall → Allgemein: Herz-Kreislauf-Beschwerden			
Infektionen und Immunsystem			
Allgemeine Abwehrschwäche: Erkältung, Husten, Grippe	Brokkoli	Vitamin C, E, Beta-Carotin	60/61
	Feldsalat	Vitamin C, E, Beta-Carotin, Carotinoide, Glucosinolate, Eisen	64/65
	Joghurt, Kefir	Milchsäure, Milchsäurebakterien	142/143, 146/147
	Knoblauch	Sulfide	74/75
	Leber	Eisen, Zink, Selen	132/133
	Molke	Milchsäure, Milchsäurebakterien, Proteine	150/151
	Rindfleisch	Eisen, Zink	136/137
	Schweinefleisch	Eisen, Zink	138/139
	Zitrusfrüchte	Vitamin C, Limonen	122/123

Lebensmittel gezielt auswählen

Häufige Beschwerden – wirksame Lebensmittel

Krankheit/Beschwerden	wichtige Lebensmittel	wichtige Wirkstoffe	Seite
Infektionen und Immunsystem (Fortsetzung)			
Entzündungen	Knoblauch	Sulfide	74/75
Erkältung, Husten	Zwiebeln	Sulfide	92/93
Fieber	Himbeeren, Holunderbeeren	Wirkstoff noch unbekannt	106-109
Krebs (vorbeugend)			
Allgemein: Krebs	Brokkoli	Vitamin C, E, Beta-Carotin, Glucosinolate	60/61
	Erdbeeren	Vitamin C, Ellagsäure, Kämpferol	104/105
	Shiitake-Pilze	Lentinin	82/83
	Spinat	Vitamin C, E, Carotinoide	88/89
Brustkrebs	Shiitake-Pilze	Phytoöstrogene	82/83
	Weizenkeime	Phytoöstrogene	164/165
	Zitrusfrüchte	Vitamin C, Limonen	122/123
Dickdarmkrebs	Äpfel	Ballaststoffe, Quercetin	96/97
	Johannisbeeren	Quercetin, Ballaststoffe, eventuell Salicylsäure, Gerbsäuren	110/111
	Weizen(keime)	Ballaststoffe, Phytoöstrogene	164/165
Gebärmutterkrebs	Weizenkeime	Phytoöstrogene	164/165
Gehirntumor	Shiitake-Pilze	Phytoöstrogene	82/83
Lungenkrebs	Karotten	Beta-Carotin	70/71
	Zitrusfrüchte	Vitamin C, Limonen	122/123
Magenkrebs	Zitrusfrüchte	Vitamin C, Limonen	122/123
Prostatakrebs	Papayas	Lycopin	118/119
	Shiitake-Pilze	Phytoöstrogene	82/83
	Tomaten	Carotinoide	90/91
Speiseröhrenkrebs	Erdbeeren	Vitamin C, Ellagsäure, Kämpferol	104/105
Nervensystem und Psyche			
Konzentrationsmangel	Grünkohl	B-Vitamine, Magnesium	66/67
	Haferflocken	Vitamin B_1	154/155
	Hirse	B-Vitamine	156/157
	Milchprodukte	Vitamin B_2	140-151
	Schweinefleisch	Vitamin B_1	138/139
	Soja	B-Vitamine, Lecithin	84/85
	Spargel	B-Vitamine, Magnesium	86/87
	Vollkornbrot	B-Vitamine	162/163
Kopfschmerzen,	Geflügel	B-Vitamine, Zink	126/127
→ Streßbeschwerden und	Spargel	B-Vitamine, Magnesium, Eisen	86/87
→ Konzentrationsmangel			
Müdigkeit	Geflügel	B-Vitamine, Zink	126/127
	Grünkohl	B-Vitamine, Eisen	66/67
	Hirse	B-Vitamine, Eisen	156/157
	Schweinefleisch	B-Vitamine	138/139

Appetit auf Gesundheit

Häufige Beschwerden – wirksame Lebensmittel

Krankheit/Beschwerden	wichtige Lebensmittel	wichtige Wirkstoffe	Seite
Nervensystem und Psyche (Fortsetzung)			
Streßbeschwerden	Bananen	Magnesium, Kalium, Vitamin B_6	102/103
	Hülsenfrüchte	Magnesium, Kalium, B-Vitamine	68/69
	Leber	B-Vitamine	132/133
	Papayas	Magnesium, Vitamin C	118/119
	Soja	Magnesium, B-Vitamine, Lecithin	84/85
	Weizen	B-Vitamine, Magnesium	164/165
Trigeminusneuralgie	Holunderbeeren	Vitamin C, Beta-Carotin und weitere, noch unbekannte Wirkstoffe	108/109
Nieren und Blase			
Nieren- und Blasensteine	Sellerie	Terpene	80/81
Nieren- und Blasenbeschwerden	Kartoffeln	Kalium	72/73
Stoffwechselerkrankungen			
Blutarmut	Hirse	Eisen	156/157
	Leber	Eisen	132/133
	Rindfleisch	Eisen, Zink	136/137
Kropf	Kartoffeln	Kalium	72/73
	Seefisch	Jod	125, 128-131, 134/135
	Sellerie	Terpene	80/81
Venenbeschwerden			
Geschwollene Beine beziehungsweise Entwässerung des Körpers	Hülsenfrüchte	Kalium	68/69
	Kartoffeln	Kalium	72/73
	Spargel	Kalium, Asparagin	86/87
Hämorrhoiden	Haferflocken	Ballaststoffe	154/155
	Himbeeren	Ballaststoffe	106/107
	Honigmelone	Vitamin C, Beta-Carotin	116/117
	Spargel	Ballaststoffe	86/87
Krampfadern → Thrombose			
Raucherbein → Thrombose			
Thrombose (vorbeugend)	Hering	Omega-3-Fettsäuren	128/129
	Honigmelone	Vitamin C, Beta-Carotin	116/117
	Makrele	Omega-3-Fettsäuren	134/135
	Paprika	Flavonoide	76/77
	Soja	ungesättigte Fettsäuren	84/85
	Weintrauben	Phytoöstrogene (Resveratrol)	120/121
	Zwiebeln	Sulfide	92/93

Lebensmittel gezielt auswählen

Häufige Beschwerden – wirksame Lebensmittel

Krankheit/Beschwerden	wichtige Lebensmittel	wichtige Wirkstoffe	Seite
Verdauungsbeschwerden			
Blähungen	Joghurt	Milchsäure, Milchsäurebakterien	142/143
	Reis	Wirkstoff noch unbekannt	160/161
Darminfektion	Johannisbeeren	Salicylsäure, Gerbsäuren, Ballaststoffe	110/111
	Knoblauch	Sulfide	74/75
	Paprika	Capsaicin	76/77
	Zwiebeln	Sulfide	92/93
Durchfall	Apfel	Pektin	96/97
	Joghurt	Milchsäurebakterien	142/143
	Johannisbeeren	Salicylsäure, Gerbsäuren	110/111
Gallenkolik	Artischocken	Cynarin	58/59
Magenschleimhautentzündung	Knoblauch	Sulfide	74/75
	Paprika	Capsaicin	76/77
Milchunverträglichkeit	Joghurt	Milchsäurebakterien	142/143
	Soja	Sojaeiweiß teilweise tauglich als Ersatz für Milcheiweiß	84/85
Mundgeruch	Sellerie	unterschiedliche Aromastoffe	80/81
Sodbrennen	Reis	Wirkstoff noch unbekannt	160/161
Verstopfung	Äpfel	Ballaststoffe	96/97
	Holunderbeeren	Ballaststoffe	108/109
	Hülsenfrüchte	Ballaststoffe	68/69
	Joghurt	Milchsäure, Milchsäurebakterien	142/143
	Kartoffeln	Ballaststoffe	72/73
	Kefir	Milchsäure, Milchsäurebakterien	146/147
	Molke	Milchsäure, Milchsäurebakterien	150/151
	Sauerkraut	Milchsäure, Ballaststoffe	78/79
	Sellerie	Ballaststoffe	80/81
	Spargel	Ballaststoffe	86/87
	Vollkorngetreide	Ballaststoffe	152-165
Zöliakie	Hirse, Mais, Reis	enthalten kein Kleber-Eiweiß	156-161

Angaben zu den Wirkungen von Kräutern auf Verdauung und Abwehrsystem auf Seite 177.

Service-Teil

In diesem Service-Teil finden Sie Antworten auf häufige Fragen aus dem Ernährungsalltag – rund um Essen und Trinken, Gesundheit und Schönheit, Herkunft und Qualität der Lebensmittel. Im Anschluß daran erwartet Sie ein ausgeklügelter Ernährungsplan für eine Woche: Er zeigt Ihnen beispielhaft, wie Sie sich sieben Tage lang mit Aktivstoffen, Vitaminen, Mineralien und vielen bioaktiven Substanzen versorgen können. Außerdem in diesem Serviceteil: eine Adressenliste mit Hinweisen, wo Sie bei Bedarf weiterführende, kompetente Hilfe finden können, sowie einige Literaturempfehlungen.

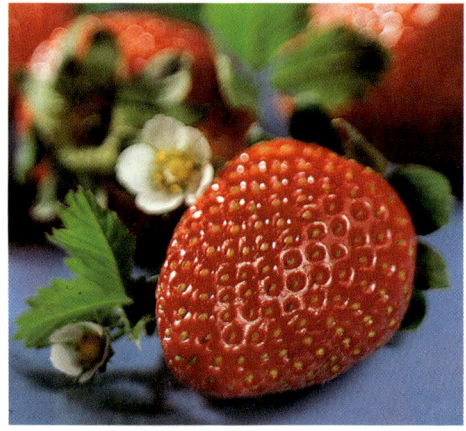

Wichtige Fragen kurz beantwortet

Wem nützen zusätzliche Vitamine?

▶ Glaubt man der Werbung, dann braucht jeder Mensch zusätzliche Vitamingaben. Über Säfte, Frühstücksflocken, Milchdrinks und andere Produkte nehmen wir ohnehin schon reichlich künstlich zugesetzte Vitamine auf. Doch brauchen wir sie wirklich?
Ein großer allgemeiner Mangel herrscht vermutlich nur bei der Folsäure. Sie wird bei Hitze zerstört und ist deshalb in unserer Ernährung sehr rar. Wir brauchen sie zum Wachstum und zur Fortpflanzung. Vor allem Frauen, die sich ein Kind wünschen, sollten schon

Wichtige Fragen kurz beantwortet

vor einer möglichen Schwangerschaft viel Folsäure tanken, damit der Embryo beziehungsweise Fetus in der Schwangerschaft ausreichend damit versorgt wird. Im Falle eines Mangels kann es zu einer Fehlgeburt oder zu schweren Mißbildungen des Kindes kommen.

Schwangere und Stillende gehören zu den Personen, um deren Vitaminversorgung es häufig schlecht bestellt ist. Denn sie haben einen erheblich höheren Bedarf, der oft nicht gedeckt wird, obwohl dies durch eine wohlüberlegte Ernährung zu erreichen wäre. Wenn Sie betroffen sind, fragen Sie Ihren Arzt, ob er Ihnen zu Vitamin- und Mineralstoffpräparaten rät.

Auch älteren Menschen und Rauchern fehlen häufig Vitalstoffe; weitere Informationen dazu finden Sie auf den Seiten 41 und 42.

Wenn Sie schwerwiegende Probleme mit den Verdauungsorganen haben, sollten Sie mit Ihrem Arzt besprechen, ob Ihr Darm noch zuverlässig seiner Aufgabe, Vitalstoffe ans Blut weiterzugeben, nachkommen kann. Wenn nicht, sind Vitamin- und Mineralstoffpräparate eine geeignete Alternative. Und falls Sie regelmäßig Medikamente einnehmen, fragen Sie ebenfalls Ihren Arzt, ob Sie Nährstoffpräparate benötigen; denn viele Arzneimittel stören den Vitaminhaushalt.

Der manchmal geäußerte Vorwurf, künstliche Vitamine seien weniger wirksam als natürliche, ist kein Argument. Zwar ist beispielsweise das künstliche Vitamin E nicht so effektiv wie das natürliche, aber das kann man durch eine etwas höhere Dosis leicht ausgleichen. Was aber tatsächlich gegen künstliche Vitamine aus der Packung spricht: Sie enthalten nicht mehr Stoffe als angegeben. Die Natur hingegen liefert die Vitamine in einem ganzen Paket mit anderen, teilweise sogar noch unbekannten Substanzen. Experten schließen nicht aus, daß die Vitaminwirkung in einigen Fällen nicht allein vom Vitamin herrührt, sondern auch auf die mitgelieferten natürlichen Begleitstoffe zurückzuführen ist.

Können zu viele Vitamine auch schaden?

▶ Durch eine normale Ernährung können wir so gut wie nie zu viele Vitamine aufnehmen. Einzige Ausnahme: Leber in den ersten Monaten einer Schwangerschaft. Leber enthält extrem hohe Mengen an Vitamin A, die die ersten Entwicklungsschritte des Embryos stören können.

Wasserlösliche Vitamine – dazu zählen die Vitamine der B-Gruppe und Vitamin C – kann der Körper ausscheiden. Fettlösliche Vitamine – also Vitamin A, E, D und K – speichert er, so daß sie sich anreichern und im schlimmsten Fall auch schaden können. Fettlösliche Vitamine sollten in größeren Mengen, die über den Tagesbedarf hinausgehen, nur genommen werden, wenn der Arzt es empfiehlt. Achten Sie gerade bei Kindern darauf, daß sie nicht ohne Grund Produkte essen oder trinken, die mit fettlöslichen Vitaminen angereichert sind. Nur Vitamin D brauchen Kleinkinder bis zu einem Jahr, um einer Rachitis vorzubeugen.

Service-Teil

Viel Nitrat wird mit Gemüse aufgenommen. Ist eine gemüsereiche Ernährung gefährlich?

▶ Nein. Nitrat kann im Körper zwar zu Nitrit und Nitrit zu krebserregenden Nitrosaminen umgewandelt werden. Doch verwandelt sich nur ein Bruchteil des Nitrats in Nitrit, und wiederum nur ein Bruchteil davon verbindet sich mit Eiweißprodukten zu den eigentlich gefährlichen Nitrosaminen. Außerdem läßt sich durch viel Vitamin C verhindern, daß sich diese Giftstoffe im Körper bilden. Gut, daß gerade Gemüse uns mit diesem Entgifter versorgt! Wer sichergehen will, beachtet drei wichtige Nitrat-Tips:
● Spinat, rote Bete, Feldsalat, Radieschen, Bleichsellerie und Kohlrabi können hohe Nitratwerte erreichen. Kinder sollten davon vorsichtshalber nicht täglich essen.
● Freilandgemüse kann in aller Regel Nitrat leichter abbauen, hat also geringere Nitratwerte als Gemüse, das unter Folie oder im Treibhaus gezogen wurde.
● Biologisch angebautes Gemüse ist nicht frei von Nitrat, erhält aber meist weniger nitrathaltigen Dünger. So können auch nitratliebende Pflanzen keine zu großen Mengen davon aufnehmen.
Übrigens: Das Umwandlungsprodukt des Nitrats, das Nitrit, ist als Nitritsalz in vielen Wurstsorten und Fleischerzeugnissen enthalten. Bei großer Hitze – etwa beim Grillen – können sich dann mehr Nitrosamine bilden als über einen Salat mit nitratreichen Gemüsesorten. Deshalb gehören nur ungepökelte Fleisch- und Wurstwaren auf den Grill.

Sind Zusatzstoffe in Lebensmitteln wirklich nicht schädlich?

▶ Die zugelassenen Zusatzstoffe in Lebensmitteln wurden alle streng kontrolliert. Dadurch ist sichergestellt, daß ein gesunder Mensch nicht erkrankt, wenn er Lebensmittel in normalen Mengen verzehrt, die solche Zusatzstoffe enthalten. Die Untersuchungen können freilich nicht berücksichtigen, was geschieht, wenn unterschiedliche chemische Zusätze im Körper zusammenwirken. Sicherheitsfaktoren sollen bei der Berechnung der zulässigen Konzentration der einzelnen Zusatzstoffe jedoch ausschließen, daß es zu einem Gesundheitsrisiko kommt. Da bislang keine Fälle einer akuten Gefahr durch Zusatzstoffe aufgetreten sind, gehen die Experten davon aus, daß die gesetzlichen Vorschriften ausreichen. Allerdings können bei empfindlichen Menschen insbesondere Farbstoffe Allergien auslösen.
Achten Sie deshalb bei Lebensmitteln, die Sie häufig oder in größeren Mengen essen, auf die Zutatenlisten. Verschiedene Bücher (siehe Seite 187 und 188) weisen auf mögliche Gefahren von Zusatzstoffen hin. Als allergiegeplagter Mensch sollten Sie vor allem zugesetzten Farbstoffen gegenüber sehr kritisch sein, hauptsächlich den Farbstoffen E 102, E 110 bis E 127, E 150 und E 151.
Wenn auch die direkte Gefahr der Zusatzstoffe geringer ist als allgemein angenommen, so werden durch diese Zusatzstoffe Produkte attraktiv gemacht, die uns nicht guttun. Gerade die Farbstoffe in Süßigkeiten verleiten Kinder,

aber auch Erwachsene, zum Konsum dieser nährstoffleeren Kariesverursacher. Darin liegt eine nicht zu unterschätzende Gefahr vieler Zusätze: Sie werten Lebensmittel auf, die wir von Aussehen und Geschmack her sonst aus gutem Grund ablehnen würden. Ein weiteres Beispiel für Zusatzstoffe, die Qualität nur vorgaukeln, ist das Nitritpökelsalz in Wurst und Schinken, das den Fleischprodukten zu einer anhaltenden roten Farbe verhilft. Außerdem ermöglichen Phosphate, aus Käseresten eine glatte und cremige Käsemasse herzustellen, die als Schmelzkäse verkauft wird. Und Geschmacksverstärker wie Glutamat täuschen Geschmack vor, wo aufgrund schlechter oder fehlender Zutaten natürliches Aroma fehlt. Damit Sie Ihrer Nase und Ihren Augen wieder als Gradmesser für die Qualität eines Lebensmittels trauen können, sollten Zusatzstoffe in der Nahrung die Ausnahme bleiben.

Sind die neuen gentechnisch hergestellten Lebensmittel gefährlich?

▶ Zu unterscheiden sind Lebensmittel, in denen neue Gene enthalten sind, von solchen Produkten, die nur mit neuen gentechnischen Verfahren hergestellt wurden, aber keine neuartigen Gene enthalten. Zur ersten Gruppe gehören etwa Lebensmittel aus gentechnisch gewonnenem Mais oder Soja, zur anderen Gruppe zum Beispiel Käse, der durch ein gentechnisch gewonnenes Enzym und nicht mehr durch das traditionelle Labferment dickgelegt wurde. Da der Käse keine anderen Gene enthält als ein herkömmlich hergestellter, geht von ihm mit Sicherheit keine Gefahr aus.

Anders verhält es sich mit den Lebensmitteln, die neue Gene enthalten und auch diesbezüglich gekennzeichnet werden müssen. In ihnen haben sich aufgrund der neuen Gene neue Eiweiße gebildet. Es besteht die Gefahr, daß einige Menschen auf die neuen Eiweiße allergisch reagieren. Außerdem enthalten die künstlich zugesetzten Gene oftmals ein Antibiotikum-Gen, das bei einigen Menschen zu einer Antibiotika-Resistenz führen kann. Werden dann gerade die entsprechenden Antibiotika eingesetzt, um eine Bakterieninfektion zu bekämpfen, wirken sie nicht, weil die Bakterien unempfindlich dagegen geworden sind. Solche Risiken bestehen, auch wenn sie gering sind.

Solange es keine guten Gründe für Gentechniklebensmittel in Europa oder in den USA gibt, sollte man darauf verzichten, auch wenn die direkten gesundheitlichen Gefahren vermutlich geringer sind, als viele befürchten. Die Zukunft wird zeigen, ob Gentechniklebensmittel wirklich dazu dienen werden, weniger Chemie auf die Äcker zu streuen und vitalstoffreichere Lebensmittel für Entwicklungsländer zu produzieren, und ob die neuen Gene in Lebensmitteln sich nicht negativ auf unsere Gesundheit auswirken.

Service-Teil

Bioprodukte sind in der Regel teurer. Sind sie auch gesünder?

▶ Bislang gibt es keine Untersuchungen, die belegen, daß der Bioanbau generell für mehr Vitalstoffe in Lebensmitteln sorgt. Allerdings enthalten Biolebensmittel weniger Abbauprodukte von Agrarchemikalien und Düngemitteln, wie schon kurz beim Nitrat erwähnt (siehe Seite 174).
Besser sind Bioprodukte aber mit Sicherheit für unsere Umwelt. Denn die biologischen Anbauverbände nehmen Rücksicht auf die Bedürfnisse der Böden. Nach strengen Vorschriften bekommen die Äcker und Weiden die Chance, sich zu regenerieren, so daß nicht durch künstliche Dünger das komplizierte Nährstoffgleichgewicht aus der Balance gerät.

Wie kann ich gesünder und fettärmer kochen?

▶ Übergewicht macht vielen Menschen zu schaffen. Das beste Mittel, um überzählige Pfunde wieder loszuwerden, ist fettarmes Essen und mehr Bewegung. Wer fettarm kochen will, sollte Fett oder Öl nicht mehr eßlöffelweise zum Braten in die Pfanne geben. In einer antihaftbeschichteten Pfanne braucht man so gut wie kein Fett, aber auch in einer normalen Pfanne reicht es, den Boden mit einem Pinsel auszufetten – vorausgesetzt, Sie heizen die Herdplatte und die Pfanne nicht so sehr auf, daß das Fett verdampft.

Gemüse können Sie statt in Fett auch in Brühe dünsten. Stellen Sie dazu selbst eine Brühe her. Diese können Sie leicht entfetten, indem Sie sie im Kühlschrank stehen lassen. Das Fett setzt sich oben ab und wird fest; heben Sie es einfach ab.
Ganz ohne Fett können Sie Fisch und Gemüse garen, wenn Sie es im Bratschlauch zubereiten. Auch ein Dampfeinsatz macht es möglich, daß Gemüse, Kartoffeln oder Fisch ohne ein Gramm Fett gar werden. Dämpfen Sie am besten mit einer aromatischen Flüssigkeit, die auch Wein, viele Gewürze und Kräuter enthalten kann, dann braucht es noch nicht einmal den berühmten Stich Butter zum frisch gekochten Gemüse. Fett ist zwar ein idealer Aromaträger, doch wenn der Dampf schon Aroma bringt, können Sie darauf verzichten. Generell gilt: Je frischer die Lebensmittel sind, desto seltener muß Fett den Aromastoffen auf die Sprünge helfen.

Welche Getränke sind empfehlenswert?

▶ Eineinhalb bis zwei Liter sollten Sie täglich trinken – aber das richtige: Säfte, Wasser und Tee – egal, ob aromatisierter Früchtetee oder Kräutertee – sind optimal. Mögen Sie lieber Schwarztee oder Kaffee, sind zwei oder drei Tassen am Tag für einen gesunden Erwachsenen überhaupt kein Problem. Allerdings sollten Sie diese beiden Getränke nicht zu den empfohlenen eineinhalb bis zwei Litern dazurechnen, da das Koffein in Tee und Kaffee den Körper anregt, Flüssigkeit auszuscheiden.

Wichtige Fragen kurz beantwortet

Sie kommen also an Mineralwasser, Säften oder Kräutertees nicht vorbei. Dazu zwei Tips: Wenn Ihnen Ihr Mineralwasser zu langweilig schmeckt, machen Sie eine Mineralwasserprobe. Es gibt zahlreiche Marken, manche schmecken frischer, andere salziger. Außerdem können Sie jedes Mineralwasser mit Säften aufpeppen. Das gibt nicht nur mehr Geschmack, sondern auch die richtige Mischung aus Kalium (von den Früchten) und Magnesium – vorausgesetzt, Ihr Mineralwasser enthält etwa 25 mg Magnesium pro Liter. Das können Sie auf dem Etikett nachlesen.

Mit Kräutertees helfen Sie nicht nur Ihrem Wasserhaushalt, auf den richtigen Pegel zu kommen, sondern Sie können damit auch der Verdauung, dem Hals oder dem Magen etwas Gutes tun (mehr dazu in der Übersicht zu der folgenden Frage).

Können Gewürze und Kräuter heilen?

▶ Kräuter und Gewürze sind reich an Vitaminen und bioaktiven Substanzen. Doch in den Mengen, in denen wir sie in der Küche verwenden, bleibt ihre Wirkung oft gering. Allerdings gibt es Ausnahmen: So vertreibt Kümmel sehr effektiv Blähungen, Cayennepfeffer das Gastritisbakterium und Rosmarin die Müdigkeit.

Sämtliche Kräuter und Gewürze wirken ausgesprochen positiv auf unsere Ernährung, indem sie das Essen verfeinern und quasi das Salz in der Suppe sind. Genau auf dieses Salz können Sie dank Kräutern und Gewürzen weitgehend verzichten und so dem Bluthochdruck vorbeugen.

Kräuter sollten Sie frisch verwenden oder kleinschneiden und einfrieren, Gewürze wie Pfeffer, Nelken oder Muskat frisch mahlen oder mörsern. So haben Sie immer den vollen Geschmack.

Der folgende Überblick zeigt Ihnen die gesundheitlichen Vorteile einiger häufig verwendeter Kräuter und Gewürze.

- Basilikum
wirkt appetitanregend, verdauungsfördernd, auch gegen Kopfschmerzen
- Dill
wirkt verdauungsfördernd und appetitanregend
- Kerbel
wirkt harntreibend
- Liebstöckel (Maggikraut)
wirkt verdauungsfördernd
- Petersilie
wirkt harntreibend, verdauungsfördernd und anregend
- Rosmarin
wirkt anregend, verdauungsfördernd und harntreibend
- Thymian
wirkt verdauungsfördernd und krampflösend
- Cayennepfeffer
wirkt antibakteriell und schweißtreibend
- Ingwer
wirkt appetitanregend, verdauungsfördernd, dämpft Brechreiz
- Kümmel
wirkt gegen Blähungen
- Nelken
wirken verdauungsfördernd und antibakteriell

Service-Teil

Die 7-Tage-Kur für eine vitalstoffreiche Ernährung

Die folgenden sieben Seiten laden Sie zu einer Aktivkur mit leckeren Gerichten ein, zubereitet aus Lebensmitteln, die Sie zum großen Teil schon aus dem zweiten Teil des Buches kennen. Diese Aktivkur versorgt Sie eine Woche lang üppig mit Vitalstoffen und gibt Ihnen viele Anregungen für eine ausgeglichene Ernährung. Während dieser Kur werden Sie sich einfach gesund und fit fühlen und in der Lage sein, mit eventuellem Alltagsstreß besser umzugehen. Auch wenn Sie nur ein paar Tage oder ein Wochenende lang Zeit haben, lohnt sich diese Fitneßkur von innen. Wählen Sie dann einfach Tage aus, deren Mahlzeiten Ihnen am besten schmecken.

Etliche Rezepte kennen Sie bereits von der Vorstellung der 50 wichtigsten Lebensmittel; sie sind hier jeweils mit Seitenverweisen angegeben. Darüber hinaus finden Sie 20 weitere Vitalstoffrezepte. Damit werden Ihnen die Ideen für gesundes Kochen und Genießen nicht so schnell ausgehen!

Die Rezeptzutaten dürfen Sie ruhig variieren, wenn Sie zum Beispiel lieber Zucchini als Auberginen mögen oder Ihr Obsthändler anstelle von Aprikosen Pfirsiche anbietet.

Nehmen Sie sich auch die Freiheit, neue Rezepte zu kreieren. Nichts macht mehr Spaß, als die Vorgaben nach eigenem Geschmack abzuwandeln und sich, seine Familie und seine Freunde mit neuen phantasievollen Gaumenfreuden zu überraschen.

Zusätzlich zu drei Hauptmahlzeiten pro Tag finden Sie im folgenden jeweils zwei Ideen für Zwischenmahlzeiten. Alle Rezepte können Sie frei austauschen. Wenn Ihnen das Mittagessen vom Dienstag schon am Montag schmeckt oder das Abendessen vom Mittwoch so gut war, daß Sie es am Freitag nochmals auftischen möchten – warum nicht? Betrachten Sie die Rezepte als Angebot, nicht als Korsett, in das Sie Ihre Ernährungsgewohnheiten und Ihren Geschmack zwängen müssen.

Die Zwischenmahlzeiten sind in der Regel für eine Person gedacht. Die anderen Rezepte sind – wie im gesamten Buch – für vier Personen berechnet. Kochen Sie nur für sich allein, können Sie die Zutaten meist vierteln. Empfehlenswerter ist es, die Mengen zu halbieren und die Hälfte des fertigen Gerichts einzufrieren. Oder es schmeckt Ihnen so gut, daß es gar keine Reste geben wird?!

Zum Schluß noch ein Hinweis zum Abendessen. Vielleicht wundern Sie sich, daß es häufiger ein warmes Abendessen gibt. Das hat zwei gute Gründe: Viele schaffen es erst am Abend zu kochen und zu genießen, weil sie tagsüber berufstätig sind. Außerdem beschäftigt ein großer Salat mit viel rohem Gemüse die Verdauung. Das kann dazu führen, daß ein empfindlicher Mensch schwerer einschläft oder Magen und Darm gegen die Spätschicht rebellieren. Deshalb fallen die Abendmahlzeiten fettarm und besonders leicht verdaulich aus.

Jetzt viel Spaß beim Ausprobieren! Und nutzen Sie die vielen Powerstoffe in dieser Woche für mehr Aktivität – auch wenn die Zeit nur für eine Fahrradtour oder einen Schwimmbadbesuch reicht.

Die 7-Tage-Kur für eine vitalstoffreiche Ernährung

1. Tag

Morgens

Drei-Minuten-Frühstück
250 g Beeren mit 250 g Joghurt oder Kefir, 250 g Milch und 4 EL Instant-Haferflocken pürieren, mit Zucker oder Honig abschmecken.

Beeren und Haferflocken liefern Kohlenhydrate und Ballaststoffe – das ist eine gute Kombination, um wach zu werden und konzentriert zu arbeiten. Dieses Frühstück hilft auch gegen einen Durchhänger und Müdigkeit am Vormittag. Joghurt und Haferflocken bringen den Darm in Schwung; das ist sehr wichtig, wenn Sie viel sitzen.

Zwischendurch

Apfel-Möhren-Rohkost
(Rezept für 1 Person)
1 Apfel und 2 Möhren putzen, Apfel entkernen. Früchte grob raspeln, mit 1 EL Rosinen und 1/2 TL geriebenen Haselnüssen verrühren. Wird die Zwischenmahlzeit nicht frisch zubereitet, Zitronensaft und Honig zugeben, damit der geriebene Apfel nicht braun wird.

Da der Körper zum Aufnehmen des fettlöslichen Beta-Carotins aus der Karotte etwas Fett braucht und – je nach Fettgehalt der Milch und des Joghurts oder Kefirs – auch das Frühstück schon fettarm ausfiel, gibt es zur geriebenen Möhre Haselnüsse.

Hinweis: Alle Rezepte sind für 4 Personen berechnet, soweit nichts anderes angegeben ist.

Mittags

Lachs mit Bandnudeln
Rezept siehe Seite 131

Geben Sie ruhig reichlich Dill zum Lachs, denn es gibt leider immer mehr fette Lachsstücke, die schwer im Magen liegen. Dill regt die Verdauung an. Zum Glück ist die Kombination mit Nudeln sehr günstig. Nudeln kann der Körper vergleichsweise leicht verdauen.

Zwischendurch

1/2 mit Käse belegtes Brötchen
(für 1 Person)

Abends

Gemüseomelett
150 g Zucchini und 200 g rote Paprikaschoten putzen, Paprika entkernen, Gemüse kleinschneiden. 1 Zwiebel schälen und kleinschneiden, in heißem Pflanzenöl dünsten. Zucchini- und Paprikastücke zugeben, 5 Minuten dünsten. In dieser Zeit 4 Eier verquirlen, mit Jodsalz, Muskat und Pfeffer würzen. Gedünstetes Gemüse zugeben und die Eiermasse in die heiße Pfanne geben. Das Omelett bei geringer Hitze stocken lassen, zum Schluß gehackte Basilikumblätter darübergeben.

Die roten Paprikaschoten füllen am Abend nochmals die Vitamin-C-Speicher auf, die mittags keinen Nachschub erhielten. Roter Paprika ist die Vitamin-C-reichste Gemüsesorte. Wenn Sie Paprika nicht vertragen, nehmen Sie statt dessen gehäutete Tomaten.

Service-Teil

2. Tag

Morgens

Muntermachermüsli
Rezept siehe Seite 155

Dieses Müsli ist ein Traumstart in den Tag, weil die Trauben schnell Energie liefern, während Haferflocken und Banane dafür Sorge tragen, daß auch genügend Langzeitenergie zur Verfügung steht. Gleichzeitig steuern Früchte, Milch und Getreide eine Menge Kraftstoffmineralien bei – genau das richtige also für einen Tag, an dem Sie viel Energie brauchen.

Zwischendurch

Fruchtsaft
(für 1 Person)
1 Glas Saft Ihrer Wahl, am besten frisch gepreßt, unbedingt aber aus 100 Prozent Saft!

Mittags

Gefüllte Kartoffeln
4 große festkochende Kartoffeln mit den Schalen in Salzwasser garen. 800 g frische Erbsen auspalen. 1 Zwiebel und 1 Knoblauchzehe schälen, hacken und in wenig Öl andünsten. Erbsen zugeben, mit 1/2 l Gemüsebrühe ablöschen und 25 Minuten köcheln lassen. Mit Pfeffer und Jodsalz abschmecken.
Gegarte Kartoffeln schälen, halbieren und Hälften aushöhlen. Die Erbsen in die Aushöhlungen geben. Die herausgenommene Kartoffelmasse mit 4 EL geriebenem Gouda und etwas Sahne verrühren, mit Salz, Muskat und Pfeffer abschmecken und als Haube auf die Kartoffeln und Erbsen geben. Im Backofen bei höchster Temperatur oder unter dem Grill kurz überbacken.

An diesem fleischlosen Tag bekommen Sie trotzdem hochwertiges Eiweiß durch die Milch zum Müsli und die Kombination von Kartoffeln und Hülsenfrüchten am Mittag. Sollten Sie keine frischen Erbsen erhalten, dann nehmen Sie tiefgekühlte. Sie enthalten ähnlich viele Fitmacher wie ihre Kollegen direkt vom Feld.

Zwischendurch

Bananenkakao
(Rezept für 1 Person)
1 Banane schälen und grob zerkleinern, mit 200 ml Milch, etwas Vanillezucker und ungezuckertem, echtem Kakao pürieren. Dazu passen gut geröstete Kokosflocken oder 1 TL grob gehackte, geröstete Mandeln.

Abends

Austernpilze aus der Pfanne
400 g kleine Austernpilze putzen, größere Exemplare halbieren. 1 Zwiebel schälen und kleinschneiden, in etwas Öl dünsten und die Austernpilze mit 2 in Scheiben geschnittenen Zucchini dazugeben. Mit Pfeffer und Jodsalz abschmecken. Zum Schluß eine Mischung aus 1/2 Becher Sahne, 2 TL Zitronensaft und je nach Geschmack 1 bis 2 durchgedrückten Knoblauchzehen darübergeben, kurz einkochen lassen und servieren.

Die 7-Tage-Kur für eine vitalstoffreiche Ernährung

3. Tag

Morgens

Früchtequark
400 g Quark mit 200 ml Orangensaft, 2 kleingeschnittenen Äpfeln und 2 zerdrückten Bananen gut verrühren, auf 8 halbierte Brötchen streichen und mit 4 EL gehackten und gerösteten Nüssen bestreuen.

Dieses Frühstück hat es in sich: Die Brötchen liefern Kohlenhydrate, der Quark versorgt mit Eiweiß, und in den Nüssen stecken hochwertige Fette. Die Früchte sorgen dafür, daß die Vitalstoffe nicht zu kurz kommen.
Sollte Ihnen diese Mischung am frühen Morgen zu üppig sein, dann tauschen Sie einfach Frühstück und Zwischenmahlzeit gegeneinander aus.

Zwischendurch

Johannisbeerjoghurt
Rezept siehe Seite 111

Mittags

Gemüsesülze
1 Zwiebel schälen und kleinschneiden. 100 g Brokkoli putzen, die feinen Röschen abschneiden. 2 Zucchini putzen und in Stifte schneiden. Das gesamte kleingeschnittene Gemüse in wenig Brühe kurz dünsten. 6 Blatt Gelatine einweichen, im Wasserbad auflösen. 400 ml Gemüsebrühe mit Jodsalz, Pfeffer, 1 Bund gehackter Petersilie und etwas Essig abschmecken. Aufgelöste Gelatine zugeben. Eine Terrine mit etwas Brühe ausschwenken, Gemüse einschichten und mit der Brühe auffüllen. 6 Stunden lang im Kühlschrank fest werden lassen.
Für die Sauce 4 EL Sahne und 1 TL Crème fraîche mit gehacktem Basilikum kurz erhitzen, zu einer Sauce einkochen lassen. Mit Pfeffer und Jodsalz abschmecken und anschließend zur Sülze geben.

Die Sülze läßt sich gut vorbereiten und ist ideal, wenn Sie mittags keine Zeit zum Kochen haben. Sie können sie in der Terrinenform auch überallhin mitnehmen und ohne Sauce essen. Durch das kurze Dünsten des Gemüses werden nur wenige Vitalstoffe abgebaut.

Zwischendurch

Schneller Mexikosalat
(Rezept für 1 Person)
3 Cocktailtomaten vierteln, mit 3 EL Mais und 2 EL Kidneybohnen – beides aus der Dose – vermengen. Nach Möglichkeit kurz in der Mikrowelle oder im Ofen erwärmen (nicht kochen) und mit etwas gehackter Petersilie, Pfeffer und Jodsalz abschmecken.

Nachdem das Mittagessen kaum Eiweiß enthielt, wird es jetzt in Form der günstigen Kombination von Mais und Hülsenfrüchten nachgeliefert. In den Bohnen stecken außerdem die Antistreßstoffe Magnesium und Vitamin B_1.

Abends

Makrelentoast
Rezept siehe Seite 135

Service-Teil

4. Tag

Morgens

Weizenmüsli »Sonnengruß«
Rezept siehe Seite 165

Den Weizen extra zu schroten und ihn über Nacht stehenzulassen, ist etwas aufwendig. Außerdem benötigt man dazu eine Getreidemühle. Wenn Sie diese nicht haben, nehmen Sie grobe Getreideflocken. Sie sind allerdings meistens erhitzt worden. Dabei werden vor allem Fettsäuren zerstört.
Es ist ratsam, das Müsli über Nacht einzuweichen: Das Einweichen des Getreides setzt Enzyme frei, die Phytin abbauen. Phytin bindet Mineralstoffe.

Zwischendurch

Gemüseburger
(Rezept für 1 Person)
3 Radieschen oder 1 kleine Zwiebel, 1 Tomate und etwas Schnittlauch kleinschneiden. Gemüsemischung mit wenig Zitronensaft, Jodsalz und Pfeffer anmachen. 1 Brötchen halbieren, die Hälften mit Butter bestreichen. Untere Hälfte mit 1 Salatblatt belegen, Gemüse daraufgeben, mit oberer Hälfte abdecken.

Mittags

Auberginenauflauf
500 g Auberginen putzen, in dicke Scheiben schneiden und diese kurz in 4 EL Sojasauce marinieren. 3 Lauchstangen sorgfältig putzen, nur den weißen Teil in Ringe schneiden. 8 Tomaten putzen und in Scheiben schneiden. Auflaufform ausfetten, mit 2 Scheiben Vollkornbrot auslegen, darauf 50 g geriebenen Emmentaler Käse legen, mit marinierten Auberginen, den Lauchringen und Tomatenscheiben auffüllen. Eine Mischung aus 500 g saurer Sahne, dem Saft von 1 Zitrone und 3 EL feingehacktem, frischem Oregano oder Majoran darübergeben und mit 50 g geriebenem Emmentaler Käse bestreuen. Abgedeckt im Ofen bei 200 Grad etwa 60 Minuten garen.

Aufläufe müssen nicht immer vor Fett triefen und schwer im Magen liegen. In dem Rezept für den Auberginenauflauf wird anstelle von Crème fraîche saure Sahne verwendet – das macht ein Drittel weniger vom Dickmacher Fett. Frischer Oregano und die ausgereiften Gemüse sorgen für Aroma.

Zwischendurch

1 Stück frisches Obst
(für 1 Person)

Abends

Ingwer-Kartoffel-Suppe
600 Kartoffeln und 1 große Gemüsezwiebel schälen, kleinschneiden und in 2 EL Öl dünsten. Mit 800 ml Gemüsebrühe ablöschen und 30 Minuten köcheln lassen. Die Suppe pürieren, mit 3 EL Schmand verfeinern. Mit Muskat, 1 großen Stück feingehacktem Ingwer, der abgeriebenen Schale von 1 unbehandelten Zitrone, gehackter Petersilie, Pfeffer und Jodsalz abschmecken. Bekommen oder mögen Sie keinen Ingwer, lassen Sie ihn einfach weg.

5. Tag

Morgens

Brötchen mit Aprikosenpüree
Rezept siehe Seite 99

Zwischendurch

Frischkäsekugeln
(Rezept für 1 Person)
50 g Schafskäse mit wenig Quark verrühren. 1 Bund Schittlauch sehr fein schneiden, zur Hälfte unter die Käse-Quark-Creme rühren, mit Pfeffer und Jodsalz pikant abschmecken. Masse zu Kugeln formen, in restlichem Schnittlauch rollen. Das schmeckt auch gut auf Vollkornbrot.

Mittags

Spinat mit Pinienkernen
1 kg Spinat gründlich putzen, kurz in kochendem Salzwasser zusammenfallen lassen. Wasser abtropfen lassen. 1 kleine Zwiebel schälen, kleinschneiden und in wenig Öl andünsten. Den abgetropften Spinat zugeben. Mit 4 EL Sahne ablöschen und bei kleiner Hitze dünsten. 2 EL Pinienkerne in einer Pfanne ohne Fett bräunen, zum Spinat geben und mit Muskat, Pfeffer und Jodsalz kräftig abschmecken.

Gebackene Rosmarinkartoffeln
Rezept siehe Seite 73

Zitronencreme
Rezept siehe Seite 123
Essen Sie direkt nach dem Spinat die Zitronencreme. Ihr Vitamin-C-Gehalt ist aus mehreren Gründen wichtig: Das Vitamin C blockiert die Umwandlung des in Spinat reichlich vorhandenen Nitrats in gefährliche Nitrosamine (siehe dazu auch Seite 89 und 174), und es ermöglicht, daß der Darm das in Spinat enthaltene Eisen besser aufnehmen kann. Die Sahne bindet einen Teil der im Spinat enthaltenen Oxalsäure, die sonst verhindert, daß das Eisen vom Körper verwertet wird.

Zwischendurch

Avocadohäppchen
Rezept siehe Seite 101

Abends

Italienischer Toast
8 Scheiben Vollkorntoast rösten und mit 2 durchgedrückten Knoblauchzehen bestreichen. 8 Tomaten und 200 g Mozzarella in Scheiben schneiden, auf die Toastscheiben legen. Unter dem Grill oder im Ofen bei höchster Hitze kurz gratinieren. 1 Bund Basilikum feinhacken, mit 2 EL Olivenöl vermengen und die Mischung über die Toastscheiben geben.

Tomaten und Knoblauch liefern unterschiedliche Substanzen, die denselben Zweck erfüllen: Kreislauf und Herz fit zu halten und die Abwehrkraft zu stärken. Mit dem Belegen und Überbacken der Toastscheiben sollten Sie sich Zeit lassen. Denn der Knoblauch bildet seine Heilkräfte erst einige Minuten nach dem Zerkleinern. Sie können den durchgedrückten Knoblauch auch erst vor dem Servieren auf die Toasts geben.

Service-Teil

6. Tag

Morgens

Cornflakes mit Dickmilch
100 g Cornflakes mit 500 ml Dickmilch verrühren. 500 g Früchte der Saison kleinschneiden und mit 2 EL Honig unter die Cornflakes geben.

Zwischendurch

Antistreßdrink
(Rezept für 1 Person)
100 ml Orangensaft mit 2 TL Mandelmus und dem Fruchtfleisch von 1 Banane und 1 Melone pürieren. Je nach Geschmack können Sie das Getränk mit Mineralwasser auffüllen.

Dieser Drink mit reichlich Beta-Carotin, Vitamin C und E stärkt Ihr Immunsystem. Denn eine Vitaminbombe wie diese macht den gefährlichen freien Radikalen das Leben schwer. Das ist besonders wichtig, wenn Sie sich heute ein Sonnenbad gönnen wollen oder wenn Streß Sie fest im Griff hat. Dann hilft das Getränk nicht nur mit Vitaminen, sondern auch mit Magnesium: Denn die Banane liefert diesen Mineralstoff, den der Körper bei Streß verliert und nun dringend wieder braucht.

Mittags

Kabeljau mit Senfsauce
800 g Kabeljaufilet putzen, mit dem Saft von 1 Zitrone beträufeln, salzen und pfeffern. Den Fisch in eine gefettete Auflaufform legen. 3 EL Senf mit 200 g Schmand verrühren und über den Fisch geben. Bei 180 Grad im Ofen etwa 15 Minuten garen.

Kabeljau enthält viel Jod. Damit es nicht im Kochwasser landet, wird der Fisch ohne Wasser im Ofen überbacken.

Hirse-Paprika-Risotto
Rezept siehe Seite 157, als Beilage können Sie die Mengen halbieren

Hirse enthält viel Eisen, das der Körper besser verwerten kann, wenn er gleichzeitig auch reichlich Vitamin C erhält. Da der Kabeljau nicht viel Vitamin C zu bieten hat, ist es wichtig, daß im Hirse-Risotto Paprika enthalten ist. Mögen Sie kein Paprika, gönnen Sie sich zwei Kiwis zum Nachtisch.

Zwischendurch

Champignons mit Käsefüllung
Rezept siehe Seite 145

Sie können für dieses schnell zuzubereitende Gericht auch nur wenige Champignons für 1 Person verwenden. Das Raffinierte daran: Pilze und Käse sind als Kombipaket gut für kräftige Knochen. Die Champignons liefern viel Vitamin D, das als Körperhormon dazu beiträgt, das Kalzium aus dem Käse schnell und sicher in die Knochen zu transportieren.

Abends

Schnell zubereitete Tomatensuppe
Rezept siehe Seite 91

7. Tag

Morgens

Brötchen mit pikanter Kefir-Paprika-Creme
Rezept siehe Seite 147

Diese Creme wird jedem gut schmecken, der morgens auch schon einmal etwas Würziges mag. Sie füllt bereits früh am Tag die Vitamin-C-Vorräte auf. Und der Kefir bringt mit seinen Milchsäurebakterien dem Darm neue Energien.

Zwischendurch

Exotischer Kiwi-Cocktail
Rezept siehe Seite 113

Mittags

Roastbeef mit Kräuterkruste
Rezept siehe Seite 137

Möhren-Kartoffel-Püree
500 g Möhren und 500 g mehligkochende Kartoffeln putzen, schälen und kleinschneiden und zusammen in 150 ml Milch garen. Kartoffeln und Möhren mit der Milch zerstampfen, zu einem Püree verrühren und mit Jodsalz und etwas Muskat würzen.

Das Carotin liegt in gekochten Karotten frei vor und kann vom Darm sehr viel besser ans Blut weitergegeben werden als bei rohen Karotten. Zusätzlich hilft das Fett in der Milch (auch in fettarmer Milch) dabei, daß die fettlöslichen Carotine verwertet werden können. Dafür würde allerdings auch das Fett im mageren Roastbeef schon ausreichen.

Orangencreme mit Kiwisauce
Saft von 3 großen Orangen mit 150 g Zucker aufkochen, 2 EL Speisestärke in 3 EL Wasser auflösen, zum Orangensaft geben, aufkochen und vom Herd nehmen. 2 Eier trennen, das Eigelb unter die Orangencreme geben, Eiweiß steif schlagen und vorsichtig unter die erkaltete Orangencreme heben. Im Kühlschrank fest werden lassen.
Für die Sauce 6 Kiwis schälen, das Fruchtfleisch pürieren und mit Vanillezucker abschmecken. Zu der Orangencreme geben.

Zwischendurch

Melonen-Frucht-Salat
Rezept siehe Seite 117

Abends

Brokkoli-Joghurt-Dip
Rezept siehe Seite 61

Wenn Sie Vollkornbrot mit unterschiedlichen, schnell zubereiteten Cremes wie dem Brokkoli-Joghurt-Dip bestreichen, vermißt garantiert niemand die Butter auf dem Brot. Der Phantasie und Kreativität bei der Herstellung solcher Dips, die auch gut zu rohem Gemüse schmecken, sind keine Grenzen gesetzt! Als Brotaufstrich sollten Sie die im Rezept angegebene Menge des Dips jedoch verringern, je nachdem, wie viele Brotaufstriche Sie insgesamt herstellen.

Service-Teil

Adressen, die weiterhelfen

Arbeitsgemeinschaft der Verbraucherverbände, Heilsbachstraße 20, 53123 Bonn
Der Dachverband der Verbraucherzentralen kann die nächste Verbraucherzentrale mit Ernährungsberatung nennen.

Auswertungs- und Informationsdienst für Ernährung, Landwirtschaft und Forsten (aid), Konstantinstraße 124, 53179 Bonn
Der Dienst verfügt über ein umfangreiches Angebot an Informationsbroschüren rund um Warenkunde, gesunde Ernährung, Einkauf, Lagerung und Verarbeitung von Lebensmitteln.

Bundeszentrale für gesundheitliche Aufklärung, Postfach 91 01 52, 51071 Köln
Unter dieser Adresse können Sie Broschüren zu zahlreichen Themen der gesunden Ernährung, der Lebensmittelkunde und des richtigen Umgangs mit Lebensmitteln anfordern.

**Deutsche Gesellschaft für Ernährung (DGE), Im Vogelsgesang 40, 60488 Frankfurt am Main
ab 1. 4. 2001:
Godesberger Allee 18
53175 Bonn**
Vor allem Fachleute, aber auch Laien erhalten bei der DGE Informationen zu allen Bereichen und Fragen der gesunden Ernährung.

Diätverband, Kelkheimer Str. 10, 61350 Bad Homburg
Gibt unter anderem eine »Grüne Liste« heraus, in der zahlreiche diätetische und diätgeeignete Lebensmittel verzeichnet sind.

Österreichische Gesellschaft für Ernährung (ÖGE), Zaunergasse 1–3, 1030 Wien
Die ÖGE berät in allen Fragen der Ernährung hinsichtlich Gesundheitsvorsorge, Therapie und Rehabilitation. Sie gibt zudem Empfehlungen zur richtigen Ernährung.

Schweizerische Vereinigung für Ernährung (SVE), Effingerstrasse 2, Postfach 83 33, 3001 Bern
Die SVE bietet Broschüren und persönliche Beratung zu Ernährungsfragen und -problemen an. Sie vermittelt Adressen von Fachleuten und Organisationen, die bei Problemen weiterhelfen können.

Verband für unabhängige Gesundheitsberatung, Sandusweg 3, 35435 Gießen-Wettenberg
Unter dieser Adresse können Sie Informationen zur Vollwerternährung anfordern, und Sie werden über ein umfangreiches Kursangebot informiert.

Bücher, die weiterhelfen

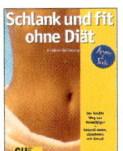
Bohlmann, Friedrich:
Schlank und fit ohne Diät.
Gräfe und Unzer Verlag,
München
Ein umfassender Ratgeber für alle, die gesund, mit Genuß und streßfrei abnehmen wollen. Das Buch basiert auf aktuellen Forschungsergebnissen. Mit vielen praktischen Tips, Body-Mass-Index- (BMI-)Tabelle, Rezepten und Fitneß-Übungen.

Bohlmann, Friedrich:
Knoblauch & Bärlauch. Droemer Knaur Verlag, München
Informationen über die beiden Heilpflanzen, ihre medizinischen Wirkungen und die besten Anwendungen. Mit Rezepten für Essenzen, Salben und Tinkturen.

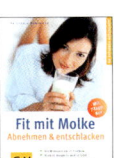
Bohlmann, Friedrich:
Fit mit Molke. Abnehmen und entschlacken. Gräfe und Unzer Verlag, München
Dieser Ratgeber zeigt die positive Wirkung von Molke auf Gesundheit, Fitneß, Figur und Schönheit. Mit vielen leckeren Rezepten und zwei Wellness-Kuren – für ein Wochenende und für eine ganze Woche.

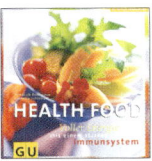
Bohlmann, Friedrich/ Schinharl, Cornelia: Health Food. Voller Energie für ein starkes Immunsystem. Gräfe und Unzer Verlag, München
Dies ist ein Buch für alle, die mit leckeren Rezepten ihr Immunsystem stärken wollen. Es informiert ausführlich darüber, wie die Ernährung unsere Abwehrkraft beeinflußt. Viele Rezepte und Fotos machen Lust auf diese moderne und topgesunde Küche.

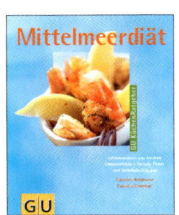
Bohlmann, Friedrich/ Schinharl, Cornelia: Mittelmeerdiät. Das Beste für Gesundheit, Figur und Wohlbefinden. Gräfe und Unzer Verlag, München
Zahlreiche gesunde Rezepte für Schlemmereien mit frischen Lebensmitteln nach dem Vorbild der mediterranen Küche. Dieses Kochbuch mit vielen Tips und einer ausführlichen Einleitung motiviert dazu, seine Ernährung in Richtung Mittelmeer-Diät umzustellen.

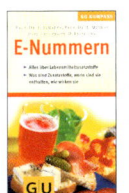
Elmadfa, Ibrahim/Muskat, Erich/Fritzsche, Doris: GU Kompaß E-Nummern. Gräfe und Unzer Verlag, München
Der kleine Ratgeber bietet eine vollständige, klar gegliederte und wissenschaftlich fundierte Übersicht und Bewertung der in der Europäischen Union zugelassenen Lebensmittelzusatzstoffe. Eine wertvolle Stütze für Allergiker und eine ideale Einkaufshilfe für kritische Verbraucher.

Service-Teil

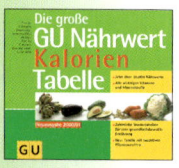 Elmadfa, Ibrahim/Aign, Waltraute/Muskat, Erich/Fritzsche, Doris: **Die große GU Nährwert Kalorien Tabelle. Gräfe und Unzer Verlag, München**
Alles über die Nährstoffe unserer Lebensmittel und gesunde Ernährung auf einen Blick. Von Experten geschrieben, umfassend und übersichtlich. Tabellen mit allen wichtigen bioaktiven Pflanzenstoffen und Fett-Sondertabelle.

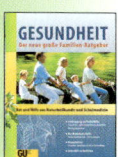 **Gesundheit. Der neue große Familien-Ratgeber, Gräfe und Unzer Verlag, München**
Ein modernes Standard- und Nachschlagewerk, das über die häufigsten Erkrankungen und Alltagsbeschwerden informiert. Es beschreibt die übliche ärztliche Behandlung und gibt – soweit möglich – Ratschläge zur Selbsthilfe. Eine umfangreiche Beschwerdentabelle macht das Werk zu einem praktischen Ratgeber für jeden Haushalt.

**von Koerber, Karl/Leitzmann, Claus/Männle, Thomas:
Vollwert-Ernährung, Konzeption einer zeitgemäßen Ernährungsweise. Haug Verlag, Heidelberg**
Dieses grundlegende Buch zum Thema Vollwerternährung berücksichtigt auch aktuelle Fragen der Ernährung wie Gentechnik oder Food-Design. Geeignet für interessierte Laien und Fachleute.

Leitzmann, Claus/Groeneveld, Maike: Gesundheit kann man essen. dtv, München
Eine gut lesbare Übersicht über bioaktive Stoffe in unserer Nahrung, die auch viele Tips zum Einkauf und zur schonenden Zubereitung der Lebensmittel enthält.

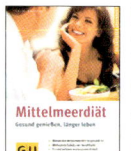 **Pospisil, Edita: Mittelmeerdiät. Gesund genießen, länger leben. Gräfe und Unzer Verlag, München**
Die Mittelmeer- oder Kretadiät, gelobt von vielen Ernährungsexperten, wird in diesem Buch vorgestellt und mit zahlreichen Rezepten schmackhaft gemacht.

Watzl, Bernhard/Leitzmann, Claus: Bioaktive Substanzen in Lebensmitteln. Hippokrates Verlag, Stuttgart
Ein grundlegendes Buch über sekundäre Pflanzenstoffe, in dem sowohl interessierte Laien als auch Experten wertvolle Fachinformationen zu den Bioaktivstoffen finden.

Register

Abwehrkräfte, Stärkung der 61, 122
Abwehrsystem 108
Alkohol 121, 147
Allergene 73
Alliin 92
ältere Menschen 41, 133, 158
Äpfel 96, 97
Aprikosen 98, 99
Arteriosklerose 91, 92, 106
Artischocken 58, 59
Asparagin 86
Augen 70, 98, 158
Avocados 100, 101

B-Vitamine 19, 101
Bakterienflora im Darm 78, 106
Ballaststoffe 18, 26, 68, 72, 86, 94, 154, 159, 162
Bananen 102, 103
Bärlauch 75
Beta-Carotin 20, 24, 70, 98, 114
Bioprodukte 176
Biotin 19, 24
Blähungen 66
Blutfette 135
Bluthochdruck 86, 135
Blutzuckerspiegel 18, 94, 155
Brokkoli 60, 61
Brottrunk 163

Capsaicin 76
Carotinoide 29, 30, 60, 89, 116
Champignons 62, 63
Chilis 76, 77
Cholesterin 91, 124, 130
Cholesterinspiegel 30, 55, 58, 82, 84, 100, 128, 154
Cynarin 58

Darm, träger 68, 86
Darmflora 142, 143, 146, 160
Darmprobleme 109, 110
Diäten 41, 42, 73
Durchblutungsstörungen 32, 117
Durchfall 96, 109, 115, 142

Eisen 22, 23, 26, 43, 136, 156
Eiweiße 17, 150
Ellagsäure 105
Entgiftung des Körpers 18
Entschlacken 72
Entzündungen 23, 93
Erdbeeren 104, 105
Erkältungen 23, 66, 83, 93, 127
Ernährungsgewohnheiten 48

Fastenkur 81
Feldsalat 64, 65
Fertigprodukte 12
Fett 17, 35, 37, 55, 100
Fettsäuren 18, 27, 37, 107, 149
 – essentielle 21
 – gehirnaktive 134
 – gesättigte 55
 – ungesättigte 27, 55, 84, 100, 128
Fieber 108
Fisch 38, 125
Flavonoide 32, 77
Fleisch 35, 38, 124
Folsäure 24, 40, 61, 88, 105, 172, 173
freie Radikale 20, 42, 60, 74, 88, 90, 107, 130, 158

Galle 58, 59
Gefäßschäden 20
Geflügelfleisch 126, 127
Gehirnstoffwechsel 102
Gemüse 37, 56, 57, 174
Getränke 55, 176
Getreide 152, 164
Getreideprodukte 37, 152
Gewürze 177
Gicht 68, 104, 110, 116
Gichtkranke 80, 132
Glucosinolate 30, 60
Grippevirus 108
Grünkohl 66, 67

Haferflocken 154, 155
Hämorrhoiden 154
Harnsäuremengen, erhöhte 80
Harnsteine 80
Harnwegsinfekte 80

Register

Haut 20, 65, 98, 110, 114, 116
Hautrötung, sonnenbedingte 30, 70
Hering 128, 129
Herz-Kreislauf-Erkrankungen 71, 82, 92, 118, 120
Herzinfarkt 19, 20, 91
Himbeeren 106, 107
Hirse 156, 157
Holunder 108, 109
Homocystein 19, 131
Hülsenfrüchte 31, 32, 56, 68, 69

Immunsystem 22, 112
Immunsystem stärken 64, 70, 104, 127, 137, 151
Infektionskrankheiten 66, 83, 146
Insulin 102

Jod 21, 26, 38, 67, 125, 129
Joghurt 142, 143
Johannisbeeren 110, 111

Kaffeesäure 113, 120
Kalium 26, 61, 86, 103
Kalzium 21, 22, 26, 143, 148, 149
Kämpferol 104
Karotten 70, 71
Kartoffeln 72, 73
Käse 141, 144
Kefir 146, 147
Kiwis 112, 113
Knoblauch 33, 74, 75
Knochen 148
Kochen, fettarmes 176
Kohlenhydrate 17, 18, 102
Kräuter 177
Krebsentstehung 20, 90, 149
Krebserkrankung 83
Krebsschutz 89, 104, 105, 149
Krebs vorbeugen 60, 71, 90, 104, 120, 165
Krebsvorsorge 85

Lachs 130
Lebensmittel, gentechnisch hergestellte 175
Lebensmittelpyramide 34
Leber 58, 132
Lentinin 83

Limonen 123
Lutein 89
Luteolin 77
Lycopin 90, 91, 118

Magen-Darm-Beschwerden 103
Magenschleimhautentzündung 75, 76
Magnesium 22, 26, 103, 155, 162
Mais 158, 159
Makrele 134, 135
Mangel 16, 40, 131
Mangos 114, 115
Melonen 116, 117
Migräne 130
Milch 38, 140, 141, 148, 149
Milchprodukte 38, 140
Milchsäurebakterien 78, 79, 142, 143, 146
Milchzucker 143
Mineralstoffe 22, 26
Molke 150, 151
Mundgeruch 80

Natürlichkeit 34, 35, 36
Nerven 63, 85, 149
Niacin 19, 24, 127
Nierenbeschwerden 116, 150
Nierenkranke 87, 89
Nierensteine 80, 89
Nitrat 89, 104, 174
Nüsse 153

Obst 37, 94, 95
Öle 35, 55
Öle, pflanzliche 37, 42, 55
Ölsäure 100
Omega-3-Fettsäuren 18, 55, 128, 130, 134
Osteoporose 22, 61, 62, 144, 148

Pantothensäure 19, 24
Papain 118
Papayas 118
Paprika 76, 77
Pektin 96
Peperoni 76
Phytine 153
Phytoöstrogene 33, 165
Phytosterine 30

Register

Pilze 56, 62, 82
Polyphenole 32
Protease-Inhibitoren 32
Provitamin A 70
Purine 56, 68, 124

Quark 145
Quercetin 97, 99, 111

Raucher 42, 112, 118
Reis 160, 161
Resveratrol 120, 121
Rezepte 54, 178
Rheuma 110, 132
Rindfleisch 136, 137
Rohkost 38, 57

Salicylsäure 99, 107, 110
Samen 153
Saponine 31
Sauerkraut 78, 79
Schlaganfall 19, 20, 91
Schutzvitamine 20
Schwangere 40, 87, 119, 132, 134, 136, 137, 165
Schwangerschaftskomplikationen 68
Schwangerschaftsrisiken 61, 87, 88
Schweinefleisch 138, 139
sekundäre Pflanzenstoffe 26, 27
Selen 22, 23, 26, 42
Sellerie 80, 81
Serotonin 102
Shiitake-Pilze 82, 83
Silizium 157
Soja 33, 84, 85
Spargel 86, 87
Spinat 23, 88, 89
Spurenelemente 22, 26
Stillende 40, 87, 137, 165
Stoffwechselprozesse 145, 156
Stoffwechselvitamine 19, 63
Streß 67, 85, 103, 117, 118
Sulfide 33

Terpene 32, 80
Thrombose 32, 91, 128
Tiefkühlwaren 39, 57

Tomaten 90, 91
Traubensaft 120, 121
Trinken 39, 55

Veganer 43
Vegetarier 42, 79
Verdauung 59, 113, 146, 151
Verdauungsbeschwerden 75, 92
Verstopfung 18, 96, 109, 142
Vitalcheck 54
Vitamin
 – A 20, 24, 70, 98, 132
 – B_1 19, 24, 155
 – B_2 19, 24
 – B_6 19, 24, 101
 – B_{12} 19, 24, 79
 – C 20, 24, 96, 112, 122
 – D 21, 24, 41, 62, 82, 129
 – E 20, 24
 – K 24
Vitamine
 – zu viele 173
 – zusätzliche 172, 173
Vollkorn 152, 162, 164
Vollkornbrot 153, 162, 163

Wasserhaushalt 86
Weintrauben 120, 121
Weizen 164
Wunden 23, 139

Zink 22, 23, 26, 137, 139
Zitrusfrüchte 122, 123
Zöliakie 161
Zucker 17, 94
Zusatzpräparate 40, 173
Zusatzstoffe in Lebensmiteln 174, 175
Zwiebeln 33, 92, 93

Impressum

Zum Autor
Friedrich Bohlmann arbeitet als Ernährungswissenschaftler und Ernährungsberater, schreibt seit Jahren als Fachjournalist für große deutsche Zeitschriften und ist Ernährungsexperte in der täglichen Fernsehsendung »Leben und Wohnen«. Einige Ratgeberbücher tragen seinen Namen. Für seine Arbeit bekam er den Journalistenpreis der Deutschen Gesellschaft für Ernährung.

Fotoproduktion:
Studio Reiner Schmitz
Food Styling: Rudolf Vornehm (Umschlagvorderseite), Jason Montague

Weitere Fotos:
GU: Seite 35 (Gudrun Kaiser), Seite 2, 3, 47, 52, 67, 123, Umschlagrückseite oben/unten (Reiner Schmitz), 40 (Sandra Seckinger);
Mauritius: Seite 8, 13, 49;
Photo Press: Seite 43 (Döhrn);
Hans Reinhard: Seite 109;
Tony Stone: Umschlagrückseite/Mitte (L. Monneret);
Zefa: Seite 21 (Raoul Minsart).

Wichtiger Hinweis
In diesem Ratgeber werden die Behandlung häufiger Alltagsbeschwerden und die Vorbeugung von Erkrankungen mit Lebensmitteln dargestellt. Jeder Leser ist aufgefordert, in eigener Verantwortung zu entscheiden, ob und inwieweit er Lebensmittel zur Selbstbehandlung seiner Beschwerden oder als vorbeugende Maßnahmen einsetzen möchte. Erkrankungen mit ernstem Hintergrund gehören immer in ärztliche Behandlung. Lebensmittel können vom Arzt verordnete Medikamente und Therapien zwar unterstützen, sie aber nicht ersetzen. Bitte beachten Sie die für einige Lebensmittel und Risikogruppen gegebenen Warnhinweise im Text, und halten Sie sich an Hinweise zu Menge des Verzehrs und Zubereitung.

© 1999 Gräfe und Unzer Verlag GmbH, München
Alle Rechte vorbehalten. Nachdruck, auch auszugsweise, sowie Verbreitung durch Film, Funk, Fernsehen und Internet, durch fotomechanische Wiedergabe, Tonträger und Datenverarbeitungssysteme jeder Art nur mit schriftlicher Genehmigung des Verlages.

Redaktion: Ebba Wittenberg
Lektorat: Monika Rolle
Bildredaktion: Christine Majcen-Kohl
Herstellung: Susanne Mühldorfer
Layout: Carsten Tschirner
Umschlaggestaltung: Independent Medien-Design, München
Satz: Johannes Kojer
Lithos: Fotolito Longo, Bozen
Druck und Bindung: Druckerei Auer, Donauwörth

ISBN 3-7742-1733-5

Auflage	5.	4.	3.	2.
Jahr:		2004	03	02	01

Die **GU-Homepage** finden Sie im Internet unter www.gu-online.de

Umwelthinweis
Dieses Buch wurde auf chlorfrei gebleichtem Papier gedruckt. Um Rohstoffe zu sparen, haben wir auf Folienverpackung verzichtet.

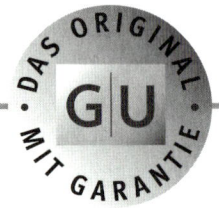

Das Original mit Garantie

Ihre Meinung ist uns wichtig. Deshalb möchten wir Ihre Kritik, gerne aber auch Ihr Lob erfahren. Um als führender Ratgeberverlag für Sie noch besser zu werden. Darum: Schreiben Sie uns! Wir freuen uns auf Ihre Post und wünschen Ihnen viel Spaß mit Ihrem GU-Ratgeber.

Unsere Garantie: Sollte ein GU-Ratgeber einmal einen Fehler enthalten, schicken Sie uns das Buch mit einem kleinen Hinweis und der Quittung innerhalb von sechs Monaten nach dem Kauf zurück. Wir tauschen Ihnen den GU-Ratgeber gegen einen anderen zum gleichen oder ähnlichen Thema um.

Ihr Gräfe und Unzer Verlag
Redaktion Gesundheit
Postfach 86 03 25
81630 München
Fax: 089/41981-113
e-mail: leserservice@
graefe-und-unzer.de